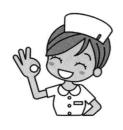

实用临床医学理论与技术

段淑云　黎天明　潘健崧　编

中国科学技术大学出版社

内 容 简 介

本书主要阐述了内科、外科、妇科、儿科等临床常见疾病的诊断与治疗,重点介绍影像医学、检验医学等技术在疾病诊断中的应用。本书涵盖医学领域的多方面的知识,内容新颖,灵活多样;突出了新理论、新技术在临床中的应用,较好地反映了当前最新的临床应用成果。本书旨在拓宽临床医师的知识领域和思路,以帮助医务人员更好地理解和掌握疾病的诊治方法与治疗规范,提高诊疗水平。

本书适合基层医疗机构临床医务工作者参考使用。

图书在版编目(CIP)数据

实用临床医学理论与技术/段淑云,黎天明,潘健崧编. —合肥:中国科学技术大学出版社,2022.6

ISBN 978-7-312-03896-9

Ⅰ.实… Ⅱ.①段… ②黎… ③潘… Ⅲ.临床医学 Ⅳ.R4

中国版本图书馆 CIP 数据核字(2022)第 069421 号

实用临床医学理论与技术

SHIYONG LINCHUANG YIXUE LILUN YU JISHU

出版	中国科学技术大学出版社
	安徽省合肥市金寨路 96 号,230026
	http://press.ustc.edu.cn
	https://zgkxjsdxcbs.tmall.com
印刷	合肥市宏基印刷有限公司
发行	中国科学技术大学出版社
开本	710 mm×1000 mm 1/16
印张	17.75
字数	364 千
版次	2022 年 6 月第 1 版
印次	2022 年 6 月第 1 次印刷
定价	68.00 元

前　　言

　　随着社会经济的发展,疾病谱和死亡谱发生了明显的变化,医疗费用不断增长及人口老龄化加剧,目前的医疗保健体系已经不能满足人们日益增长的卫生服务需求。医疗改革正向着综合医疗服务的方向发展,而综合医学正是介绍综合医学理论及方法的一门学科,区别于生物医学模式下的临床医学,它有着自己独特的医学观及系统的学科理论。临床医学的学科范围宽,在一定深度上朝横向发展,并根据服务对象的健康需要,将各门相关知识、技能有机地融合为一体,向患者提供综合性的服务。随着临床医学的不断发展,广大的医学工作者需要不断更新知识、提升专业水平,同时也需要更多的青年医务人员投入到临床医学的发展队伍中来。本书编写的目的旨在扩宽临床医师的知识领域和思路,以帮助医务人员更好地理解和掌握疾病的诊治方法与治疗规范,提高诊疗水平。

　　近年来,医学领域的新理论与技术,涵盖临床医学领域各方面的知识点。本书内容系统全面、条理清晰、语言简洁,融科学性和实用性为一体;结构顺畅合理,各部分内容在相对独立成章的基础上,兼具了承前启后的作用,内容流畅,衔接有效;叙述形式新颖,灵活多样,更易于读者对知识点的掌握;突出了新理论、新技术在临床中的应用,较好地反映了当前最新的临床应用成果。

　　本书主要对内科、外科、妇科、儿科等临床疾病诊断、治疗与监护进行阐述,涵盖医学领域的多方面的知识。本书编者长期工作在医疗、教学和科研的第一线,有着丰富的临床实践经验。在本书编写过程中,得到了领导和同事的帮助,在此深表谢意。本书还参考了大量的资料,在此向相关资料的作者表示衷心的感谢! 另外,由于编者自身综合能力有限,书中不足之处在所难免,恳请广大读者给予批评指正。

编　　者

2022 年 1 月

前　言

目　　录

第一章 呼吸系统疾病

第一节 支气管炎

支气管炎是指气管、支气管黏膜及其周围组织的慢性非特异性炎症。其主要原因为病毒和细菌的反复感染形成了支气管的慢性非特异性炎症。当气温下降时，呼吸道小血管痉挛缺血，防御功能下降等可致病，烟雾粉尘、污染大气等慢性刺激也可发病；吸烟使支气管痉挛、黏膜变异、纤毛运动降低、黏液分泌增多，增加感染机会；过敏因素也和支气管炎有一定关系。支气管炎依据病程长短，可分为急性气管-支气管炎与慢性支气管炎。慢性支气管炎根据症状，又分为单纯型支气管炎与喘息型支气管炎。下面介绍两种常见的支气管炎。

一、急性气管-支气管炎

（一）概述

急性支气管炎（acute bronchitis）是由各种病原引起的支气管黏膜炎症所致。常继发于上呼吸道感染，或为急性传染病的一种临床表现。气管常同时受累，故又称急性气管-支气管炎。婴幼儿多见，且症状较重。急性气管-支气管炎主要由感染引起，病原为各种病毒、细菌、肺炎支原体，或为混合感染。本病大多先有上呼吸道症状，之后以咳嗽为主要症状，开始为干咳，以后有痰。一般无全身症状。

（二）病因及病理

1. 病因

受凉和过度疲劳可削弱上呼吸道的生理性防御机能，使感染有发展的机会，所以本病的发病多见于寒冷季节。健康成年人多半由腺病毒或流感病毒引起，儿童则以呼吸道合胞病毒或副流感病毒多见。病毒感染抑制肺泡巨噬细胞的吞噬和纤毛细胞的活力，使呼吸道流感嗜血杆菌、肺炎球菌等细菌有入侵的机会。鼻窦炎或扁桃体感染的分泌物吸入后也可引起本病。物理与化学性刺激如过冷空气、粉尘及某些刺激性气体等，均易引起本病。对细菌、蛋白质过敏也可发病。寄生虫如钩虫、蛔虫等幼虫在肺脏移行时，也可以引起支气管炎。儿童反复急性气管-支气管炎发作，应排除少见疾病如囊性纤维化肺病或低免疫球蛋白血症的可能性。

2. 病理改变

气管、支气管黏膜充血、水肿，纤毛上皮细胞损伤脱落，黏液腺体肥大，分泌物增加，并有淋巴细胞和中性粒细胞浸润。炎症消退后，气管、支气管黏膜的结构和功能可恢复正常。

（三）临床表现

气性气管-支气管炎起病往往先有上呼吸道感染的症状，如鼻塞、喷嚏、咽痛、声嘶等。全身症状轻微，仅有轻度畏寒、发热、头痛及全身酸痛等。咳嗽开始不重，呈刺激性，痰少。1～2 d 后咳嗽加剧，痰由黏液转为黏液脓性。较重的患者往往在晨起、睡觉体位改变、吸入冷空气或体力活动后，有阵发性咳嗽。有时甚至终日咳嗽。咳嗽时可伴恶心、呕吐或胸腹肌痛。当伴发支气管痉挛，可有哮鸣和气急。急性气管-支气管炎一般呈自限性，发热和全身不适可在 3～5 d 消退，咳嗽有时延至数周痊愈。黏液分泌物在较大支气管时，可有粗的干啰音，咳嗽后消失。水样分泌物积留在小支气管时，则在肺部听到湿啰音。

（四）检查

1. 外周血常规

患者的白细胞计数和分类无明显改变，细菌感染严重时白细胞总数和中性粒细胞可增多。

2. 痰液检查

痰液涂片和培养可发现致病菌。

3. 胸部 X 线

X 线胸片无异常或仅有肺纹理增深。病毒感染者血淋巴细胞数可增加，细菌感染时白细胞总数和中性粒细胞比例增加。

（五）诊断及鉴别诊断

急性支气管炎的诊断并不困难，通常根据症状、体征、X 线表现、血常规检查即可做出临床诊断，相关实验室检查则可做出病原学诊断，可将下呼吸道分泌物送检流感病毒、肺炎支原体和百日咳杆菌等，由于这些病原检查费用较高，对轻、中度患者的常规检查并无必要；对重症、继发细菌感染则应积极做细菌学检查和药物敏感试验，指导临床正确选用抗菌药物。

许多严重的下呼吸道疾病，如肺结核、肺脓肿、支原体肺炎、肺癌和多种急性感染性疾病如麻疹、百日咳、急性扁桃体炎等，在发病时常伴有急性气管-支气管炎的症状,均可引起咳嗽。应注意仔细询问患者的病史,如是否暴露于毒性物质、是否有吸烟史、是否有其他系统症状、疫苗接种史等,结合流行病学资料,根据每种疾病的特点详加检查,以资鉴别。流行性感冒的症状与急性支气管炎颇为相似,但前者常呈规模不一的流行性暴发,起病急骤,全身症状明显,有高热、头痛和全身肌肉酸痛,依据病毒的分离和补体结合试验可确诊。少数儿童有急性支气管炎反复发作,应注意排除囊性肺纤维化及低丙种球蛋白血症。多种疾病如肺结核、肺癌、支原体肺炎、肺脓肿、麻疹、百日咳、急性扁桃体炎等应与急性支气管炎鉴别。流行性感冒在症状上与急性气管支气管炎颇为相似,但全身症状较显著,发热、头痛和周身酸痛较为明显,白细胞数量减少。根据流行病史、补体结合试验和病毒分离可确诊。

(六) 治疗

1. 缓解急性支气管炎的症状

急性支气管炎其实并不可怕,通常的伤风感冒之中,多数可伴发急性支气管炎,所以,这是常见病,不用担心。所不同的是,感冒的病程往往只有 2～14 d 不等,年轻人好得快,老年人康复慢。急性支气管炎则不然,病程有长有短,多参差不齐。南方民间甚至有"咳嗽百日"之说。还有些患者,是属于感冒后的气道高反应性所致的咳嗽。至于说肺炎支原体感染,这个需要做血清抗体滴度测定,治疗应使用大环内酯类的红霉素或者阿奇霉素。感冒的时候,常常伴有急性鼻炎。如果这种急性鼻炎没有及时有效的治愈,并且病情进一步扩散到后鼻窦,可能发生后鼻窦的炎性或化脓性的炎症,其后果就是在晚上睡觉的时候,其中的"鼻涕"就顺着咽后壁流入气管,不断地刺激气管引发咳嗽,而且痰比较多。这种情况需要及时去五官科治疗。总而言之,如果明确是急性支气管炎,可以喝一些止咳药水,慢慢就会好,一般患者无须住院治疗。有慢性心、肺基础疾病者,流感病毒引起的支气管炎导致严重缺氧或通气不足时,需住院接受呼吸支持和氧疗。

2. 对症治疗

本病的对症治疗主要是止咳祛痰,剧烈干咳患者可适当应用镇咳剂,对久咳不愈的患者,必要时可使用可待因 10～30 mg,每日 4 次(Qid),或苯佐那酯 100 mg,每日 3 次(Tid),可试用。痰量较多或较黏时,可应用祛痰剂,如盐酸氨溴索(沐舒坦)30 mg,Tid,或盐酸溴己新 16 mg,Tid。对有家族史的患者,如查体发现哮鸣音,可吸入支气管扩张药,如沙丁胺醇(喘乐宁)或特布他林等,每 4 h 喷 2 次。伴支气管痉挛时可用氨茶碱或 β_2 受体激动剂。全身不适及发热为主要症状者应卧床休息,注意保暖,多饮水,服用阿司匹林等退热剂。

对于未明确病原者,抗生素不宜作为常规使用。盲目应用抗生素会导致耐药菌的产生、二重感染等一些严重后果。但如果患者出现发热、脓性痰和重症咳嗽,则为应用抗生素的指征。对急性气管-支气管炎的患者应用抗生素治疗,可应用针对肺炎衣原体和肺炎支原体的抗生素,如红霉素,每天 1 g,分 4 次口服,也可选用克拉霉素或阿奇霉素。老年人、患有心肺基础疾病者可以应用大环内酯类、β-内酰胺类或喹诺酮类口服抗菌药物。肺炎支原体、肺炎衣原体和百日咳杆菌对红霉素和多西环素甚为敏感。

3. 磁疗

磁疗(magnetotherapy)是以磁场作用于人体治疗疾病的方法。磁场影响人体电流分布、荷电微粒的运动、膜系统的通透性和生物高分子的磁矩取向等,使组织细胞的生理、生化过程改变,产生镇痛、消肿、促进血液及淋巴循环等作用,阻断肺部疾病的发展,恢复气管和肺部功能。同时磁疗是利用人造磁场(外加磁场)施加于人体的经络、穴位和病变部位,以疏通经络、活血化瘀,促进血液循环,降低毛细血管的通透性,促使炎症的吸收和消散,从而很好地治疗肺部和气管的炎症。磁疗是一种简单有效的科学方法,也包括口服和外用的磁性药物。例如,哮喘治疗带正是利用钕铁硼高科技生物磁场及纳米远红外线的双重作用,起到消炎镇痛的效果,具有作用速度快、安全、方便的优势。

(七) 健康指导

患者应休息至体温正常。发热期间应鼓励患者喝水(3～4 L/d)。给予解热镇痛药(如:成人给予阿司匹林 650 mg 或对乙酰氨基酚 650 mg,Q4～6 h;儿童给予对乙酰氨基酚 10～15 mg/kg,Q4～6 h)可缓解不适和降低体温。如伴有慢性阻塞性肺疾病(COPD),出现脓痰或持续高热和病情较重时,应使用抗生素。对多数成年患者,口服四环素或氨苄青霉素 250 mg,Q6 h,是有效的首选药物,替代治疗可选磺胺甲恶唑与甲氧苄啶的复方制剂(TMP-SMX) 160～800 mg,口服(Po),Bid(每日 2 次)。

二、毛细支气管炎

(一) 概述

毛细支气管炎是一种婴幼儿较常见的下呼吸道感染,多见于 1～6 个月的小婴儿,以喘憋、三凹征和气促为主要临床特点。微小的呼吸道管腔易被黏稠分泌物阻塞,黏膜水肿及平滑肌痉挛(1 岁半以内)而发生梗阻,并可引起肺气肿或肺不张。本病多发于冬春两季,呈散发性或流行性发病,后者称为流行性毛细支气管炎,又因该病是以喘憋为主要特征的一种特殊类型肺炎,故又称喘憋性肺炎。

(二) 病因

最常见的病原体为呼吸道合胞病毒(RSV),90％的婴幼儿 2 岁内感染过RSV,其中约 40％发展为下呼吸道感染。因为 RSV 感染后机体不能产生长期或永久的免疫力,所以常可重复感染。其他如人类偏肺病毒、流感病毒、腺病毒、副流感病毒、肺炎支原体等也可导致毛细支气管炎。

(三) 诊断要点

1. 症状

(1) 本病发生于 2 岁以下小儿,多数在 6 个月以内,喘憋和肺部哮鸣音为其突出表现。

(2) 主要表现为下呼吸道梗阻症状,出现呼气性呼吸困难,呼气相延长伴喘鸣。呼吸困难可呈阵发性,间歇期呼气性哮鸣消失。

(3) 严重发作者,可见面色苍白、烦躁不安,口周和口唇发绀。

(4) 全身中毒症状较轻,可无热、低热、中度发热,少见高热。

(5) 本病高峰期在呼吸困难发生后的 48～72 h,病程一般为 1～2 周。

2. 体征

(1) 体格检查发现呼吸浅而快,每分钟 60～80 次,甚至每分钟 100 次,伴鼻翼扇动和三凹征;心率加快,可达每分钟 150～200 次。

(2) 肺部体征主要为呼气相哮鸣音,亦可闻及中、细湿啰音,叩诊可呈鼓音。肝脾可由于肺气肿而推向肋缘下,因此可触及肝脏和脾脏。

(3) 由于过多换气引起不显性失水量增加,加之入量不足,部分患儿多发生较严重脱水。小婴儿还可能发生代谢性酸中毒。

(4) 其他症状包括:轻度结膜炎,程度不等的喉炎,少数患者有中耳炎。

3. 辅助检查

(1) 外周血白细胞总数及分类大多在正常范围内。

(2) 采集鼻咽拭子或分泌物,使用免疫荧光技术、免疫酶技术及分子生物学技术可明确病原。

(3) X 线胸部检查:大部分患者表现为全肺程度不等的阻塞性肺气肿,约半数有支气管周围炎影像或有肺纹理增厚,可出现小点片阴影。10% 的患者出现肺不张。

(4) 肺功能:RSV 感染后多可检测到肺功能异常,常表现为小气道限制性通气障碍。

(5) 血气分析可了解患儿缺氧和 CO_2 潴留程度。典型病儿可显示 PaO_2 下降和 $PaCO_2$ 正常或增高,pH 与疾病严重性相关。病情较重者可有代谢性酸中毒,由于通气/灌流(VQ)不均而出现低氧血症。严重者可发生 Ⅰ 型或 Ⅱ 型呼吸衰竭。

(四) 鉴别诊断

根据本病发生在小婴儿,具有典型的喘憋及喘鸣音,一般诊断不难,但须与以下疾病鉴别:

1. 儿童哮喘

婴儿的第一次感染性喘息发作，即为毛细支气管炎；但若多次反复发作，则应考虑有发展为婴幼儿哮喘的可能。毛细支气管炎发展为哮喘的危险因素包括过敏体质、哮喘家庭史、抗 RSV-IgE 升高、先天性小气道、被动吸烟等。

2. 原发型肺结核

常伴有喘息，可闻及哮鸣音，可根据结核接触史、结核中毒症状、结核菌素试验和胸部 X 线改变予以鉴别。

3. 其他疾病

如纵隔占位、充血性心力衰竭、心内膜弹力纤维增生症、异物吸入及先天性气管支气管畸形等均可发生喘息，应结合病史和体征及必要的检查做出鉴别。

（五）治疗

1. 一般治疗

（1）护理。

① 合理衣着，避免受凉；加强室内空气流通，以温度 18～20 ℃、湿度 60％为宜；注意隔离，以防交叉感染。

② 经常变换体位，以减少肺部淤血，促进炎症吸收。咳嗽痰多者，可以用合适的力量拍背促进排痰。

（2）营养管理。

由护士对患者的营养状况进行初始评估、记录。总分≥3，有营养不良的风险，需在 24 h 内通知营养科会诊，根据会诊意见采取营养风险防治措施；总分＜3，每周重新评估其营养状况，病情加重应及时重新评估。根据需要给予营养丰富的饮食，重症患儿进食困难者，可给予鼻饲或肠道外营养；注意适当补充白开水。

（3）其他一般治疗。

① 氧疗：重症患儿可采用不同方式吸氧，如鼻前庭导管给氧、面罩或氧气帐等。

② 重症喘憋患者合理应用雾化吸入，对患儿有一定帮助，可稀释痰液，使其易于咳出。一般雾化可与给氧同时进行，雾化后及时予以拍背、吸痰以保持呼吸道通畅。

③ 注意水和电解质的补充，纠正酸中毒和电解质紊乱，适当的液体补充还有助于气道的湿化。但要注意输液速度，过快会加重心脏负担。

2. 对症治疗

（1）喘憋的治疗。

① 喘憋较重者，应抬高头部和胸部，以减轻呼吸困难。缺氧明显时最好雾化给氧。

② 使用高渗盐水（3％）射流雾化可以减轻支气管黏膜水肿，减轻喘憋症状。

用法:2 岁以下患儿,每次 2~4 mL,轻症患儿,Bid/Tid,直至出院;重症患儿连续 8 次雾化后改为 Tid/Qid,直至出院。

③ 使用射流雾化器雾化乙酰半胱氨酸可以帮助祛痰。用法:每次 3 mL,Qd/Bid。

④ 喘憋发作期间,宜用异丙嗪镇静并缓解支气管痉挛(>2 岁患儿使用)。一般口服,每次 1 mg/kg,Bid 或口服氯苯吡胺(≤2 岁患儿使用)。烦躁明显可加用水合氯醛灌肠。

(2) 解痉平喘。

① 使用支气管扩张剂,如 β_2 受体激动剂(首选吸入应用)、抗胆碱能药物(吸入)、茶碱类药物。硫酸镁静滴亦可止喘,可以试用。

② 雾化药物一般使用射流雾化器雾化吸入,可单用硫酸沙丁胺醇(万托林)或联合使用抗炎药物布地奈德混悬液(普米克令舒)、异丙托溴铵(爱全乐)。药物用量参考如下:普米克令舒:每次 0.5~1 mg,Bid,或遵医嘱;万托林:25~5.0 mg,Tid/Qid,或遵医嘱,初始剂量以 25 mg 为宜;爱全乐:<6 岁,每次 250 μg,6~12 岁,每次 250~500 μg。

③ 喘鸣严重时可静脉点滴甲基强的松龙 1~2 mg/(kg·d),或口服泼尼松 1 mg/(kg·d),连用 3~7 d。

(3) 频繁干咳影响睡眠及休息,可服少量镇咳药物,如复方福尔可定糖浆,Bid/Tid,应注意避免用药过量及时间过长,影响纤毛的生理性活力,使分泌物不易排出。

(4) 保持呼吸道通畅,保证液体摄入量、纠正酸中毒,并及时发现和处理呼吸衰竭及其他生命体征危象。

3. 抗病原体药物治疗

如系病毒感染所致,可用利巴韦林静脉滴注或雾化吸入;亦可试用 α-干扰素肌注,但其疗效均不肯定。支原体感染者可应用大环内酯类抗生素,有细菌感染者应用适当的抗生素。

4. 生物制品治疗

重症患儿可静脉注射免疫球蛋白(IVIG)400 mg/(kg·d),连续 3~5 d,能够缓解临床症状,减少患儿排毒量和缩短排毒期限。静脉注射抗呼吸道合胞病毒免疫球蛋白的疗效与 IVIG 相当,抗 RSV 单克隆抗体对高危婴儿(早产儿、支气管肺发育不良、先天性心脏病、免疫缺陷病)和毛细支气管炎后反复喘息发作者的预防效果确切,但容易导致 RSV 发生基因突变,而对该单克隆抗体产生抗性。

(六) 并发症的处理

(1) 对出现呼吸衰竭者,应保持呼吸道通畅,排除分泌物,必要时行气管插管进行机械通气。

（2）并发心力衰竭时，应及时给予吸氧、镇静、利尿、强心及血管活性药物等治疗。

（3）并发中毒性脑病时及时给予脱水疗法可改善通气、扩张血管、止痉。使用糖皮质激素，促进脑细胞恢复等治疗。

（4）并发中毒性肠麻痹时，应禁食并给胃肠减压，亦可使用酚妥拉明。

（5）并发稀释性低钠血症的治疗原则为限制水入量，补充高渗盐水。

（七）出院指导

1. 出院后患者 1～2 周到呼吸专科门诊接受随访

随访内容包括复查胸片，有无咳嗽、咳痰等症状，有无出现闭塞性毛细支气管炎，有无发生支气管哮喘的可能等。

2. 出现以下紧急情况需及时返院或到当地医院治疗

（1）再次出现反复严重的咳喘、发热等症状。

（2）精神萎靡、喷射性呕吐、抽搐、腹胀、气促、发绀、四肢湿冷等表现。

（3）皮肤黏膜瘀斑、脏器出血等表现。

3. 健康宣教

（1）衣着合适、避免受凉，合理营养，及时添加辅食。

（2）鼓励适当锻炼、户外运动，如跳绳、游泳、爬山等。

（3）居室应阳光充足、通气良好、冬季室内温度尽可能达到 18～20 ℃，湿度为 55％～60％。

（4）按时进行免疫接种。

（5）培养良好的卫生、作息习惯，保证充足睡眠。

（6）如出现生命体征不稳定等紧急情况，建议马上到当地医院进行生命支持，以免路途遥远颠簸加重病情。

第二节　肺　炎

一、概述

肺炎是由多种病原体（如细菌、真菌、病毒、寄生虫等）引起的肺实质的炎症，其他如放射线、化学、过敏因素等亦能引起肺炎。

二、病因

（一）免疫力下降

肺炎球菌一般寄居在正常人的鼻咽部，一般不会发病，当人体免疫力下降时，如感冒、劳累、慢性支气管炎、慢性心脏病、长期吸烟等，肺炎球菌即可乘机侵入人体，引起肺炎、中耳炎、鼻窦炎、脑膜炎、心内膜炎、败血症等。

（二）细菌

肺炎球菌、甲型溶血性链球菌、金黄色葡萄球菌、肺炎克雷白杆菌、流感嗜血杆菌、铜绿假单胞菌、埃希大肠杆菌、绿脓杆菌等细菌都会引发肺炎。

（三）病毒

冠状病毒、腺病毒、流感病毒、巨细胞病毒、单纯疱疹病毒等病毒都会引发肺炎。

（四）真菌

白念珠菌、曲霉、放射菌等真菌都会引发肺炎。

（五）非典型病原体

军团菌、支原体、衣原体、立克次体、弓形虫、原虫等非典型病原体都会引发肺炎。

（六）理化因素

放射性、胃酸吸入、药物等理化因素都会引发肺炎。

三、临床表现

（一）细菌性肺炎

1. 肺炎球菌肺炎

发病以冬季和初春为多，男性较多见。多先有上呼吸道病毒感染或者受寒、醉酒、全身麻醉等诱因。起病多急骤，突然高热，半数伴寒战，体温可达 39～40 ℃，高峰在下午或傍晚，也可呈稽留热。全身肌肉酸痛，患侧胸痛，可放射至肩、腹部，咳嗽或深呼吸时加重。痰少，可带血丝或呈铁锈色。胃纳锐减。偶有恶心，伴呕吐、腹痛或腹泻等消化道症状,有时误诊为急腹症。患者呈急性病容,口角或鼻周可出现单纯性疱疹。严重者可有气急、发绀。有败血症者,皮肤和黏膜可有出血点,巩膜黄染,累及脑膜时可出现颈抵抗及病理性反射,心率增快,有时心律不齐。早期肺部体征无明显异常,仅有胸廓呼吸运动幅度减小、轻度叩浊音、呼吸音减低和胸膜摩擦音。肺实变时有叩浊音、语颤增强和支气管呼吸音。消散期可闻及湿啰音,重症可伴肠胀气。严重感染可伴发休克和神经系统症状。

2. 葡萄球菌肺炎

常发生于免疫功能已经受损的患者。可为吸入性,亦可由皮肤感染灶经血循环引起肺部感染。此型肺炎病情严重,常可形成单个或多发性肺脓肿,有时穿破胸膜而致气胸或脓胸。重者还伴发化脓性心包炎、脑膜炎等。临床表现起病急、高热、寒战、胸痛,咳吐脓痰量多、带血丝。病情危重者可于早期出现末梢循环衰竭。

3. 克雷白杆菌肺炎

克雷白杆菌为条件致病菌。当机体抵抗力降低时,经呼吸道吸入而引起肺炎,以上叶病变多见,形成单个或多发性脓肿。病变可累及胸膜和心包,并能引起败血症,病死率高。多见于中年以上男性患者。临床表现类似肺炎球菌肺炎,但症状较重,痰呈黏稠脓性且量多,常带血,亦可呈灰绿色、红砖色、胶冻状,可有发绀、气促、心悸。早期即可能出现循环障碍。肺部可有典型的实变体征,有时仅有叩诊浊音、呼吸音减低和湿啰音。

4. 军团菌肺炎

由嗜肺军团杆菌引起的肺炎,常伴有全身性疾病。感染多来自被污染的供水系统、空调、雾化器和淋浴喷头等,可与其他致病微生物混合感染,造成"难治性肺炎"。本病潜伏期为 2～10 d。起病可缓可急。有乏力、肌痛、头痛、高热、寒战,有20%患者可有相对缓脉,痰少而黏,可带血,也可有恶心、呕吐、腹泻。严重者有精神异常、焦虑、迟钝、健忘等中枢神经系统症状,并可出现呼吸衰竭和周围循环衰竭。早期肺部有湿啰音,病情进展则有实变体征,腹部可有压痛,可有淋巴结或肝脾肿大。

5. 其他革兰氏染色阴性杆菌肺炎

除克雷白杆菌肺炎、军团菌肺炎外,其他尚有流感嗜血杆菌、绿脓杆菌、大肠杆菌、肺炎杆菌等引起的肺炎。这些菌可寄生于少数正常人的口咽部,当机体免疫力低下时,细菌被吸入而致肺部感染。革兰氏阴性杆菌感染具有共同性,它们均可迅速引起肺实变或肺部融合,引起组织坏死,易形成多发性空洞,一般双侧下叶肺多累及,半数以上为两侧性。若胸膜受累,可引起胸膜渗液或脓胸。

6. 厌氧微生物所致肺炎

此肺炎包括消化链球菌、产黑色素拟杆菌、梭形杆菌和产气荚膜芽孢梭菌等。多与其他病原体在肺部形成混合感染,肺部厌氧菌感染可呈坏死性病灶,也可形成脓肿及脓胸、脓气胸。临床症状有高热、乏力、消瘦、贫血和杵状指,痰奇臭,似臭蛋味。

（二）肺炎支原体肺炎

肺炎支原体可引起包括肺炎在内的咽炎、支气管炎等呼吸道感染，常于秋季发病。儿童和青年人居多。临床有乏力、咽痛、咳嗽、发热、纳差、肌痛等表现。半数患者无症状。胸部一般无明显异常体征，约半数可闻及干啰音或湿啰音，10%～15%患者发生少量胸腔积液。

（三）肺部真菌感染

1. 肺念珠菌病

临床上有两种类型。支气管型有类似慢性支气管炎症状，咳嗽、黏液性痰。口腔、咽部及支气管黏膜上被覆散在点状白膜，胸部偶可听到干啰音。肺炎的临床表现类似急性肺炎，有发热、恶寒，白色黏液痰，有酵母臭味；亦可呈胶冻状，有时咯血、气急。肺部可闻及干、湿啰音。

2. 肺曲菌病

主要由烟曲菌引起，临床上有四种类型。

（1）支气管肺炎：曲菌菌丝在支气管黏膜上生长，黏膜炎症轻微。临床表现有咳嗽、咳痰、低热等。如侵犯肺组织，则可引起局限性的曲菌肉芽肿、肺炎及肺脓肿。

（2）变态反应性曲菌病：吸入大量的孢子阻塞小支气管，引起短暂肺不张或远端肺部的反复游走性浸润。临床表现有畏寒、发热、乏力、刺激性咳嗽、咯棕黄色脓痰，有时带血，可有显著哮喘，体检示两肺满布哮鸣音、肺浸润部位有细湿啰音。

（3）曲菌球：曲菌寄生在肺部慢性疾病所伴有的空腔内（如肺结核空腔、支气管扩张、肺囊肿、癌性空洞内），菌丝体繁殖、聚集与纤维蛋白和黏膜细胞凝聚形成曲菌球。因曲菌球不侵犯组织，不引起全身症状，仅有刺激性咳嗽，有时可反复咯血。曲菌球与支气管不相通，故咳痰不多。它无典型的棕黄色脓性痰块，痰中亦常无曲菌发现。

（4）继发性肺曲菌病：使用免疫抑制药物及各种原因导致机体免疫力低下者，可引起继发性曲霉菌感染。污染的导管及腹膜透析可造成曲霉菌的血源感染。肺部感染呈局限性肉芽肿或广泛化脓性肺炎，伴脓肿形成。病灶呈急性凝固性坏死，伴坏死性血管炎、血栓和菌栓。肺外曲霉菌也致肺部感染，严重的肺部感染亦可波及胸膜、脑膜、肝、脾、肾、淋巴结等全身脏器，并出现相应的症状和体征。肺部可闻及干、湿啰音。

3. 肺放线菌病

主要致病菌为以色列放线菌，引起慢性化脓性肉芽肿性病变。起病缓慢，有低热、咳嗽，咳痰为黏液或脓性，有时带血。放线菌侵及胸壁肋骨时，可伴有瘘管形成。痰中可找到由菌丝集结成的"硫黄颗粒"。可有肺脓肿及胸腔积液体征。

（四）病毒性肺炎

病毒引起的呼吸道感染以上呼吸道为主。因此，病毒性肺炎常伴有气管、支气管炎，血行播散的病毒性肺炎除外。临床表现一般较轻，有头痛、乏力、发热、咳嗽，有少量黏痰。病毒性肺炎还可继发细菌感染而使病情复杂。肺部体征可不明显，或有呼吸音减弱或少许啰音。

四、辅助检查

（一）X 线检查

（1）肺炎球菌肺炎：早期仅见肺纹理增粗或受累的肺段、肺叶稍模糊。近年由于抗生素的应用，典型的大叶实变少见。实变阴影中可见支气管气道征，肋膈角可有少量胸包积液征。肺炎消散期，X 线浸润逐渐吸收，可有片块区域吸收较早，呈现"假空洞"征。

（2）葡萄球菌肺炎：X 线阴影的易变性是金色葡萄球菌肺炎的一个重要特征。X 线显示肺段或肺叶实变，或呈小叶样浸润，可有单个或多发的液气囊腔，形成阴影内伴有空洞和液平。

（3）克雷白杆菌肺炎：X 线显示肺叶或小叶实变，有多发性蜂窝状肺脓肿，叶间隙下坠。

（4）军团菌肺炎：早期为单叶斑片状肺泡内浸润，继有肺叶实变，可迅速发展至多肺叶段，下叶多见，单侧或双侧，可伴少量胸腔积液。偶有肺内空洞及脓胸形成。

（5）肺炎支原体肺炎：肺部多种形态的浸润影，呈节段性分布，以肺下野为多见，也有从肺门附近向外伸展者。

（6）肺念珠菌病：支气管型双肺中、下野纹理增重。肺炎型两肺中下野有弥漫性小片状或斑点状阴影，亦可融合成大片肺炎阴影，边缘模糊，形态多变，还可有多发性脓肿。少数患者伴胸膜改变。

（7）病毒性肺炎：多见双肺下叶弥漫性密度均匀的小结节状浸润阴影，边缘模糊，少数患者可见叶性浸润或弥漫性网状结节性浸润灶。

（8）厌氧菌性肺炎：双下肺底纹理增多、粗乱，夹杂有边缘模糊的斑片状阴影，或同时伴有脓胸、胸膜积液等征象。

（二）病原体检查

1. 痰涂片

通过革兰氏染色可鉴别阳性球菌和阴性杆菌。病毒性感染时，以单核细胞为主,并在分泌细胞中可见有包涵体。霉菌感染时可见有霉菌孢子和菌丝。放线菌肺炎者的痰中可见到"硫黄颗粒"。

2. 培养

可做痰、呼吸道分泌物及血培养,以鉴别和分离出致病菌株。有时需用特殊培养基培养才能获得菌株,如厌氧菌、真菌、支原体、立克次体以及军团杆菌等。病毒性肺炎可做病毒分离。

(三) 血清学检查

病毒性肺炎早期诊断可做病毒的特异性 IgM 抗体检测,常用的检测方法有免疫荧光法、酶联免疫吸附法和放射免疫检测法。军团菌肺炎用间接荧光抗体测定,如双份血清滴度上升 4 倍(至 1：128),或恢复期单份血清滴度≥1：256,则对诊断有意义,其阳性率为 75%,特异性达 95%。支原体肺炎红细胞冷凝集试验阳性,滴定效价在 1：32 以上,恢复期效价增加 4 倍以上则有意义。

五、诊断及鉴别诊断

(一) 诊断

(1) 发病急剧,有寒战、高热、咳嗽、咳脓性或血性痰,严重者出现休克症状,肺部有实变体征和湿啰音。

(2) 血液白细胞计数及中性粒细胞均增高。X 线表现可见分布于肺叶段的炎性阴影,也有呈大片絮状、浓淡不等的阴影,在一侧或两侧肺部。

(3) 痰直接涂片和培养可以确定病原体。

(4) 当疾病早期肺实变征尚未出现时,或病变部位较深,肺部体征不明显,或发生在老、幼年人,或表现为某些非特异性症状时,诊断不易。临床上如遇到不明原因的休克、不明原因的突发寒战、高热伴有呼吸道症状者,均应考虑有患肺炎的可能。

(二) 鉴别诊断

肺炎需与以下疾病进行鉴别:肺结核、肺癌、急性肺脓肿、肺栓塞。还需排除非感染性肺部疾病,如肺间质纤维化、肺水肿、肺不张、肺嗜酸性粒细胞浸润症和肺血管炎等。伴剧烈的胸痛时,应与渗出性胸膜炎、肺梗死进行鉴别,相关的体征及 X 线影像有助鉴别。肺梗死常有静脉血栓形成的基础,咯血较多见,很少出现口角疱疹。下叶肺炎可能出现腹部症状,应通过 X 线、B 超等与急性胆囊炎、膈下脓肿、阑尾炎等进行鉴别。

1. 肺结核

多有全身中毒症状,午后低热、盗汗、疲乏、无力、体重减轻、失眠、心悸等症状。

X线胸片可见病变多在肺尖或锁骨上下,密度不匀,消散缓慢,且可形成空洞或肺内播散,痰中可找到结核杆菌。常规抗菌药物治疗无效。

2. 肺癌

常有吸烟史,有咳嗽、咳痰、痰中带血症状。血白细胞计数不高,痰中若发现癌细胞可以确诊。可伴发阻塞性肺炎,经抗生素治疗后炎症不易消散,或可见肺门淋巴结肿大,有时出现肺不张,必要时做 CT、MRI、纤维支气管镜和痰脱落细胞等检查。

3. 急性肺脓肿

早期临床表现相似。X线胸片显示脓腔及液平面。

4. 肺血栓栓塞

肺血栓栓塞症多有静脉血栓的危险因素,可发生咯血、晕厥,呼吸困难较明显,颈静脉充盈。X线胸片显示局部肺纹理减少,可见尖端指向肺门的楔形阴影,常见低氧血症及低碳酸血症。D-二聚体、CT肺动脉造影、放射性核素肺通气/灌注扫描和 MRI 等检查可帮助进行鉴别。

5. 非感染性肺部浸润

需排除非感染性肺部疾病,如肺间质纤维化、肺水肿、肺不张、肺嗜酸性粒细胞浸润症和肺血管炎等。

六、治疗

(一) 一般支持疗法

患者应卧床休息,注意保暖,进食易消化的食物。发热者应多饮水,必要时静脉补液。高热者应物理降温或用退热药。有气急、发绀等缺氧症状者,以鼻导管给氧,刺激性咳嗽剧烈者可给可待因 $15\sim30$ mg,Bid/Tid。抗痰可用氯化铵棕色合剂。

(二) 抗生素的应用

抗生素可用于各种细菌性肺炎以及预防病毒性肺炎并发细菌感染,针对致病菌并结合药敏试验用药。

1. 肺炎球菌肺炎

首选青霉素 G。成年轻症患者 80 万 U,肌注,Tid。较重者,宜 240 万~480 万 U,静脉滴注,Q6 h;重症及并发脑膜炎时,加至每日 1000 万~3000 万 U 均分 4 次静脉滴注。或用第一代或第二代头孢菌素,如头孢噻吩、头孢唑啉、头孢羟唑等。青霉素及头孢类用药前均应做皮肤过敏试验。对青霉素过敏者,轻症可用红霉素,1.5 g/d,静脉滴注;或用林可霉素,Bid,静脉滴注。病情好转后可口服复方磺胺甲基异恶唑,Bid,每次 2 片;或口服头孢氨苄 0.5 g,Q6 h。

2. 院外感染患者

可用青霉素 G,300 万～1000 万 U/d,分 4 次肌注或静滴。对于院内和部分院外感染耐青霉素的葡萄球菌者,应投予 β-内酰胺抗生素,如苯唑西林、邻氯青霉素,4～6 g/d,分 2 次肌注或静滴。还可用万古霉素 1～2 g/d,静滴。红霉素、林可霉素或氯林可霉素也有一定疗效,头孢类抗生素也可试用于耐青霉素的菌株。氨基糖甙抗生素可与上述药物合用。并发腹膜炎、胸膜炎、脑膜炎、心内膜炎以及肾、脑、心肌转移性脓肿时,每天可用青霉素 G,1000 万～3000 万 U,分 4～6 次静滴。

3. 克雷白杆菌肺炎

首选氨基糖甙类抗生素,如庆大霉素、卡那霉素、安布霉素、丁胺卡那霉素等。氧哌嗪青霉素、硫苯咪唑青霉素与氨基甙类联用效果较好。重症宜加用头孢菌素类如头孢羟唑、头孢甲氧噻吩、头孢氨噻肟等。部分患者使用氯霉素、四环素及复方新诺明亦有效。

4. 其他革兰氏阴性杆菌肺炎

(1) 绿脓杆菌肺炎病死率高,宜联合使用抗生素。羧苄青霉素 20～30 g/d 静滴、氨苄西林或苄青霉素 8～12 g/d 静滴或羧噻吩青霉素 10～18 g/d 静滴。与一种氨基甙类抗生素(庆大霉素 16 万～24 万 U/d,或丁胺卡那霉素 0.4～0.8 g/d。每日分 2 次肌注)合用。第三代头孢菌素如头孢哌酮、头孢噻甲羧肟对绿脓杆菌有效。

(2) 流感嗜血杆菌肺炎,首选氨苄青霉素,4～6 g/d,分次静滴。红霉素或氨基糖甙类药物可与其合用。严重者或对上述药物耐药者,可选用第三代头孢如头孢氨噻肟或羟羧氧酰胺菌素,150 mg/kg,静滴。

(3) 治疗肠杆菌科细菌肺炎(如大肠杆菌、产气杆菌、阴沟杆菌等)时,应参考药敏试验选择药物。一般采用氨苄青霉素、羧苄青霉素,并联合应用一种氨基甙类抗生素,也可联合氯霉素和链霉素。必要时用头孢唑啉、头孢羟唑或头孢氨噻肟。

(4) 治疗阴性杆菌肺炎时,宜大剂量、长疗程,联合用药,并以静脉滴注为主。可辅用雾化吸入,充分进行痰液引流,还要加强营养支持。

5. 军团菌肺炎

首选红霉素,1～2 g/d,分次口服。重症者静脉给药,用药 2～3 周。可加用利福平,100 mg/(kg·d),顿服;强力霉素,200 mg/d,顿服,疗程 3 周以上。氨基甙类和青霉素、头孢菌素类对本病无效。

6. 厌氧微生物所致肺炎

对革兰氏染色阳性厌氧菌感染者,青霉素有效,每日 600 万～100 万 U,分 4 次静滴,但脆性厌氧杆菌感染者则多耐药。氯林可霉素对各种厌氧菌均有效。甲硝唑对厌氧菌亦有效,400 mg,Tid,口服,5～7 d 为一疗程,氯霉素亦可选用,院内感染者应与氨基甙类联用。

7. 肺炎支原体肺炎

首选红霉素 0.3 g,Qid。亦可用交沙霉素,0.4 g,Qid。

8. 肺部真菌感染

(1)肺念珠菌病:轻症患者在中止诱因(如广谱抗生素、激素、免疫抑制剂和体内放置的导管)后,常能自行好转。重症须用二性霉素 B 治疗。开始时 1 mg/d 置 5%葡萄糖水中缓慢避光静滴,逐步增加到每日 0.25 mg/kg,总量为 1~2 g。滴注中加用肝素有助于防止血栓性静脉炎。应注意药物副反应,如肝功能损害、肾功能损害、心律不齐、头痛、消化道不适及寒战、发热等。亦可用 5-氟胞嘧啶,口服 50 mg/(kg·d),1~3 个月。该药有胃肠道不适、药物热、骨髓抑制和肝功损害等副作用。还可用酮康唑口服 0.2~0.4 g/d,偶有肝功能减损,较长期服药者应定期查白细胞和肝功能。

(2)肺曲菌病:可用二性霉素,也可用 5-氟胞嘧啶或二羟脒替。变态反应型肺曲菌病可加用糖皮质激素或支气管解痉剂。曲菌球病灶局限且反复大量咯血者可行手术切除,抗真菌药物效果不佳。

(3)肺放线菌病:治疗用较大剂量青霉素,每日 200 万~600 万 U,分 4 次静滴,疗程数月至半年。重症每日 1000 万~3000 万 U,分 4 次静滴。其他抗生素如红霉素、林可霉素、氨林可霉素和利福平亦有效。有胸壁脓肿或脓胸时,则应切开引流。治疗奴卡菌病用磺胺嘧啶,4~8 g/d,分次口服,疗程 1~2 个月。对并发脑脓肿、皮下脓肿或脓胸者,则应行外科治疗。

9. 病毒性肺炎

病毒性肺炎并发有细菌感染时,可结合药敏试验结果用药。

(三)并发症的治疗

对有脓胸、化脓性脑膜炎等应穿刺引流排脓。中毒性心肌炎、肺水肿、呼吸衰竭、肾衰竭,参阅有关章节。对于休克型肺炎,在抗感染的同时,予以补充血容量、纠正酸中毒、应用激素和血管活性药物等治疗。

七、并发症

经积极治疗,肺炎是完全可以治愈的,但处理不当或延误治疗,严重者有呼吸困难,并发支气管肺炎、肺脓肿等。

八、健康指导

(一)饮食指导

进高蛋白、高热量、高维生素易消化的半流质食物。对伴有发热的肺炎患者应注意多饮水,这样不仅可使机体水分的丢失得到补充,还有利于细菌毒素的排泄及降低体温。多食用水果,不要大量食用辛辣油腻食物。对于原有慢性肺病的肺炎患者,要注意食用高蛋白食物。

(二)休息与活动指导

发热者要卧床休息,注意保暖,保持室内空气清新,鼓励患者每隔 1 h 进行一次深呼吸和有效咳嗽。卧床患者应注意翻身,每 4 h 为患者叩背排痰一次。恢复期适当活动,应增加休息时间,坚持深呼吸锻炼至少要持续 4～6 周,这样可以减少肺不张的发生;还要避免呼吸道的刺激,如灰尘、化学飞沫等;尽可能避免去人群拥挤的地方或接触已有呼吸道感染的患者。

第三节　肺　栓　塞

一、概述

肺栓塞(pulmonary embolism)是指嵌塞物进入肺动脉及其分支,阻断组织血液供应所引起的病理和临床状态。常见的栓子是血栓,其余为少见的新生物细胞、脂肪滴、气泡、静脉输入的药物颗粒甚至导管头端引起的肺血管阻塞。由于肺组织受支气管动脉和肺动脉双重血供,而且肺组织和肺泡间也可直接进行气体交换,所以大多数肺栓塞不一定引起肺梗死。

二、病因及病理变化

(一)病因

1. 血栓形成

血栓形成肺栓塞常是静脉血栓形成的并发症。栓子通常来源于下肢和骨盆的深静脉,通过循环到肺动脉引起栓塞,但很少来源于上肢、头和颈部静脉。血流淤滞、血液凝固性增高和静脉内皮损伤是血栓形成的促进因素。因此,创伤、长期卧床、静脉曲张、静脉插管、盆腔和髋部手术、肥胖、糖尿病、避孕药或其他原因的凝血机制亢进等,容易诱发静脉血栓形成。早期血栓松脆,加上纤溶系统的作用,故在血栓形成的最初数天发生肺栓塞的危险性最高。

2. 心脏病

心脏病为肺栓塞的最常见原因,占 40%。遍及各类心脏病,并发房颤、心力衰竭和亚急性细菌性心内膜炎者发病率较高。以右心腔血栓最多见,少数亦源于静脉系统。细菌性栓子除见于亚急性细菌性心内膜炎外,亦可由起搏器感染引起。前者感染性栓子主要来自三尖瓣,偶尔先心患者二尖瓣赘生物可自左心经缺损分流进入右心而到达肺动脉。

3. 肿瘤

肿瘤在我国为肺栓塞的第二位原因,占35%,远较国外6%高。以肺癌、消化系统肿瘤、绒癌、白血病等较常见。恶性肿瘤并发肺栓塞仅约1/3为瘤栓,其余均为血栓。据推测肿瘤患者血液中可能存在凝血激酶(thromboplastin)以及其他能激活凝血系统的物质如组蛋白、组织蛋白酶和蛋白水解酶等,故肿瘤患者肺栓塞发生率高,甚至可以是其首现症状。

4. 分娩

妊娠和分娩肺栓塞在孕妇数倍于年龄配对的非孕妇,产后和剖宫产术后发生率最高。妊娠时腹腔内压增加和激素松弛血管平滑肌及盆静脉受压可引起静脉血流缓慢,改变血液流变学特性,加重静脉血栓形成。此外,伴凝血因子和血小板增加,血浆素原-血浆素蛋白溶解系统活性降低。但这些改变与无血栓栓塞的孕妇相比并无绝对差异,羊水栓塞也是分娩期的严重并发症。

5. 其他

其他少见的病因有长骨骨折致脂肪栓塞,意外事故和减压病造成空气栓塞,寄生虫和异物栓塞。没有明显的促发因素时,还应考虑到遗传性抗凝因素减少或纤维蛋白溶酶原激活抑制剂的增加。

(二) 病理变化

大多数急性肺栓塞可累及多支肺动脉,栓塞的部位为右肺多于左肺,下叶多于上叶。但少见栓塞在右或左肺动脉主干或骑跨在肺动脉分叉处。血栓栓子机化差时,通过心脏途径表面即逐渐为内皮样细胞被覆,2～3周后牢固贴于动脉壁,血管重建。早期栓子退缩,血流再通的冲刷作用,覆盖于栓子表面的纤维素、血小板凝集物及溶栓过程,都可以产生新栓子进一步栓塞小的血管分支。栓子是否引起肺梗死由受累血管大小、阻塞范围、支气管动脉供给血流的能力及阻塞区通气适当与否决定。

肺梗死的组织学特征为肺泡内出血和肺泡壁坏死,但很少发现炎症。原来没有肺部感染或栓子为非感染性时,极少产生空洞。梗死区肺表面活性物质丧失可导致肺不张,胸膜表面常见渗出,1/3为血性。若能存活,梗死区最后形成瘢痕。

肺栓塞后引起生理无效腔增加,通气效率降低,但由于急性肺栓塞可刺激通气,增加呼吸频率和每分通气量,通常抵消了生理无效腔的增加,保持 $PaCO_2$ 不升高甚至降低。

肺泡过度通气与低氧血症无关,甚至不能由吸氧消除,其机理尚不清楚,推测与血管栓塞区域肺实质的反射有关。虽然 $PaCO_2$ 通常降低,但神经肌肉疾患、胸膜剧烈疼痛和肺栓塞严重患者不能相应增加通气代偿增加的生理无效腔时,可出现 CO_2 潴留。

急性肺栓塞时常见 PaO_2 降低,通气/血流比值失调可能是其主要机制,局部支气管收缩肺不张和肺水肿为其解剖基础。如果心输出血量不能与代谢需要保持一致,混合静脉血氧分压降低,可进一步加重通气/血流比值失调和低氧血症。

三、临床表现

(一)症状

肺栓塞的临床表现可从无症状到突然死亡。常见的症状为呼吸困难和胸痛,发生率均达 80% 以上。胸膜性疼痛为邻近的胸膜纤维素炎症所致,突然发生者常提示肺梗死。膈胸膜受累可向肩或腹部放射,如有胸骨后疼痛,颇似心肌梗死。慢性肺梗死可有咯血。其他症状为焦虑,可能为疼痛或低氧血症所致。晕厥常是肺梗死的征兆。

(二)体征

常见的体征为呼吸增快、发绀、肺部湿啰音或哮鸣音,肺血管杂音,胸膜摩擦音或胸腔积液体征。循环系统体征有心动过速、P_2 亢进及休克或急慢性肺心病相应表现。约 40% 患者有低至中等度发热,少数患者早期有高热。

四、诊断及鉴别诊断

(一)诊断

肺栓塞的临床症状及体征常常是非特异性的,且变化颇大,与其他心血管疾病难以区别。肺栓塞的症状轻重虽然与栓子大小、栓塞范围有关,但不一定成正比,往往与原有心、肺疾病的代偿能力有密切关系。

(1)急性大面积肺栓塞:表现为突然发作的重度呼吸困难、心肌梗死样胸骨后疼痛、晕厥、发绀、右心衰竭、休克、大汗淋漓、四肢厥冷及抽搐,甚至发生心脏停搏或室颤而迅速死亡。

(2)中等大小的肺栓塞:常有胸骨后疼痛及咯血,当患者原有的心、肺疾病代偿功能很差时,可以产生晕厥及高血压。

(3)肺的微栓塞:可以产生成人呼吸窘迫综合征。

(4)肺梗死:常有发热、轻度黄疸。

20％～30％患者未及时或未能获得诊断和治疗而死亡。若能及时诊断和给予抗凝治疗,病死率可望降至8％。故早期诊断十分重要,应仔细搜集相关病史;血清 LDH 升高、动脉血 PaO_2 下降、$P(A-a)O_2$ 增加;心电图有 T 波和 ST 段改变(类似心肌梗死图形),P 波和 QRS 波形改变(类似急性肺心病图形);X 线显示斑片状浸润、肺不张、膈肌抬高、胸腔积液,尤其是以胸膜为基底凸面朝向肺门的圆形致密阴影(Hampton 驼峰)以及扩张的肺动脉伴远端肺纹稀疏(Westermark 征)等对肺栓塞的诊断都具有重要价值。

核素肺通气/灌注扫描是诊断肺栓塞最敏感的无创性方法,特异性虽低,但有典型的多发性、节段性或楔形灌注缺损而通气正常或增加,结合临床、诊断即可成立。肺动脉造影是诊断肺栓塞最特异的方法,适用于临床和核素扫描可疑以及需要手术治疗的病例。表现为血管腔充盈缺损,动脉截断成"剪枝征",造影不能显示直径≤2 mm 的小血管,因此多发性小栓塞常易漏诊。磁共振为肺栓塞诊断的有用的无创性技术,较大栓塞时可见明显的肺动脉充塞缺损。

(二) 鉴别诊断

肺栓塞易与急性心肌梗死、冠状动脉供血不足、肺炎、胸膜炎、肺不张、支气管哮喘、原发性肺动脉高压、主动脉夹层、高通气综合征等多种疾病相混淆,需仔细鉴别。

1. 急性心肌梗死

急性肺栓塞可出现剧烈胸痛,心电图酷似心肌梗死图形,需与急性心肌梗死相鉴别。

2. 冠状动脉供血不足

在年龄较大的急性肺栓塞或复发性肺栓塞患者心电图可出现Ⅱ、Ⅲ、aVF 导联 ST 段,T 波改变,甚至 V_{1-4} 导联呈现"冠状 T",同时存在的胸痛、气短,容易被误诊为冠状动脉供血不足或心内膜下心肌梗死。通常肺栓塞的心电图除 ST-T 改变外,心电轴右偏明显或出现 $S_I Q_{III} T_{III}$ 征及"肺型 P"波,心电图改变常在1～2周内明显好转或消失。与冠心病者不同,肺栓塞患者为劳力性呼吸困难,而冠心病为劳力性心绞痛,放射性核素心肌显像二者截然不同,肺栓塞缺少典型的心肌灌注缺损或"再灌注"表现。

3. 肺炎

发热、胸痛、咳嗽、白细胞增多、X 线胸片示浸润阴影等,易与肺栓塞相混淆,是肺栓塞非常容易误诊的疾病之一。如能注意较明显的呼吸困难、颈静脉充盈、下肢静脉炎,X 线胸片示反复浸润阴影和区域性肺血管纹理减少以及血气异常等,应疑有肺栓塞,再进一步做 CT 和 MRI 等检查,多可予鉴别。

4. 胸膜炎

胸膜炎约 1/3 肺栓塞患者可发生胸包积液,易被误诊为病毒性或结核性胸膜炎,后者给予长期抗结核治疗。并发胸腔渗液的肺栓塞患者缺少结核病的全身中毒症状,胸液多为血性,量少,吸收较快(1~2周内自然吸收),动脉血气和下肢静脉正常,X线胸片可同时发现吸收较快的肺浸润或梗死等阴影,与结核性胸膜炎不同。

5. 肺不张

术后肺不张可能与肺栓塞相混淆,动脉血气通常也不正常,周围静脉正常有助于区别,需要时可做CT、MRI或肺动脉造影以资鉴别。

6. 支气管哮喘

继发于肺栓塞的支气管痉挛有时需与喘息性哮喘相区别。肺栓塞患者虽可发生哮喘,但不多见,当其出现时只是一新的发作,缺少哮喘的既往历史;支气管哮喘患者动脉血气也可异常,但增强CT多正常。如临床怀疑肺栓塞时可进一步做肺动脉造影检查。

7. 原发性肺动脉高压

与肺栓塞相似之处,症状有乏力、劳力性呼吸困难、胸痛、晕厥及咯血等,临床均可出现右心衰竭,血流动力学都有右室压增加,而肺毛压正常;其不同点是原发性肺动脉高压患者较年轻(20~40岁多于50岁以上者),女性较多,呈进行性恶化,无间断稳定期,肺灌注扫描无肺段性缺损,肺动脉收缩压多大于60 mmHg,肺动脉造影无"剪枝"样等改变。

8. 主动脉夹层

急性肺栓塞患者剧烈胸痛,上纵隔阴影增宽(上腔静脉扩张引起),胸腔积液,伴休克者需与主动脉夹层相鉴别,后者多有高血压病史,疼痛部位广泛,与呼吸无关,发绀不明显,超声心动图检查有助于鉴别。

9. 高通气综合征(焦虑症)

高通气综合征多呈发作性呼吸困难,胸憋闷,垂死感,动脉血气有低碳酸血症和呼吸性碱中毒,心电图可伴T波低平与倒置等。需与急性肺栓塞相区别,高通气综合征一般无器质性心肺疾病改变,常有精神、心理障碍,症状可自行缓解、消失。

五、治疗

肺栓塞的治疗目标是抢救生命,稳定病情,使肺血管再通。血流动力学不稳定是急性大面积肺栓塞的一个特征,死亡率达20%。基本治疗包括吸氧,建立静脉通路,止痛,治疗心源性休克,抗凝和静脉溶栓。对于此类休克,主要予补液和正性肌力药物为主,以保证右室灌注。

(一) 静脉溶栓治疗

目前国际上,溶栓治疗主要用于血流动力学不稳定者的急性大面积肺栓塞。

鉴于国内对溶栓治疗适应证过宽,应引起注意。国外常用的药物和用法如下:

瑞替普酶(r-PA):10 MU,静脉注射 2 次,给药相隔时间在 30 min 以上。

阿替普酶(rt-PA):100 mg,静脉滴注,持续时间在 2 h 以上。

链激酶:30 min 给予 25 万 U,随后 10 万 U/h,持续 24 h。

(二) 抗凝治疗

目前国际上对于血流动力学稳定、非大面积肺栓塞的患者主要应用抗凝药物进行治疗,抗凝药物包括低分子量肝素和华法林,有活动性消化道出血和颅内出血者禁用。欧美国家常用的药物和用法如下:

低分子量肝素钙:4100 U,皮下注射,Q12 h。

依诺肝素:4000 U,皮下注射,Q12 h。

达肝素钠:200 U/kg,皮下注射,Qd。

亭扎肝素:175 U/kg,皮下注射,Qd,每天同一时间给药,连续 6 d,直到华法林或其他长效抗凝药起效后停药。

在抗凝治疗期间,应监测活化部分凝血酶原时间(APTT),维持 APTT 在正常值的 1.5~2.5 倍。对高度可疑肺栓塞者包括高龄患者应立即开始抗凝治疗,防止血栓蔓延和复发。

低分子量肝素不良反应少,疗效好,适应证广。华法林可口服,但起效慢,抗凝疗程应足够长,国际上推荐的治疗时间为 4~6 周;应维持国际标准化比值在 2.5,华法林起始剂量为 5~15 mg/d,Po,Qd。抗血小板药物如阿司匹林不适合单独作为静脉血栓栓塞症的抗凝治疗。

有肺栓塞高危因素并接受外科手术者,有严重心肺内科疾病者以及多数重症监护病房患者应进行预防性抗凝,以预防肺栓塞。

(三) 手术治疗

导管溶栓术、导管碎栓术、导管吸栓术等介入治疗应用不多,仅用于血流动力学不稳定者;大面积肺栓塞、溶栓疗法禁忌或无效者,目前在国外也只能在少数有条件的医院实施。目前尚无证据表明下腔静脉滤器置入术可提高生存率或降低肺栓塞复发率,改用低分子量肝素治疗同样有效。它可用于:急性静脉血栓,有抗凝和溶栓治疗禁忌证者;急性静脉血栓,抗凝和溶栓治疗后,仍反复发作的高危患者;大面积肺栓塞幸存者;肺动脉高压者行肺动脉内膜血栓切除术后。小部分急性肺栓塞和慢性反复肺栓塞者可发展成慢性肺动脉高压。常用治疗药物有抗凝药华法林、抗血小板聚集药、血管扩张药和抗心力衰竭药;必要时也可考虑肺动脉血栓内膜和静脉滤器置入。目前急慢性肺动脉栓塞的外科手术治疗进展很快,效果尚可,应严密把握外科手术适应证。

第四节　支气管哮喘

一、概述

支气管哮喘是由多种细胞及细胞组分参与的慢性气道炎症,此种炎症常伴随引起气道反应性增高,导致反复发作的喘息、气促、胸闷和(或)咳嗽等症状,多在夜间和(或)凌晨发生,此类症状常伴有广泛而多变的气流阻塞,可以自行或通过治疗而逆转。

二、病因

本病的病因较复杂,大多认为是一种多基因遗传病,受遗传因素和环境因素的双重影响。

(一)遗传因素

哮喘与遗传的关系已日益引起人们的重视。早期的研究大多认为哮喘是单基因遗传病,有学者认为是常染色体显性遗传(autosomal dominant inheritance)的疾病,也有人认为是常染色体隐性遗传(autosomal recessive inheritance)的疾病。目前则认为哮喘是一种多基因遗传病,其遗传度为 70%～80%。多基因遗传病是位于不同染色体上多对致病基因共同作用所致,这些基因之间无明显的显隐性区别,各自对表现型的影响较弱,但有累加效应,发病与否受环境因素的影响较大。所以,支气管哮喘是由若干作用微小但有累积效应的致病基因构成了其遗传因素,这种由遗传基础决定一个个体患病的风险称为易感性。而由遗传因素和环境因素共同作用并决定一个个体是否易患哮喘的可能性则称为易患性。遗传度的大小可衡量遗传因素在其发病中的作用大小,遗传度越高则表示遗传因素在发病中所起的作用越大。哮喘的重要特征是存在有气道高反应性,对人和动物的研究表明,一些遗传因子控制着气道对环境刺激的反应。

目前,对哮喘的相关基因尚未完全明确,但有研究表明可能存在有哮喘特异基因、IgE 调节基因和特异性免疫反应基因。常染色体 11q12q13 含有哮喘基因,控制 IgE 的反应性;近几年国外对血清总 IgE 遗传学的研究结果认为,调节总 IgE 的基因位于第 5 对染色体。控制特异免疫反应的不是 IgE 调节基因,而受免疫反应基因所控制,免疫反应基因具有较高的抗原分子的识别力,在小鼠实验中证实免疫反应基因位于第 17 号染色体上的 MHC 区域中。有研究表明,人类第 6 号染色体上 HLA 区域的 DR 位点也存在免疫反应基因,控制了对某种特异性抗原发生免疫反应。所以,在哮喘的发病过程中受 IgE 调节基因和免疫反应基因之间的相互作用。此外,神经系统和呼吸系统中的细胞受体的不同敏感状态,某些酶的先天性缺乏等可能也受到遗传因素的影响。总之,哮喘与遗传的关系,有待深入研究探讨,以利于早期诊断、早期预防和治疗。

(二) 激发因素

哮喘的形成和反复发病,常是许多复杂因素综合作用的结果。

(1) 吸入物:吸入物分为特异性和非特异性两种。前者如尘螨、花粉、真菌、动物毛屑等;非特异性吸入物如硫酸、二氧化硫、氯氨等。职业性哮喘的特异性吸入物如甲苯二异氰酸酯、邻苯二甲酸酐、乙二胺、青霉素、蛋白酶、淀粉酶、蚕丝、动物皮屑或排泄物等。此外,非特异性的尚有甲醛、甲酸等。

(2) 感染:哮喘的形成和发作与反复呼吸道感染有关。在哮喘患者中,可存在细菌、病毒、支原体等的特异性 IgE,如果吸入相应的抗原则可激发哮喘。在病毒感染后,可直接损害呼吸道上皮,致使呼吸道反应性增高。有学者认为病毒感染所产生的干扰素、IL-1 使嗜碱性粒细胞释放的组胺增多。在乳儿期,呼吸道病毒(尤其是呼吸道合胞病毒)感染后,出现哮喘症状者也甚多。

(3) 食物:由于饮食关系而引起哮喘发作的现象在哮喘患者中常可见到,尤其是婴幼儿容易对食物过敏,但随年龄的增长而逐渐减少。引起过敏较常见的食物有鱼类、虾蟹、蛋类、牛奶等。

(4) 气候改变:当气温、湿度、气压和(或)空气中离子等改变时可诱发哮喘,故在寒冷季节或秋冬气候转变时发病较多。

(5) 精神因素:患者情绪激动、紧张不安、怨怒等,都会促使哮喘发作,一般认为它是通过大脑皮层和迷走神经反射或过度换气所致。

(6) 运动:有 70%～80%的哮喘患者在剧烈运动后诱发哮喘,称为运动诱发性哮喘,或称运动性哮喘。典型的患者是在运动 6～10 min,停止运动后 1～10 min 内支气管痉挛最明显,许多患者在 30～60 min 内自行恢复。运动后约有 1 h 的不应期,在此期间 40%～50%的患者再进行运动则不发生支气管痉挛。临床表现有咳嗽、胸闷、气急喘鸣,听诊可闻及哮鸣音。有些患者运动后虽无典型的哮喘表现,但运动前后的肺功能测定能发现有支气管痉挛。本病多见于青少年。如果患者运动前预先给予色甘酸钠、酮替芬或氨茶碱等,则可减轻或防止哮喘发作。有关研究认为,剧烈运动后因过度通气,致使气道黏膜的水分和热量丢失,呼吸道上皮暂时出现克分子浓度过高,导致支气管平滑肌收缩。

(7) 哮喘与药物:有些药物可引起哮喘发作,如盐酸普萘洛尔等因阻断 β_2 肾上腺素能受体而引起哮喘。2.3%～20%哮喘患者因服用阿司匹林类药物而诱发哮喘,称为阿司匹林哮喘。患者因伴有鼻息肉和对阿司匹林耐受低下,因而又将其称为阿司匹林三联症。其临床特点有:服用阿司匹林可诱发剧烈哮喘,症状多在用药后 2 h 内出现,偶可晚至 2~4 h。患者对其他解热镇痛药和非甾体抗炎药可能有交叉反应。儿童哮喘患者发病多在 2 岁以前,但大多为中年患者,以 30~40 岁者居多,女性多于男性,男女之比约为 2∶3。发作无明显季节性,病情较重又顽固,大多对激素有依赖性;半数以上有鼻息肉,常伴有常年性过敏性鼻炎和(或)鼻窦炎,鼻息肉切除术后有时哮喘症状加重或促发;常见吸入物变应原皮试多呈阴性反应;血清总 IgE 多正常;家族中较少有过敏性疾病的患者。关于其发病机制尚未完全阐明,有人认为患者的支气管环氧酶可能受到一种传染性介质(可能是病毒)的影响,致使环氧酶易受阿司匹林类药物的抑制,即对阿司匹林不耐受。因此当患者应用阿司匹林类药物后,影响了花生四烯酸的代谢,抑制前列腺素的合成,使 PGE2/PGF2a 失调,使白细胞三烯生成量增多,导致支气管平滑肌强而持久的收缩。

(8) 月经、妊娠与哮喘:不少女性哮喘患者在月经期前 3~4 d 有哮喘加重的现象,这可能与经前期黄体酮的突然下降有关。如果患者每月必发,而月经量不多,则可适时地注射黄体酮,有时可阻止严重的经前期哮喘。妊娠对哮喘的影响并无规律性,有哮喘症状改善者,也有恶化者,但大多病情没有明显变化。妊娠对哮喘的作用主要表现在机械性的影响及与哮喘有关的激素的变化,在妊娠晚期随着子宫的增大,膈肌位置升高,使残气量、呼气贮备量和功能残气量有不同程度的下降,并有通气量和氧耗量的增加。如果对哮喘能恰当处理,则不会对妊娠和分娩产生不良后果。

三、临床表现

(一) 症状

哮喘表现为发作性咳嗽,胸闷及呼吸困难,部分患者咳痰,多于发作趋于缓解时,如无并发感染,常为白黏痰,质韧,有时呈米粒状或黏液柱状。发作时的严重程度和持续时间个体差异很大,轻者仅有胸部紧迫感,持续数分钟,重者极度呼吸困难,持续数周或更长时间。症状的特点是可逆性,即经治疗后可在较短时间内缓解,部分自然缓解,当然,少部分不缓解而呈持续状态。发作常有一定的诱发因素,不少患者发作有明显的生物规律,每天凌晨 2~6 时发作或加重,一般好发于春夏交接时或冬天,部分女性(约 20%)在月经前或期间哮喘发作或加重,要注意非典型哮喘患者,有些患者的唯一症状为发作性咳嗽,临床上常易误诊为支气管炎;有的青少年患者则以运动时出现胸闷、气急为唯一的临床表现。

(二) 体征

体征表现为呼气哮鸣音,与呼吸困难同时出现和消失。一般来说,哮鸣音越高、细（出现于呼气末期），哮喘症状越严重，发作期可有肺过度充气和体征如桶状胸，叩诊过清音，呼吸音减弱等；呼吸辅助肌和胸锁乳突肌收缩增强，严重时可有发绀、呼气相颈静脉怒张、奇脉等；部分危重患者，气流严重受限，喘鸣音消失，呈现"沉默肺"。

四、辅助检查

（一）血液常规检查

发作时可有嗜酸性粒细胞增高，但多数不明显，如并发感染可有白细胞数增高，分类嗜中性粒细胞比例增高。

（二）痰液检查

涂片在显微镜下可见较多嗜酸性粒细胞，可见嗜酸性粒细胞退化形成的尖棱结晶（Charcot-Leyden 结晶体）、黏液栓（Curschmann 螺旋）和透明的哮喘珠（Laennec 珠）。如并发呼吸道细菌感染，痰涂片革兰氏染色、细胞培养及药物敏感试验有助于病原菌诊断及指导治疗。

（三）呼吸功能检查

呼吸功能检查是诊断哮喘的非常重要的检查。本病的主要病理生理特征是阻塞性通气障碍，气道阻力增高。典型的肺功能改变为：通气功能减低，第一秒用力呼气容积（FEV1）、最大呼气中期流量（MMFR）、25％与50％肺活量时最大呼气流量（V25，V50）均减低；气体分布不均，残气容积（RV）、功能残气量（FRC）和肺总量（TLC）增加；严重者肺活量（VC）减少。临床上常运用几项检查协助诊断和鉴别诊断，包括支气管激发试验、支气管舒张试验、呼气峰流速（PEF）等。

（四）血气分析

哮喘严重发作时可有缺氧，PaO_2 和 SaO_2 降低，由于过度通气可使 $PaCO_2$ 下降，pH 上升，表现为呼吸性碱中毒。如重症哮喘，病情进一步发展，气道阻塞严重，可有缺氧及 CO_2 潴留，$PaCO_2$ 上升，表现为呼吸性酸中毒。如缺氧明显，可并发代谢性酸中毒。

（五）胸部 X 线检查

早期在哮喘发作时可见两肺透亮度增加，呈过度充气状态；在缓解期多无明显异常。如并发呼吸道感染，可见肺纹理增加及炎症性浸润阴影；同时要注意肺不张、气胸或纵隔气肿等并发症的存在。

（六）特异性过敏原的检测

可用放射性过敏原吸附试验（RAST）测定特异性 IgE，过敏性哮喘患者血清 IgE 可较正常人高 2～6 倍。在缓解期可做皮肤过敏试验判断相关的过敏原，防止发生过敏反应。

五、诊断及鉴别诊断

（一）诊断

（1）反复发作喘息、气急、胸闷或咳嗽，多与接触变应原、冷空气，物理、化学性刺激，病毒性上呼吸道感染及运动等有关。

（2）发作时在双肺可闻及散在或弥漫性，以呼气相为主的哮鸣音，呼气相延长。

（3）上述症状可经治疗缓解或自行缓解。

（4）其他疾病所引起的喘息、气急、胸闷或咳嗽。

（5）临床症状不典型者（如无明显喘息或体征）应至少具备以下一项试验阳性：支气管激发试验或运动试验阳性，支气管舒张试验阳性（FEV1 增加 15% 以上且 FEV1 绝对值增加 >200 mL），昼夜 PEF 变异率 ≥20%。

符合以上（1）～（4）条或（4）、（5）条者，可确诊为支气管哮喘。

支气管哮喘的分期和严重度分级：根据临床表现，支气管哮喘可分为急性发作期和缓解期。哮喘急性发作期是指在 4 周内哮喘的症状间歇有发作。缓解期系指经过治疗或未经治疗症状、体征消失，肺功能恢复到急性发作前水平，并维持 4 周以上。

哮喘患者的病情评价应分为以下两个部分：

（1）非急性发作期病情的总评价：许多哮喘患者即使就诊当时没有急性发作，但在相当长的时间内总是不同频度和（或）不同程度地出现症状（喘息、咳嗽、胸闷），因此需要依据就诊前一段时间的发作频率、严重程度、需要用药物和肺功能情况对其病情进行总的估价。

（2）哮喘急性发作时严重程度的评价：哮喘急性发作是指气促、咳嗽、胸闷等症状突然发生或加重，常有呼吸困难和喘鸣，伴有呼气流量降低。对病情严重程度做出正确评估，是给予及时有效的治疗的基础。对重症哮喘的认识，是避免哮喘引起死亡的关键。

（二）鉴别诊断

1. 左心衰引起的喘息样呼吸困难

过去称为心源性哮喘，发作时的症状与哮喘相似，但其发病机制与病变本质则与支气管哮喘截然不同,为避免混淆,目前已不再用"心源性哮喘"一词。患者多有高血压、冠心病、风湿性心脏病、二尖瓣狭窄等病史和体征。阵发性咳嗽、咳粉红色泡沫痰,双肺可闻及广泛的湿啰音和哮鸣音,左心界扩大,心率增快,心尖部可闻及奔马律。病情许可做胸部 X 线检查,可见心脏增大,肺淤血征,有助于鉴别。若一时难以鉴别,可雾化吸入 β_2 受体激动剂或静脉注射氨茶碱缓解症状后,进一步检查,忌用肾上腺素或吗啡类药物。假如是冠心病等而非哮喘,肾上腺素可造成心肌缺氧进一步加重,加剧病情;吗啡则会抑制呼吸,造成更为严重的呼吸困难。

2. 慢性阻塞性肺疾病(COPD)

多见于老年人,有慢性咳嗽史,喘息长年存在,有加重期。患者多有长期吸烟或接触有害气体的病史。有肺气肿体征,双肺或可闻及湿啰音。临床上严格将COPD和哮喘区分开来有时十分困难,用支气管扩张剂和口服或吸入激素做治疗性试验可能有所帮助,因为哮喘患者对激素反应好,而 COPD 患者则较差。目前也有学者主张 COPD 患者应该吸入激素治疗。应该注意 COPD 也可与哮喘合并同时存在。

除此以外,尚需与胸腔外上气道疾病(比如气管的良恶性肿瘤、异物等)、肺嗜酸性粒细胞增多症、变态反应性支气管肺曲菌病、气管支气管软化及复发性多软骨炎、过敏性血管炎和肉芽肿病、变应性肉芽肿性血管炎、支气管内膜结核等鉴别。

六、治疗

治疗主要包括:抗炎药物、支气管扩张药和特异免疫治疗。抗炎药物能抑制及预防气道炎症的发展,降低气道高反应性;支气管扩张药可缓解气道阻塞的症状。目前,单用支气管扩张药作对症治疗,特别对中重度哮喘患者是不利的。由于支气管舒张,更多变应原进入气道,若不同时给予抗炎药物进行有效的抗炎,气道炎症会不断加重,这是长期单纯使用气道解痉药物而不断加重病情的重要原因;再者中重度哮喘患者已出现不同程度的气道重塑,其气道高反应性不仅与炎症有关,而且和管壁增厚、平滑肌增殖导致管腔狭窄有关,此时必须同时应用抗炎和解痉药物治疗,才能有效控制病情。

(一) 抗炎药物

包括:糖皮质激素、白三烯受体拮抗药以及色甘酸等。

1. 糖皮质激素

(1) 抗炎机制:糖皮质激素是当前防治哮喘最有效的抗炎药物,几乎可以抑制哮喘气道炎症过程中的每一个环节,抑制炎症细胞在气道黏膜的迁移聚集,抑制炎症细胞的活化和炎症介质的释放,抑制转录因子的活化和细胞因子的生成,减少微血管渗漏,提高气道平滑肌 β_2 受体的反应性。糖皮质激素的吸入疗法已成为支气管哮喘抗感染治疗中最主要的方法。目前临床上使用较广泛的吸入糖皮质激素有氟尼缩松（fluticasone）、曲安奈德（triamcinolone acetonide，TAA）、布地奈德（budesonide，BUD）、倍氯米松（二丙酸倍氯米松）、丙酸氟替卡松（fluticasone propionate，FP）和莫米松（糠酸莫米松）。在国内常用的是 BUD、BDP 和 FP。由于在皮质醇的 $CI6\alpha$、$CI7\alpha$ 部位引入亲脂性基因，增加了药物在气道局部的沉积及与糖皮质激素受体的亲和力，同时，减慢药物从肺脂质间隙中的释放，延长其在局部抗炎作用的时间。

（2）应用方法（每周减 5～10 mg），对于必须长期口服糖皮质激素才能控制症状者，建议泼尼松（龙）用量控制在 10 mg/d 以下。对于少数口服糖皮质激素仍有反复发作或激素依赖型患者，由于症状控制差，可以考虑试用缓释糖皮质激素肌注，如曲安奈德（去炎松）40 mg 或丙酸倍他米松 7 mg 缓释剂，每个月 1 次，待症状得以控制，再用糖皮质激素吸入维持。由于此种缓释剂对下丘脑-垂体-肾上腺轴抑制较强，并有明显的致骨质疏松的作用，如果采用长期每月注射 1 次的方法，尽管可以有效控制哮喘症状，但带来的危害（月经失调，骨质疏松以致出现骨折，高血压病，肾上腺皮质功能减退，生长缓慢）是极大的，因而一般不超过 2 次注射，儿童更不应使用。

2. 白三烯拮抗药

（1）作用机制：白三烯是花生四烯酸经 5-脂加氧酶（5-LOX）途径形成的，是由哮喘炎症细胞（嗜酸性细胞、肥大细胞、巨噬细胞和淋巴细胞等）产生的，它们可以在多个途径加重哮喘的发病，如使支气管平滑肌收缩（较组胺强 1000 倍），增加血管通透性，增加炎症细胞聚集、浸润及活化。它们还可以增加气道黏液生成，降低纤毛运动能力等，因而是最重要的炎性介质。抗白三烯的药物有两种作用途径：一是抑制白三烯合成，如 5-脂加氧酶抑制剂齐留通（zelphalan）；二是白三烯受体抑制药，如扎鲁司特（zafirlukast）[商品名安可来（accolate）]和孟鲁司特（montelukast）[商品名顺尔宁（singulair）]。目前常用的是白三烯受体抑制药，能竞争性地与白三烯受体结合，从而抑制白三烯，特别是 LTD-4 的炎性作用，可有效防止因抗原、冷空气吸入及运动等诱发的气道痉挛，亦可使哮喘患者接受抗原刺激后支气管肺泡灌洗液中嗜酸性粒细胞及其他炎症细胞减少，同时可减轻气道平滑肌收缩，降低气道高反应性，因此具有抗炎及平喘的双重作用，当然其抗炎作用较糖皮质激素弱，该药物在以下三种情况使用有其优越性：一是对阿司匹林哮喘患者或伴有过敏性鼻炎的哮喘患者；二是激素抵抗型哮喘或拒绝使用激素的哮喘患者；三是严重哮喘患者加用白三烯受体抑制药物以控制症状或减少激素的需要量。

（2）用法：目前国内常用的白三烯受体抑制药为安可来（20 mg，Bid）、顺尔宁（成人 10 mg，Qd；儿童 5 mg，Qd）。

3. 色甘酸

该药除了作为肥大细胞膜稳定剂外，还具有抑制炎症细胞活化，降低气道高反应性的作用,在抗原支气管激发试验前给药,可以同时抑制支气管痉挛的速发反应和迟发反应,该药对儿童的效果较好,副作用少,其气道抗炎作用不及吸入性糖皮质激素,剂型为定量雾化剂 5～10 mg,Tid/Qid。

(二) 支气管扩张药

1. β₂ 受体激动药

β₂ 受体激动药是目前最为常用的支气管解痉药。

(1) 作用机制:常用的药物有沙丁胺醇(舒喘灵)、特布他林(博利康尼)、非诺特罗(酚丙喘啶)及丙卡特罗(美喘清)等,能选择性的与 β₂ 受体结合,从而引起气道平滑肌松弛而舒张支气管,部分 β₂ 受体激动药还能促进黏液分泌与纤毛清除功能。常见的不良反应主要是激动 β₁ 受体所引起的肌肉震颤、心悸等,过量可致心律失常,选择性较强的 β₂ 受体激动药可减少这些副作用。肾上腺素、异丙肾上腺素等因对 β₂ 受体激动药选择性较弱,副作用较多,临床上应用较少。新一代的 β₂ 受体激动药沙美特罗(salmeterol)和福莫特罗(formoterol)通过延长侧链,与受体结合的时间更长,作用持续时间长达 12 h。适用于治疗夜间哮喘,且均有一定的抗炎作用,可抑制速发和迟发性哮喘反应,与皮质激素合用时,由于能使皮质激素受体激活,皮质激素又能增强 β₂ 受体活性,因而在抗炎及解痉方面均有协同作用。沙美特罗对 β₂ 受体的选择性更高(较沙丁胺醇高近 80 倍),因此对心血管系统的副作用较少,但起效时间稍慢(约 15 min);福莫特罗不仅选择性高,而且起效较快(2 min)。

(2) 使用方法:β₂ 受体激动药可通过口服、肌内、静脉、吸入等途径给药。其中以吸入最为常用,因其作用直接,起效迅速,所需药物剂量、副作用少。吸入方式包括气雾吸入、干粉吸入和雾化吸入。气雾吸入常通过定量气雾装置(MDI)给药,加用储雾罐(spacer)可提高吸入的效果;干粉吸入亦需特殊装置,吸入方法较易掌握,但需一定吸入气流(>40 L/min);雾化吸入需要射流雾化装置,患者只需平静呼吸吸入药物即可,方法简便,疗效确切,常用于重症患者或配合吸入欠佳的患者(如老人、儿童等)。值得一提的是吸入给药必须注意患者的吸入方法是否正确,不正确的吸入方法将使药物的疗效大打折扣。β₂ 受体激动药的吸入目前主张按需应用,特别是轻、中度患者,即出现症状时对症处理,无症状时的长期、定期吸入没有必要,且可能降低 β₂ 受体的敏感性。短效 β₂ 受体激动药口服治疗目前应用较少,但长效的 β₂ 受体激动药(控释型的沙丁胺醇、沙丁胺醇、丙卡特罗等),因其作用时间较长,尤其适用于需延长作用时间的患者,如夜间哮喘。但口服 β₂ 受体激动药需注意种族差异,按西方的常规剂量(沙丁胺醇,8 mg,Q12 h)治疗,中国哮喘患者发生心悸、手颤等副反应的发生率明显增加(约占 1/3),因此推荐的用量约为国外的 2/3。

2. 茶碱类药物

(1) 作用机制:此类药物是一种目前使用较为广泛的经典药物,近年的研究表明:茶碱治疗哮喘的作用主要是通过抑制磷酸二酯酶的活性,减少环-磷酸腺苷及环-磷酸鸟苷的分解而达到治疗哮喘的目的,还具有拮抗腺苷受体,降低细胞内钙离子的浓度,抑制肥大细胞释放炎性介质和拮抗炎性介质,直接刺激内源性儿茶酚胺的释放等作用。因此,茶碱既有解痉作用,又有抗炎作用,同时还具有免疫调节和对呼吸肌调节等作用。

（2）使用方法:对于茶碱在哮喘中的治疗价值,在西方特别是欧洲一直有争议,这是基于教科书中强调的血药浓度必须达到 $10\sim20$ mg/L 才有"肯定的支气管舒张"效果。该浓度已接近中毒浓度,但近年国内研究表明,茶碱在较低血浆浓度（$6\sim10$ mg/L）时有不同程度的支气管舒张作用,对改善生活质量有帮助,亦有一定的抗气道炎症和免疫调节的作用。

茶碱的药代动力学非常复杂,多种因素影响茶碱的吸收和代谢过程。降低体内茶碱清除率的因素有:肝肾功能不全,甲状腺功能亢进,缺氧性疾病,新生儿、老年人、肥胖者,茶碱与大环内酯类抗生素、喹诺酮类、西咪替丁、异烟肼等药物合用,高脂饮食;增加体内茶碱清除率的因素有:茶碱与巴比妥类、苯妥英钠、卡马西平、异烟肼、利福平和其他肝微粒体酶诱导剂等药物合用时,低糖、高蛋白饮食以及咖啡因。为了减少毒副作用,有条件的最好做血清茶碱浓度监测,给每个患者制订一个具体的个体化给药方案。

尽管茶碱具有一定的抗炎作用,但不能取代吸入的糖皮质激素,主要取其气道解痉的作用,特别在以下三种情况用药是可取的:常规剂量皮质激素吸入不能有效控制病情,需外加（联合）用药者;患者习惯于使用口服药物者;使用皮质激素吸入有困难或不方便者,如婴幼儿及学龄前儿童。

3. 抗胆碱药

（1）作用机制:抗胆碱药物能抑制气道平滑肌 M 受体,阻止胆碱能神经兴奋导致的气道平滑肌收缩,同时亦可抑制节后胆碱能神经兴奋引起的黏液过量分泌,较适用于慢性支气管炎同时存在的哮喘（或称喘息性支气管炎）。阿托品等全身应用的抗胆碱能药物因有明显的心血管和其他器官胆碱能受体的作用,副作用较大,故较少应用于支气管哮喘。吸入型抗胆碱能药物如异丙托溴铵（溴化异丙托品）因是气道的局部用药,明显地减少了对心血管和其他器官胆碱能受体的作用,因而适用于治疗气道阻塞。异丙托品单剂量吸入约需 15 min 才能起效,可维持 $6\sim8$ h。抗胆碱药与 β_2 受体激动药联用,对支气管舒张作用明显增强（增加 $20\%\sim30\%$）,作用时间亦有所延长（延长 $1\sim1.5$ 倍）。

目前正在发展新一代吸入型抗胆碱药物氧托品,对气道平滑肌的松弛作用更强,维持时间可达 10 h,适用于夜间哮喘;而泰乌托品对 M3 受体具有更强的选择性和抑制作用,且维持时间长达 15 h,是较有希望的新型平喘药物。

（2）使用方法:常用剂量异丙托溴铵（溴化异丙托品）为 $20\sim40$ μg 雾化吸入,Tid/Qid;泰乌托品 $10\sim20$ μg/d。

（三）新发展的药物

（1）作用于参与气道炎症反应的细胞因子：特别是来自 Th2 及嗜酸性细胞的 IL-3、IL-4、IL-5，上皮细胞的 IL-6、IL-8 及与巨噬细胞共同分泌的粒细胞巨噬细胞集落刺激因子（GM-CSF）。目前采用重组抗 IL-S 单克隆抗体，IL-4 可溶性受体（IL-4SR，抑制 IL-4 与靶细胞受体结合），对哮喘具有一定的治疗作用。其中采用 IL-4SR（500～1500 μg）静脉用药，能明显改善临床症状与通气功能。

（2）细胞黏附分子阻滞剂：细胞间黏附分子（ICAM-1）的单克隆抗体可有效阻断灵长类经抗原致敏再激发引起的气道内嗜酸性粒细胞浸润和气道高反应，特别晚期抗原（VLA-4）单克隆抗体亦有类似的作用，3-去偶氮腺苷可抑制细胞因子介导的 ICAM-I 诱导生成，从而抑制其在细胞表面的表达。

（3）免疫抑制剂：针对抑制 T 淋巴细胞活化，除了使用甲氨蝶呤（MTX）口服以外，在临床上还应用环孢素（环孢菌素 A）[如小剂量环孢素（3～5 mg/d）]，对激素依赖型哮喘肺功能有改善作用，但该药的肾毒性限制了其广泛的应用，目前正发展用于吸入疗法或发展一些可减少其肾毒性衍生物。

（4）钾通道开放剂：钾通道开放剂既有平滑肌解痉作用，亦有抑制气道高反应性作用，为哮喘的防治提供新的途径，但由于该类药物常伴随产生血管扩张的不良反应如头痛、直立性低血压等，故限制了其临床应用。目前正发展吸入型的制剂，以减少其全身的副作用；或寻找对气道有选择性地钾通道开放剂，如 BRL55834，加钠金钱草分离的一种高电导 Ca^{2+} 激活的钾通道（BKCa）等。

（5）选择性磷酸二酯酶（PDE）同工酶抑制剂：茶碱是第一代非选择性 PDE 抑制剂，其主要作用是减少 cAMP 和 cGMP 的分解。目前正发展第三代的选择性 PDE 同工酶亚型抑制剂（多针对 PDE3、PDE4、PDE5），减少心血管及胃肠的副作用，如 PDE4 抑制剂硫苯司特（tibenelast）、咯利普兰（rolipram）、PDES 口服抑制剂扎普司特（zaprinast）等，目前使用 PDE3 抑制剂奥布林龙（olprinone）给哮喘患者作雾化治疗，取得肯定的气道解痉效果，其副作用很小。

（6）神经源性炎症抑制剂：哮喘时气道感觉神经通过轴突反射释放神经肽，包括神经激肽（NK1NK2）P 物质、降钙素基因相关肽（CGRP）、C 纤维神经肽等可使气道平滑肌收缩，采用其抑制剂如 NK1 受体阻断剂 CP99994，FK888 等，临床试验显示其对高渗盐水和运动引起的气道收缩具有预防作用。

（7）中草药：中草药如麻黄、洋金花等在发展 β_2 受体激动药和 M 受体阻滞剂中起到先驱的作用，目前正致力于发展抑制变态反应，抑制细胞因子的合成和释放，调整 Th1/Th2 平衡等具有气道抗炎作用的药物，如黄芪、人参、当归、紫苏、地黄、大枣、甘草、雷公藤、信石等，以及小青龙汤、加味三黄汤等，这将为哮喘的治疗提供新的途径。

（四）哮喘的分级治疗管理

哮喘是慢性病，需进行长期的防治管理，应根据病情的严重程度进行分级治疗，可随病情的变化升级或降级处理。其治疗管理的目标是：控制症状，预防哮喘发作，尽可能保持或接近正常的肺功能，保持包括运动在内的正常活动，避免哮喘用药的副作用，预防发展成不可逆的气流受限，预防哮喘死亡。

1. 非急性发作期的分级治疗管理

（1）轻度患者。

β_2 受体激动药的使用原则应为按需应用，避免长期规律应用产生药物的减敏作用，甚至因长期单独应用加重了气道的炎症，导致通气不断恶化。有关吸入糖皮质激素剂量，由于我国大多数患者未接受过糖皮质激素规律治疗，因而吸入剂量维持在 600 μg/d 以下，即可有效地控制症状；又由于我国哮喘患者在长期应用吸入糖皮质激素的剂量安全性尚不清楚，因而长期应用时避免超过 1000 μg/d。

（2）中重度患者。

推荐抗炎与解痉长期联合用药，原因之一是当出现气道重塑时（特别是气道平滑肌），只有同时抗炎和降低气道高反应性，才能控制病情；之二是减少大剂量吸入糖皮质激素可能产生的副作用。目前临床较成功的联合用药有吸入糖皮质激素联用长效 β_2 受体激动药（沙美特罗或福莫特罗），联用白三烯受体抑制剂（扎鲁司特或孟鲁司特），联用长效茶碱。

（3）分级治疗调整。

哮喘的各级治疗症状一旦被完全控制，需维持用药至少 3 个月，可逐步降级，但是否停用所有药物，必须慎重，除非原来就是间歇用药，否则一般用药至少 1 年以上。若能参考气道反应性测定则更有价值，如患者用药已降至最低（吸入 BDP≤200 μg/d），症状控制半年以上，气道高反应性消失或改善，即可考虑试行停药。一般来说，对多数"轻度"以上的患者，长期应用小剂量糖皮质激素（如 200 μg/d）做预防性治疗，是可取的。如果该级治疗达不到控制，并排除了技术上（如吸入方法不正确）或依从性（如不按时用药）的因素，则应升级治疗。

（4）对糖皮质激素抵抗型哮喘的处理。

① 糖皮质激素抵抗型（SR）发病特点及机制：哮喘患者共同的特点为经过一般治疗后哮喘症状仍存在，特别是频发夜间哮喘。慢性气道阻塞（FEV1＜70％预计值），对糖皮质激素治疗无效，即口服 20～40 mg/d 泼尼松（龙）2 周，其清晨用支气管舒张药物前 FEV1 改善小于 15％。SR 患者约占哮喘病的 1％，这些患者多为重度激素依赖患者，随着激素用量不断增大，其对药物的反应越差，表现为一定的皮质抗药性，完全性皮质激素抵抗的患者是罕见的。SR 形成的机制，可以是糖皮质激素（GC）与其受体（GR）的结合力减低（受体中不与 GC 相结合的 β 受体亚单位表达过高，抑制了 α 受体与 GC 的结合），GR 数量过少，GR 与热休克蛋白 90（Hsp90）

之间的比例不当(与 GR 的形成及发挥其正常功能有关),或由于转录因子 AP-1 异常高表达而使 GC 与 GR 的结合受影响。部分患者由于大剂量使用 β_2 受体激动药,抑制了 cAMP 反应元件结合蛋白基因的功能,从而降低了 GC 的治疗作用。

② 处理:对于 SR 患者,如果诊断正确,除了试用白三烯受体抑制剂以外,还可试用环孢霉素[3~5 mg/(kg·d),口服连用 3~9 个月]、甲氨蝶呤(15 mg/周,口服 12~24 周)、大剂量免疫球蛋白(1~2 g/kg 静脉滴注,每月 1 次或连续 2 d,共 6 个月,多用于青少年或儿童),临床上均取得一定效果。其他如氯喹或羟氯喹(300~400 mg/d,连续半年,副作用有视力下降)、氨苯砜(dapsone100 mg,Bid,7~20 个月,副作用溶血性贫血)及金制剂(金诺芬 3 mg,Bid,连续半年,副作用有蛋白尿、肾病综合征)在临床均有一定效果,但要十分警惕其毒副作用。

2. 急性发作期的治疗

在急性发作期进行分级治疗管理,其目标为尽快控制哮喘症状至最轻,乃至无任何症状,包括夜间无症状;使哮喘发作次数减至最少,甚至不发作;β_2 受体激动药用量减至最少,乃至不用;所用药物副作用最小,乃至没有;活动不受任何限制,与正常人一样生活、工作、学习。对于较危重的急性发作,应注意以下措施:

(1) 确定是否存在并发症及监测有关指标:医生应详细而全面地了解病史、近期的用药情况、本次发作的可能原因,应进行恰当的体格检查,确定是否有并发症的存在(如肺炎、肺不张、气胸、纵隔气肿等),同时要监测动脉血气分析及血清茶碱浓度,如有可能,也应监测 PEF 或 FEV1。

(2) 吸氧:可通过鼻导管或面罩吸氧,使 PaO_2>8.0 kPa,SaO_2>90%。

(3) 支气管扩张药:β_2 受体激动药雾化吸入仍是最常用且较安全的首选药物。对于病情较重,使用手持定量雾化器有困难者,可使用射流式持续雾化装置[但忌用超声雾化器,因其雾化粒太小(≤1 μm)且过多在肺泡沉积,不利于换气],如采用沙丁胺醇(0.1%)雾化,每次 10~15 min,每 30 min 一次,亦可加入62.5 mg/mL的等量异丙托溴铵(溴化异丙托品),使平喘作用更持久。对少数患者,雾化治疗无明显效果,可试用 0.5%沙丁胺醇 1 mL 溶于 40 mL 盐水中,以 4~8 μg/(kg·min)的速度滴注,对有高血压及冠心病的患者则需慎用,亦可采用茶碱静脉滴注或推注,首次剂量为 4~6 mg/kg,静注时间不短于 20 min,维持剂量为0.5~0.7 mg/(kg·h),一直持续 2~3 d。在静脉用药前必须了解患者的用药史,若 48 h 之内有口服茶碱者,静脉使用茶碱应予避免或将剂量减低,理想者应监测血茶碱浓度。

(4) 糖皮质激素:对重度急性发作者,若无明显的禁忌证(如消化道出血、严重高血压、糖尿病)一般需加用静脉糖皮质激素,由于糖皮质激素需注射后 4~6 h 方显效果,因而需要早用。首选甲泼尼龙(甲基泼尼松龙),因其起效快(2 h 开始起效),对水盐代谢影响较小,首剂 2 mg/kg,维持剂量 1 mg/kg,Q4~6 h;亦可用氢化可的松 100~200 mg,Q4~6 h,或地塞米松 10 mg,Q8 h。当病情缓解后(一般 48~72 h)可改为泼尼松口服 30~40 mg/d,同时加入吸入型糖皮质激素。对少数忌用全身性糖皮质激素者,可试用布地奈德 1 mg/mL,持续雾化吸入,Bid/Tid,对小儿的疗效较佳。

(5) 其他治疗:当经上述治疗效果不佳时,可试用利多卡因治疗。利多卡因可能通过阻滞迷走神经,或阻滞气道内感觉神经及其抑制传出神经释放神经肽而产生作用,而长期雾化有可能产生类似糖皮质激素的拮抗气道炎症的作用。其用法为 2%～10% 的利多卡因水溶液,单次雾化剂量为 40～160 mg,Tid/Qid。少数患者吸入利多卡因后肺通气功能有一过性下降,因而先予沙丁胺醇吸入,再用利多卡因疗效更佳,亦可使用静脉给药,先用 1.5 mg/kg 负荷剂量(20 min),继以 3.0 mg/(kg·h)维持。当临床症状及 X 线胸片提示有细菌感染时,可加用抗生素,禁止使用镇静剂,防止抑制呼吸。

① 补液:重度哮喘常易造成脱水,痰液不易排出,应适当补液,并注意纠正酸碱失衡及水电解质紊乱。

② 机械通气:重度哮喘患者经上述积极治疗后,大多数可得到缓解,少数患者需建立人工气道和机械通气,其目的在于改善通气,纠正低氧血症,降低呼吸做功,消除呼吸肌的疲劳。

③ 机械通气的指征:病情恶化,出现严重的呼吸抑制和意识障碍,出现明显的呼吸肌疲劳;辅助呼吸肌参与运动,胸腹呼吸运动出现矛盾,最大吸气压力明显下降,潮气量和分钟通气量明显减少:$PaO_2 < 8.0$ kPa(60 mmHg),$PaCO_2 > 6.67$ kPa(50 mmHg)。

可先试用鼻(面)罩无创正压通气,送气压力为 15～20 cmH₂O,经 2～3 h 无改善,则需建立人工气道。首先采用气管插管方法建立人工气道,不必急于气管切开,机械通气的同时,照常应用支气管扩张药和大剂量糖皮质激素。当患者精神紧张,烦躁不安,可适量给予镇静剂,必要时用肌松剂。哮喘患者由于气道阻力明显增加,一般先用低潮气量、低分钟通气量保证氧合,纠正低氧血症,但可允许高碳酸血症,以避免高通气引起的副作用(气胸、动态过度充气等)。目前尚无依据说明任何一种通气模式特别适合于重症哮喘,通气模式的选用主要依据患者能否同步触发呼吸机和气道压力的水平。若能触发呼吸机,同步性能好和气道高峰压 < 50 cmH₂O,则首选间歇指令同步压力支持;若达不到人机同步或气道峰压 > 50 cmH₂O,则应在充分镇静下选用控制性定时通气或压力控制通气。近年来,发展了一些新的通气模式,如压力调控容量转换(PRVC)、容量支持(VS)、容量保证压力支持(VAPS),在保留了压力支持优点的同时,又提供了最小通气量的保证。有的患者其内源性呼气终末正压较高外,导致呼气时小气道闭陷,可外加用低水平,呼气末正压(5～8 cmH₂O)利于小气道开放。

七、健康指导

(一) 脱离过敏源

尽量找出过敏源,避免与之接触,是预防哮喘复发的重要措施。如已知服用某些药物和食物可诱发哮喘,以后就不能再服食。

如果过敏源为感染或肠道寄生虫病,则应防治感染和寄生虫病。有些过敏源如尘土、尘螨,虽难以避免,但应尽量减少吸入,如床上用品要经常洗晒,室内经常保持清洁、通风。对花粉过敏者,可将与过敏有关的花木移开,在开花季节,尽量避免接触。

(二) 适当锻炼

在缓解期应当参加适当的体育活动。如气功、太极拳、散步、跑步、游泳、医疗体操、呼吸训练等,如能长期坚持,循序渐进,可以增强体质,减少发病。

(三) 调节稳定情绪

稳定好情绪,对哮喘有一定预防作用。因此,患者要增强战胜疾病的信心,消除紧张心理,避免不良情绪刺激。参加文体活动可调整紧张情绪,对哮喘也有良好的作用。

(四) 支气管哮喘的预防

1. 预防哮喘的发生——一级预防

大多数患者(尤其是儿童)的哮喘属变应性哮喘,胎儿的免疫反应是以 Th2 为优势的反应。在妊娠后期,某些因素如母体过多接触变应原,病毒感染等均可加强 Th2 反应,加重 Th1/Th2 的失衡,若母亲为变应性体质者则更加明显,因而尽可能避免。此外,已有充分证据支持母亲吸烟可增加出生后婴幼儿出现喘鸣及哮喘的概率,而出生后进行 4～6 个月的母乳饲养,可使婴儿变应性疾病的发生率降低,妊娠期母亲应避免吸烟,这些均是预防哮喘发生的重要环节。有关母体饮食对胎儿的影响,则仍需进一步观察。

2. 避免变应原及激发因素——二级预防

(1) 避免变应原:特别对于有特异性体质的患者,消除或尽可能避免接触诱发哮喘的因素,如屋尘螨、花粉、动物皮毛,避免食用可引起过敏的食物、药物等,对职业性哮喘患者,应脱离该职业环境。如前所述,呼吸道病毒是不是哮喘的变应原尚有争论,但与哮喘的发生发展有密切的关系,特别是呼吸道合胞病毒于儿童、鼻病毒于成人,避免呼吸道病毒感染亦是重要的预防哮喘措施。

（2）防治变应性鼻炎：变应性鼻炎与哮喘的关系很密切，此类患者在气管吸入糖皮质激素治疗的基础上，若能积极控制鼻炎（如口服非镇静 H1 受体阻滞剂，鼻腔吸入糖皮质激素），可以明显减少哮喘发作的频率及减轻其症状，因而积极治疗变应性鼻炎对预防哮喘的发生及减少其发作均是有价值的。

3. 早期诊治，控制症状，防止病情发展——三级预防

（1）早期诊断，及早治疗：对于症状不明显或不典型的患者（如表现为单纯咳嗽、发作性胸闷或运动后气促胸闷等）应及早做出诊断。研究表明对于确诊的支气管哮喘患者，越早使用气道抗感染治疗（吸入糖皮质激素）对其日后肺功能的损害（包括肺功能的恢复及儿童随年龄肺功能的增长）越小。因而对绝大多数患者（除了少数处于"间歇"期外），一经确诊，就要进行抗感染治疗，随着特异性免疫治疗的规范化，它可能成为变应性哮喘患者三级预防的一个有效措施。

（2）做好哮喘患者的教育管理工作：哮喘是一个慢性病，目前尚无根治的方法，但采取有效的防治措施，完全可以促使患者正常生活、工作、学习。加强患者的教育及管理，十分重要。其一，教育患者使其了解哮喘的本质、诱因、发作的信号、用药的种类及方法，特别要强调长期抗炎的预防性治疗；其二，教育患者学会采用微型峰流速仪来监测自己的病情，以便在病情变化时及时用药。

第五节　呼 吸 衰 竭

一、概述

呼吸衰竭是由多种原因引起的通气和（或）换气功能障碍，导致缺氧或伴有二氧化碳潴留，而产生的一系列病理生理改变和代谢紊乱的临床综合征。在海平面呼吸大气条件下，动脉血氧分压（PaO_2）低于 8.00 kPa 以及动脉血二氧化碳分压（$PaCO_2$）高于 6.00 kPa。呼吸衰竭（简称呼衰）按病程可分为急性和慢性，急性呼衰是指呼吸功能原来正常，由于突发原因如潮水、电击、创伤、药物中毒、吸入毒气等导致呼吸抑制、肺功能突然衰竭的临床表现，如不及时抢救，会危及患者生命。慢性呼衰多继发于慢性呼吸系统疾病，如慢性阻塞性肺病、重度肺结核等。慢性呼衰患者的呼吸功能损害逐渐加重，虽有缺氧和二氧化碳潴留，但通过机体代偿适应，仍能从事个人生活活动，称为代偿性慢性呼吸衰竭；一旦发生呼吸道感染，或因其他原因增加呼吸生理负担，则代偿失调，出现严重缺氧、二氧化碳潴留和呼吸性酸中毒的临床表现，称为失代偿性慢性呼吸衰竭。

二、病因及发病机制

(一) 病因

任何能减损呼吸功能的因素都可导致衰竭,临床上常见的病因大致有如下五类:

(1) 神经中枢疾患:周围神经传导系统及呼吸肌的病变,如脑血管病变、脑炎、脑外伤、电击、药物中毒等直接或间接抑制呼吸中枢;脊髓灰质炎、多发性神经炎、重症肌无力、颈椎外伤等所致的肌肉神经接头阻滞影响传导功能,可使胸廓扩张和收缩失去动力,削弱通气量,产生缺氧和二氧化碳潴留,甚至呼吸骤停。

(2) 胸廓病变:如胸廓外伤、畸形、手术创伤、气胸、胸腔积液等,影响胸廓活动和肺脏扩张,导致通气减少及吸入气体不匀,影响换气功能。

(3) 肺组织病变:重度肺结核、肺炎、肺气肿、肺纤维化、硅肺、肺气肿等,可引起肺容量、通气量、有效弥散面积减少,或通气/血流比例失调,发生缺氧和二氧化碳潴留。

(4) 呼吸道病变:支气管痉挛、呼吸道分泌物或异物阻塞气道,增加通气阻力和呼吸肌负担,最后发展至呼吸动力衰竭,而产生缺氧和二氧化碳潴留。

(5) 肺血管病变:肺毛细血管瘤、肺小动脉栓塞,使部分静脉血注入肺静脉,动脉血氧减少。

(二) 发病机制

呼吸衰竭、缺氧和二氧化碳潴留的发生机制主要为以下几点:

(1) 肺泡通气不足:并发呼吸道感染时,支气管及肺部炎症加重,分泌物增多,造成通气阻塞,肺泡通气不足,导致肺泡氧分压降低、二氧化碳分压增加,产生缺氧和二氧化碳潴留。

(2) 通气与血流灌注比值失调:严重的阻塞性肺病,通气与血流灌注不能保持正常比值。若肺泡通气量正常、血流量减少,则无效腔通气量增多,使通气与血流灌注比值增加;若血流量正常、肺泡通气量减少,则静动脉分流增加,通气与血流灌注比值减低。通气/血流(V/Q)小于 0.8 表明通气量显著减少,见于慢性气管炎、阻塞性肺气肿、肺水肿等病;V/Q大于 0.8 表明肺血流量明显减少,见于肺动脉栓塞,右心衰竭。V/Q增大可能由于肺泡通气量加大,亦可能由于血流灌注减少。前者形成无效通气,白白损耗呼吸功,毫无增氧之效,因氧合血红蛋白不能过饱和;后者见于肺血管性疾病如肺栓塞,高度肺气肿时毛细血管被压闭等,血流量减少,不能携带足够氧,造成低氧血症。V/Q减少多由于肺泡通气量减少,见于慢性阻塞性肺病(尤其是慢性支气管炎和肺气肿)、神经肌肉性疾病(多发性脊髓神经根炎)、呼吸中枢抑制(麻醉药过量、脑疾患)等病。此时呈现通气功能障碍,不但造成低氧血症,还出现二氧化碳潴留,引起高碳酸血症。

(3)弥散障碍:肺气肿时肺泡及毛细血管床大量减损,弥散面积减小;肺间质纤维组织增生或肺泡毛细血管床减少,弥散距离增大,均可导致弥散功能减退,影响氧的摄入。现研究者一致认为慢性阻塞性肺疾病导致呼吸衰竭、缺氧和二氧化碳潴留的主要因素为通气不足和通气与血流灌注比值失调,次要因素是弥散障碍。

三、临床表现

(一)症状

(1)呼吸困难。

(2)发绀。

(3)精神神经症状。急性呼衰的症状较慢性更为明显,急性严重缺氧可立即出现精神错乱、狂躁、昏迷、抽搐等症状;慢性缺氧多有智力或定向功能障碍而被忽视。

(4)循环系统症状。可发生右心衰竭,严重缺氧可出现心律失常;CO_2潴留及脑血管扩张,可产生搏动性头痛。

(5)消化和泌尿系统症状。

(二)体征

缺氧和二氧化碳潴留早期,患者皮肤红润、温暖多汗、末梢发绀。颞浅静脉充盈,球结膜充血,水肿。瞳孔常缩小,眼底检查可见血管扩张或视乳头水肿。鼻翼扇动,口唇和口腔黏膜发绀,有吸气三凹征、颈静脉充盈或怒张。双肺底听到干性和湿性啰音。心率加快、严重二氧化碳潴留患者,可出现腱反射减弱或消失,锥体束征阳性等。

四、辅助检查

(一)影像检查

胸部 X 线片检查对于任何严重呼吸系统疾病,皆应拍摄后前位或前后位胸片,如有可能,还要拍摄一张至少是与床成 75°的近垂直胸片,这种胸片对识别左心衰竭早期表现有一定价值。若能与早期拍摄的胸片对比,则更有意义。

(二)实验室检查

痰细菌培养及药敏试验、肾功能检查、肝功能检查(血清谷丙转氨酶在肝淤血时上升,心力衰竭好转后 1～2 周可恢复)、电解质检查。

(三) 血气分析检查

(1) pH 和 H$^+$ 浓度。pH 低于或 H$^+$ 浓度高于正常范围为呼吸性酸中毒。

(2) 实际碳氢盐(AB)和标准碳酸氢盐(SB)。SB 是指二氧化碳分压 333 kPa,血氧饱和度 100%,温度为 37 ℃的标准条件下测得的 HCO$_3^-$ 值;AB 是指采血时血浆中 HCO$_3^-$ 的实际含量。AB 受呼吸因素的影响;SB 是代谢改变的指标。

(3) 剩余碱(BE)大于 3 mmol/L 表示有碱剩余,可以是原发的代谢性碱中毒,也可是继发的呼吸性酸中毒的代偿。

(4) 二氧化碳分压(PaCO$_2$)大于 6.0 kPa 为呼吸性酸中毒,也可以是继发性的代谢性碱中毒的代偿。PaCO$_2$ 小于 4.7 kPa 为呼吸性碱中毒,也可以是继发性代谢性酸中毒的代偿。PaCO$_2$ 的病理改变范围在 1.3～20.0 kPa。

(5) 氧分压(PaO$_2$)为 10.6 kPa,相当于血氧饱和度 95%,这是正常成人 PaO$_2$的下限;PaO$_2$ 为 8.0 kPa,相当于血氧饱和度 90%,这是氧解离曲线开始的转折部位;PaO$_2$ 为 5.3 kPa,相当于血氧饱和度 75%,临床已有明显发绀。

五、诊断及鉴别诊断

(一) 诊断

(1) 有呼吸衰竭的病因,如气道阻塞性疾病、肺实质浸润、肺水肿、肺血管病、胸廓及胸膜疾病、麻醉药过量、神经肌肉疾病或睡眠性呼吸暂停综合征等。

(2) 有缺氧或伴有二氧化碳潴留的临床表现,如呼吸困难、发绀、精神神经症状等。并发肺性脑病时出现意识障碍、球结膜充血水肿、视神经乳头水肿、扑翼震颤等。严重者可有消化道出血。

(3) 血气分析:在海平面大气压,静息状态下,呼吸室内空气动脉血氧分压(PaO$_2$)<8.0 kPa(60 mmHg),二氧化碳分压(PaCO$_2$)>6.6 kPa(50 mmHg)。

呼吸衰竭的早期诊断对于治疗极为重要。关于诊断呼衰的血气标准,根据血红蛋白解离曲线呈 S 形态的特点,当氧分压在 8 kPa 以下,曲线处于陡直段;如氧分压稍有下降,血氧饱和度则急剧下降,说明氧分压远较血氧饱和度敏感。急性呼吸衰竭一般以 PaO$_2$<8.0 kPa 作为诊断标准,PaCO$_2$>6.6 kPa。慢性呼衰因机体具有代偿机制(如心排血量增加、肾脏对酸中毒的代偿等),血气诊断指标可放宽些:PaO$_2$ 为 6.6～7.3 kPa,PaCO$_2$>7.3 kPa。根据患者有急性呼衰和慢性呼衰的基础病史,有缺氧和二氧化碳潴留的临床表现,结合体征,诊断并不困难。

(二) 鉴别诊断

呼吸衰竭的患者常因缺氧、二氧化碳潴留出现神经精神症状,应注意出现该症状并非就是缺氧和二氧化碳潴留加重，还可以见于下列情况：

1. 脑血管疾病

脑动脉硬化或脑血栓形成，若血氧变化还未达到引起神经精神症状的水平时则应考虑到脑动脉硬化。而脑血栓因伴有体瘫，较易与之鉴别。

2. 电解质紊乱

在临床上十分常见。许多器官系统的疾病，一些全身性的病理过程，都可以引起或伴有水、电解质代谢紊乱；外界环境的某些变化，药物使用不当，常可导致水、电解质代谢紊乱；饮食失调，酗酒，神经性厌食症，吸收不良，荷尔蒙失调等问题也会导致电解质紊乱症状。临床症状多偏于兴奋躁动、谵妄，严重时出现心律失常、抽搐，但动脉血 pH>7.45 为低血钾、低血氯性代谢性碱中毒。在长期摄入不足、使用利尿剂情况下，常并发低镁、低钠血症。特别在使用庆大霉素后，常加重低镁血症，患者神经兴奋性增高，各种反射亢进，手足抽搐；而低钠血症可引起严重厌食、淡漠、嗜睡以致昏迷，应加以鉴别。

3. 药物本身引起

如使用皮质激素、氯霉素、异烟肼等可出现幻视、幻听、精神失常。

六、治疗

（一）药物治疗

1. 通畅呼吸道

呼吸衰竭的猝死多因呼吸道多种原因引起的阻塞，保持呼吸道通畅是抢救和治疗呼衰成功与否的关键。如用多孔导管通过口腔、鼻腔、咽喉部，将分泌物和胃内反流物吸出。痰黏稠不易咳出，可用生理盐水 100 mL、氨茶碱 250 mg、糜蛋白酶 50 mg、庆大霉素 80 mg 超声雾化吸收。应注意雾化器面罩与患者的嘴不要过分压紧，以免雾化气刺激气道太强，而引起支气管痉挛，出现气短、气喘。用支气管解痉剂扩张支气管，常用 β_2 受体激动剂和茶碱类，必要时给肾上腺皮质激素以缓解支气管痉挛。如上述处理效果甚微，则应做口鼻气管插管或气管切开，建立人工气道。

2. 抗感染

对呼吸系统感染具有较好药物代谢动力学的抗菌药物为大环内酯类、氯霉素、甲硝唑、利福平、甲氧苄啶等，其次为氨基糖苷类。大环内酯类及氯霉素在痰及支气管分泌物中的浓度约为血液浓度之半（40%～60%），氨基糖苷类的痰中浓度均为血液浓度的 10%～40%，可抑制 50%～70% 肠杆科细菌和绿脓杆菌，但脓痰中的钙离子、镁离子及脓腔中的酸性及厌氧环境常影响其抗菌活性，故单独应用奏效。β-内酰胺类（主要为青霉素类和头孢菌类）是通过弥散进入支气管-肺组织中，其在痰或支气管分泌物中的浓度远较血液浓度低,一般仅为后者的 1%~10%,但因可用较大剂量,且炎症时渗入的药物浓度明显升高,故仍为常用药物。抗生素在呼吸系统感染中的应用一般可分为预防性应用、气溶吸入和治疗三个方面。一种抗生素的效果至少要应用 48 h 才能做出判断,抗生素的疗程一般为 7~10 d,病情重者要 14 d,如发生混合感染,疗程还要延长。病情危重、病原菌不明确的应选用广谱抗生素,而且联合用药有利于防止耐药性发生。

3. 增加通气量改善二氧化碳潴留

现常采用呼吸兴奋剂和机械通气支持改善通气功能。机械通气已成为呼吸衰竭的主要治疗手段,呼吸兴奋剂可兴奋呼吸中枢刺激通气,不需要机械通气那样的设备和技术要求,易于推广普及。但在临床实践中,对呼吸兴奋剂疗效的评价不一致,甚至有持否定态度。应结合具体患者的病理生理和临床情况严格掌握使用指征,如低通气是以中枢呼吸抑制为主,呼吸兴奋剂的疗效较好;但以换气障碍为特点的呼吸衰竭,呼吸兴奋剂有弊无益,应列为禁忌。目前国内最常用的呼吸兴奋剂尼可刹米(nikethamide)能刺激呼吸中枢,增加通气量,并有一定的苏醒作用,常规用量为 0.375~0.75 g 静脉缓慢推注,随即以 3~3.75 g 加入 500 mL 液中,按 25~30 滴/min 静滴,密切观察患者神志,随访动脉血气,以便调节剂量,如出现副作用须减慢滴速。若经 4~12 h 未见效,或出现肌肉抽搐、严重副反应等应停用。吗乙苯吡酮是末梢化学感受器的刺激剂,对延髓呼吸中枢有直接作用,有改善肺泡通气作用,可防止慢阻肺呼衰氧疗不当所致的二氧化碳麻醉。一般用 0.5~2 mg/kg 静脉滴注,开始滴速为 1.5 mg/min,最高剂量为 2.4 g/d,长期使用可产生肝损害或消化道溃疡穿孔。烯丙哌三嗪是一种新的口服兴奋剂,它的作用是兴奋外周化学受体感受器,而对呼吸中枢影响较小,还能改善通气/血流比例,提高动脉血氧分压。长期服用可以缓解继发红细胞增多症。口服大剂量可出现消化道症状,如恶心、呕吐等,静脉注射可发生心动过缓,严重肺动脉高压患者慎用。

4. 纠正酸碱平衡失调和电解质紊乱

酸碱平衡是呼吸衰竭处理中一个十分重要的问题,首先应分析是哪种类型。Ⅱ型呼吸衰竭,呼吸性酸中毒发生率最高,其次是代谢性酸中毒(低氧性乳酸症)和多数属于医源性低钾、低氯性代谢性碱中毒。因发生的原因不同,应针对病因治疗。前两者是由缺氧和二氧化碳潴留引起的。治疗关键是纠正缺氧和二氧化碳潴留。当 pH 低于 7.20 时,用碱性药物作应急性对症处理,常用药物为 4%(或 5%)碳酸氢钠和 1.2% 乳酸钠溶液。可按以下公式计算:所需碱性液总量(mmol/L)= 0.3×BE(负值)×体重;4% 碳酸氢钠 2.1 mL=1 mmol,1.2% 乳酸钠 1 mL= 1 mmol。实际应用时先给半量或 2/3 量,以免 pH 上升过快,氧离曲线左移。血氧亲和力增加,氧不易释出,致组织的缺氧更加严重。代谢性碱中毒时补氯化钾,可口服或静脉补充。静脉补充按每日每千克体重 1~3 mmol 计算,浓度不超过0.3%(相当于40 mmol/L),15%氯化钾 1 mL=2 mmol。

5. 防治消化道出血

严重缺氧和二氧化碳潴留患者,应常规给予甲氰咪胍和雷尼替丁口服预防;出血时采用静脉注入;若大量呕血或排柏油样便,应输新鲜血;局部止血可用冰盐水加去甲肾上腺素洗胃后给予黏膜保护剂。

6. 心力衰竭的治疗

急性呼吸衰竭患者,心肺功能不全时一般不需强心剂,应用利尿剂、双氢克尿塞和氨苯喋啶并用或交替使用。无效时可肌注或静脉注射速尿或利尿酸钠。利尿剂不宜过快,以免发生血液浓缩、痰液变稠和电解质紊乱等副作用。但在呼吸道感染基本控制而心功能不全仍未改善,或以心功能不全为主要表现的患者,强心剂可选用快速作用且蓄积小者,剂量一般为常用剂量的 1/3～1/2,常用毒毛旋花苷 K 或西地兰注射,或地戈辛口服。

(二) 非药物疗法

1. 氧疗

鼻导管或鼻塞给氧简单价廉,但不稳定,可用于轻中度低氧血症。鼻导管使用时不存在重复呼吸,刺激少,患者易接受,其缺点为易被分泌物堵塞。鼻塞不易被分泌物堵塞,且便于固定,比鼻导管舒适。鼻导管和鼻塞具有简单、方便和价廉的优点,为国内外最常用的轻中度低氧血症的治疗工具,但它们吸入的氧浓度不稳定。鼻导管或鼻塞给氧的浓度可粗略计算为空气氧浓度 21% 的基础上,每 1 L 氧流量增加 4% 吸入氧浓度 $FiO_2 = (21 + 4 \times 吸入氧流量)/100$。

当然,经验公式未考虑通气量和吸与呼的时间之比的变量因素。所以,当患者低通气量或吸呼比延长时,则实际吸入氧浓度要比经验公式计算的值高。

一般说来,鼻导管吸氧流量应为 4 L/min。吸入氧浓度相对较低且不稳定,重复呼吸量较小。可调式氧气面罩(又称 Venturi 面罩)利用 Venturi 原理,氧射流产生负压,将恒量的空气从面罩的孔吸入,以稀释所需氧气的浓度。优点是吸氧浓度不受通气量的影响,可控制在 25%～50% 范围内。

部分重复呼吸面罩配有一个储气囊,呼出气体部分进入储气囊,与囊内氧气混合后再重复吸入呼吸道。该面罩在提供高浓度氧的同时,又吸入一定浓度 CO_2。适用于换气功能损害严重的低氧血症伴通气过度呼吸性碱中毒的患者。

非重复呼吸面罩为一种具有防止呼出气进入储气囊的单向活瓣面罩,以达吸入较高氧浓度且无重复呼吸的效果。

非重复呼吸面罩和部分重复呼吸面罩的区别在于多了两处活瓣装置。第一处在储气囊和面罩之间,由于面罩内压力变化,活瓣可在吸气时开放,让储气囊中的高浓度氧进入面罩,呼气时关闭以避免呼出 CO_2 进入储气囊;第二处活瓣在面罩两侧,在面罩内压力的变化下,活瓣可在吸气时关闭,使面罩内气体来自储气囊中的高浓度氧气,而在呼气时开放,使呼出 CO_2 流出面罩,使吸入气体氧浓度增加的同时避免重复呼吸。因此非重复呼吸面罩和部分重复呼吸面罩可通过简单的方式相互改造。

2. 无创通气

无创通气的适应证、禁忌证都是相对的,临床中只要能改善缺氧,纠正 CO_2 潴留,各种方法都值得一试。在急性呼吸衰竭中,只要不是自发性气胸或张力性气胸,无创呼吸机均可用于治疗、抢救,甚至暂时替代有创呼吸机。

(1) 适应证。

在以下情况时,可以考虑无创通气。

① 严重的、急性的 CO_2 潴留。

② 呼吸肌疲劳或极度呼吸困难导致通气量下降。

③ 高流量面罩吸氧不能使 I 型呼吸衰竭患者 $PaO_2 > 60\%$（$SpO_2 > 92\%$）。

④ 心源性或非心源性肺水肿。

⑤ 慢性阻塞性肺疾病（慢阻肺）和阻塞性睡眠呼吸暂停低通气综合征（obstructive sleep apnea hypopnea syndrome, OSAHS）。

⑥ 有创通气后序贯呼吸支持。

⑦ 在抢救或气管插管前准备时,无创呼吸机可调至高压力,100% 吸氧浓度,代替球囊面罩给氧,甚至在气管插管后可暂代有创呼吸机。

(2) 相对禁忌证。

① 气道内痰液较多,包括大咯血。

② 昏睡或昏迷状态。

③ CO_2 潴留过快、过重,甚至导致昏迷患者同样能通过自创通气得益。

(3) 绝对禁忌证。

① 自发性气胸。

② 无创通气的压力设定要求舒适、有效。

③ 无创通气通常需设定持续气道正压通气（continuous positive airway pressure, CPAP,或称高压）和呼气末正压通气（positive end expiratory pressure, PEEP,或称低压）。与有创呼吸不同的是,高压及低压均为绝对值,低压的作用相当于有创的 PEEP,或无创的持续气道正压通气（CPAP）。无创通气通过调整高压与低压差来起到压力支持的作用。

④ 在急性呼吸窘迫综合征（acute respiratory distress syndrome, ARDS）、肺水肿或怀疑内源性压力过高的慢阻肺患者,高压的调整在于能使通气改善及指脉氧饱和度达标。需要指出的是,无创通气监测的潮气量不稳定,要通过各项指标判断通气是否有效。机械通气 30 min 后需复查血气分析。

3. 建立人工气道

建立人工气道有助于清除气道内分泌物和其他异物,便于气道管理和机械通气,是抢救的重要措施。建立人工气道包括气管插管术和气管切开术。

在以下情况时可考虑行紧急气管插管术：自主呼吸突然停止；无创的呼吸支持技术不能改善缺氧和纠正 CO_2 潴留；不能自主清除呼吸道分泌物，包括胃内容物反流误吸、大咯血等；存在有上呼吸道损伤、狭窄、阻塞、气管食管瘘等影响正常通气；昏迷，伴有中枢性呼吸衰竭。

另外，全身麻醉、肺泡灌洗术等患者可能会采用气管插管术。呼吸状态较差、呼吸衰竭较重，即便是已经使用无创通气勉强能纠正低氧的患者，如果需要转运至其他医院，气管插管后采用球囊辅助通气或转运呼吸机可使转运途中的安全性相对增加。在紧急抢救过程中，气管插管术可能是抢救患者的唯一办法，并无绝对的禁忌证，如气管插管困难的患者，可考虑环甲膜穿刺或气管切开。

气管切开术与气管插管术可临时建立人工气道，便于抢救和机械通气，但一部分患者在短时间（7～10 d）内无法脱离有创通气，或需长期气道管理的患者可考虑气管切开术，比如脑外伤、出血后的昏迷、长期卧床、双侧喉返神经损伤、机械通气后不能停机拔管等。在紧急情况下的气管切开术可用于气管插管困难的患者。气道管理对于建立人工气道的患者气道内的湿化、吸痰、口腔的清洗、气管导管的护理等非常重要。

4. 营养支持

呼吸衰竭患者机体处于负代谢，呼吸肌易疲劳乃至衰竭，会降低机体免疫功能，所以抢救时常规给患者鼻饲高蛋白、高脂肪和低碳水化合物以及多种维生素和微量元素的饮食，必要时给予脂肪乳剂静脉滴注，一般每日热量约为 2000 kcal。

七、健康指导

要保持室内合适的温度和湿度，防止感冒。住院患者的房间应经常通风换气，以防交叉感染，密切观察患者的神志改变，必要时做血气分析检查。素有哮喘、肺胀等肺系疾病者应少食甜黏肥腻之品，以免助湿生痰，并应戒烟、酒，忌辛辣刺激类食物。天气变化时尤需注意避免风寒，以免感受外邪而诱发呼吸系统疾病。平日应加强锻炼以增强体质。

第二章　循环系统疾病

第一节　心　力　衰　竭

一、概述

心力衰竭又称"心肌衰竭"，是指心脏当时不能搏出同静脉回流及身体组织代谢所需相称的血液供应。往往由各种疾病引起心肌收缩能力减弱，从而使心脏的血液输出量减少，不足以满足机体的需要，从而产生的一系列症状和体征。心瓣膜疾病、冠状动脉硬化、高血压、内分泌疾患、细菌毒素、肺梗死、肺气肿或其他慢性肺脏疾患等均可引起心脏病而产生心力衰竭的表现。妊娠、劳累、静脉内迅速大量补液等均可加重有病心脏的负担，而诱发心力衰竭。

二、病因

（一）原发性心肌损害

（1）缺血性心肌损害：冠心病心肌缺血和（或）心肌梗死是引起心力衰竭的最常见的原因之一。

（2）心肌炎和心肌病：各种类型的心肌炎及心肌病均可导致心力衰竭，以病毒性心肌炎及原发性扩张型心肌病最为常见。

（3）心肌代谢障碍性疾病：以糖尿病心肌病最为常见，其他如继发于甲状腺功能亢进或减低的心肌病、心肌淀粉样变性等。

（二）心脏负荷过重

（1）压力负荷（后负荷）过重：见于高血压、主动脉瓣狭窄、肺动脉高压、肺动脉瓣狭窄等左、右心室收缩期射血阻力增加的疾病。为克服增高的阻力，心室肌代偿性肥厚以保证射血量。持久的负荷过重，心肌必然发生结构和功能改变而致失代偿，心脏排血量下降。

（2）容量负荷（前负荷）过重：见于以下两种情况：一是心脏瓣膜关闭不全，血液反流，如主动脉瓣关闭不全、二尖瓣关闭不全等；二是左、右心或动静脉分流性先天性心血管病，如间隔缺损、动脉导管未闭等。此外，伴有全身血容量增多或循环血量增多的疾病如慢性贫血、甲状腺功能亢进症等，心脏的容量负荷也必然增加。容量负荷增加早期，心室腔代偿性扩大，心肌收缩功能尚能维持正常，但超过一定限度，心肌结构和功能发生改变即出现失代偿表现。

（三）甲减可能会导致心力衰竭

促甲状腺激素（TSH）的正常水平应为 4.5 mL/L 或略低。若高于 10 mL/L，患者出现心衰的概率就会翻倍。甲减导致心衰，其原因可能与心肌细胞间质水肿、左心室扩大及心包积液等因素有关，从而导致心肌收缩力减弱，心排血量减少，病情若进一步发展就会出现心衰。甲减患者若出现心衰，治疗时，首先应纠正甲状腺功能减退，然后根据病情，适当用一些抗心衰药物。TSH 只能通过血液检测才能判断，故中老年女性应该定期查血，以便及早发现甲减，防止心衰并发症。

（四）其他诱因

（1）感染：可直接损害心肌或间接影响心脏功能，如呼吸道感染、风湿活动等，是引起心衰最常见的因素。

（2）严重心律失常：特别是快速性心律失常，如心房颤动、阵发性心动过速等。

（3）水、电解质紊乱。

（4）妊娠、输液、补盐过多过快。

（5）过度体力劳累或情绪激动：分娩、体力劳动、暴怒。

（6）环境、气候急剧变化。

（7）治疗不当：不恰当地停用洋地黄类药物或降压药等。

（8）高动力循环：严重贫血、甲亢。

（9）肺栓塞。

（10）原有心脏病加重或并发其他疾病：冠心病心绞痛型发展为心肌梗死，风湿性心瓣膜病并发贫血等。

（11）冬季容易感冒并由此引发肺部感染，这是诱发心衰的重要原因之一。肺部感染会使心脏的负担加重，心跳频率加快，增加心肌的耗氧量，使心脏所需养分增加，而心脏功能却不能提供，这种恶性循环的结果导致了心力衰竭的发生。

（12）心脏肌肉功能减退。心脏肌肉丧失正常的功能，不能维持机体对心脏的需求，发生心衰。

三、分类

根据心力衰竭发生的缓急，临床可分为急性心力衰竭和慢性心力衰竭。根据心力衰竭发生的部位可分为左心、右心和全心衰竭。还有收缩性或舒张性心力衰竭之分。

（一）急性心力衰竭

是指因急性的心肌损害或心脏负荷加重，造成急性心排血量骤降、肺循环压力升高、周围循环阻力增加，引起肺循环充血，而出现急性肺淤血、肺水肿并可伴组织、器官灌注不足和心源性休克的临床综合征，以急性左心衰竭最为常见。急性心衰可以在原有慢性心衰基础上急性加重，也可以在心功能正常或处于代偿期的心脏上突然起病。发病前患者多数并发有器质性心血管疾病，常见于急性心肌炎、广泛性心肌梗死、心室流出道梗阻、肺动脉主干或大分支梗死等。可表现为收缩性心衰，也可以表现为舒张性心衰。急性心衰常危及生命，必须紧急抢救。

（二）慢性心力衰竭

是指持续存在的心力衰竭状态，可以稳定、恶化或失代偿。慢性心力衰竭是各种病因所致心脏疾病的终末阶段，是一种复杂的临床综合征，主要特点是呼吸困难、水肿、乏力，但上述表现并非同时出现。一般均有代偿性心脏扩大或肥厚及其他代偿机制参与，常伴有静脉压增高导致的器官充血性病理改变，可有心房、心室附壁血栓和静脉血栓形成。成人慢性心力衰竭的病因主要是冠心病、高血压、瓣膜病和扩张型心肌病。

四、临床表现

（一）基本症状

无缘故咳嗽、腹胀、食欲缺乏、恶心、呕吐、肝区胀痛、少尿及呼吸困难等。一般会在 5 年后死亡。心衰最典型的症状是程度不同的呼吸困难，活动时加重，严重者端坐呼吸、咳嗽、食欲降低、双下肢水肿等。此外，有风湿性心脏病、急性心肌梗死史的患者，以及扩张型心肌病、高血压病患者等，在炎夏到来时更要提高警惕，需定期对自己的心脏进行检查。

第一，夏季天气热，人体为散热会扩张体表血管，血液多分布在体表，心脏、大脑血液供应减少，会加重心脑血管病患者的缺血、缺氧反应，使心脑细胞损伤和坏死增加，加重病情；第二，闷热的天气，患者易急躁，可引起交感神经兴奋，使心率增快，心肌耗氧量增加；第三，夏天燥热的天气，也使睡眠质量大打折扣。这些都易使心脏"脆弱"者在夏季发生心衰。心衰是各种心血管病发展的最终结果，为心血管病最常见的死因，病死率高，5 年存活率与恶性肿瘤相仿，严重影响患者的生活质量。

早期心衰的表现并不典型。有的患者会在进行较为剧烈的活动时出现气短、上楼时胸闷、气短,休息后即可缓解;有的患者晚上入睡后出现憋气及胸闷,需用好几个枕头垫高才舒服;还有的患者每晚双下肢水肿、疲乏无力、头晕、记忆力下降等。除观察上述临床表现外,还可进行一些常规检查,如心脏超声,它是目前诊断心衰最准确、最简便、临床上应用较为普遍的方法。还有一些隐性心衰者自身并未感觉到异样,若不进行心脏超声等检查发现其心脏增大、功能减弱,这些患者很可能与最佳的治疗时期擦肩而过。

(二) 老年人早期征象

(1) 劳动或上楼梯时,发生呼吸困难。

(2) 睡眠时突然呼吸困难,坐起时又有好转。

(3) 下肢水肿,尿量减少。

(4) 未患感冒却咳嗽、痰多、心慌、憋气。

(5) 失眠、疲乏、食欲减退。

(6) 病情加重,四肢抽搐,呼吸暂停,发绀,但发作后,又马上恢复正常。

(7) 血压下降,心率加快,面色苍白,皮肤湿冷,烦躁不安。

(8) 呼吸极度困难,有窒息感,咳嗽、咯出大量粉红色泡沫样痰。

上述症状如有 1～5 项能对得上号者,为早期心衰的典型表现,应引起注意;如有 6 项能对得上号者,是由于脑缺血而引起的心源性晕厥;若全部都有者则为急性肺水肿的表现。

五、辅助检查

(一) X 线检查

根据心脏增大的形态可分为主动脉瓣型和二尖瓣型心脏,亦有助于心包积液与心肌病的鉴别。根据肺血管和肺野改变以判断有无肺充血并可区别为主动性充血抑或被动性淤血。主动性充血是左至右分流的先天性心脏病的重要佐证,而被动性淤血仅反映心力衰竭的改变。

(二) 心电图检查

可查出心肌梗死、心肌缺血、传导阻滞、房室肥大与劳损等,为心力衰竭的病理或病因提供客观依据。

(三) 超声心动图与超声多普勒

超声心动图可了解心脏的结构和功能、心瓣膜状况、是否存在心包病变、急性心肌梗死的机械并发症、室壁运动失调、左室射血分数。超声多普勒可选择性观察心腔或大血管中某一部位的紊乱血流,而借此诊断瓣膜的病损性质与程度,以及先天性畸形的部位。

六、诊断及鉴别诊断

(一) 诊断

根据患者有冠心病、高血压等基础心血管病的病史,有休息或运动时出现呼吸困难、乏力、下肢水肿的临床症状,有心动过速、呼吸急促、肺部啰音、胸腔积液、颈静脉压力增高、外周水肿、肝脏肿大的体征,有心腔扩大、第三心音、心脏杂音、超声心动图异常、心房利钠肽(atrial natriuretic polypeptide)水平升高等心脏结构或功能异常的客观证据,有收缩性心力衰竭或舒张性心力衰竭的特征,可做出诊断。

(二) 鉴别诊断

(1) 注意心力衰竭的原因和有无肺或(和)体循环淤血的症状体征,并按心脏血管病一般常规进行检查。

(2) 入院后 2 d 内应完成静脉压、血沉、肝肾功能检查。长期进低盐饮食或服利尿剂者,应定时查血钾、钠、氯、镁。

(3) 拟根据临床表现及检查,区分左心、右心或全心衰竭,并判定心衰级别。

七、治疗

(一) 急性心力衰竭

一旦确诊,应按规范治疗。

(1) 初始治疗为经面罩或鼻导管吸氧;经静脉给予吗啡、利尿剂、强心剂等。使患者取坐位或半卧位,两腿下垂,减少下肢静脉回流。

(2) 病情仍不缓解者应根据收缩压和肺淤血状况选择应用血管活性药物,如正性肌力药、血管扩张药和血管收缩药等。

(3) 病情严重、血压持续降低(<90 mmHg),其至心源性休克者,应监测血流动力学,并采用主动脉内球囊反搏、机械通气支持、血液净化、心室机械辅助装置以及外科手术等各种非药物治疗方法。

(4) 动态测定 BNP(B 型利钠肽)/NT-proBNP(即 N 端脑钠肽前体)有助于指导急性心衰的治疗。治疗后其水平仍高居不下者,提示预后差,应加强治疗;治疗后水平降低且降幅>30%,提示治疗有效,预后好。

（5）控制和消除各种诱因，及时矫正基础心血管疾病。

（二）慢性心力衰竭

慢性心衰的治疗已从利尿、强心、扩血管等短期血流动力学/药理学措施，转为以神经内分泌抑制剂为主的长期的、修复性的策略，目的是改变衰竭心脏的生物学性质。

1. 病因治疗

控制高血压、糖尿病等危险因素，使用抗血小板药物和他汀类（如辛伐他汀、洛伐他汀、普伐他汀、氟伐他汀、阿伐他汀、瑞舒伐他汀等）调脂药物进行冠心病二级预防。消除心力衰竭诱因，控制感染，治疗心律失常，纠正贫血、电解质紊乱。

2. 改善症状

根据病情调整利尿剂、硝酸酯类药物和强心剂的用法用量。

3. 正确使用神经内分泌抑制剂

从小剂量增至目标剂量或患者能耐受的最大剂量。

4. 监测药物反应

（1）水钠潴留减退者，可逐渐减少利尿剂剂量或小剂量维持治疗，早期很难完全停药。每日体重变化情况是检测利尿剂效果和调整剂量的可靠指标，可早期发现体液潴留。在利尿剂治疗时，应限制钠盐摄入量（<3 g/d）。

（2）使用正性肌力药物的患者，出院后可改为地高辛。反复出现心衰症状者停用地高辛易导致心衰加重。如出现厌食、恶心、呕吐时，应测地高辛浓度或试探性停药。

（3）血管紧张素转换酶抑制剂（ACEI）或血管紧张素Ⅱ受体拮抗剂（ARB）每$1\sim2$周增加一次剂量，同时监测血压、血肌酐和血钾水平，若血肌酐显著升高[>265.2 μmol/L（3 mg/dL）]、高钾血症（>5.5 mmol/L）或有症状性低血压（收缩压<90 mmHg）时应停用 ACEI（或 ARB）。

（4）病情稳定、无体液潴留且每分钟心率$\geqslant60$ 次的患者，可以逐渐增加 β 受体阻滞剂的剂量，若每分钟心率<60 次或伴有眩晕等症状时，应减量。

5. 监测频率

患者应每天自测体重、血压、心率并记录。出院后每两周复诊一次，观察症状、体征并复查血液生化，调整药物种类和剂量。病情稳定 3 个月且药物达到最佳剂量后，每月复诊一次。

第二节　心律失常

一、概述

心律失常(cardiac arrhythmia)是由于窦房结激动异常或激动产生于窦房结以外,激动的传导缓慢、阻滞或经异常通道传导,即心脏活动的起源和(或)传导障碍导致心脏搏动的频率和(或)节律异常。心律失常是心血管疾病中重要的一组疾病。它可单独发病,亦可与其他心血管病伴发。其预后与心律失常的病因、诱因、演变趋势、是否导致冠状动脉血流动力障碍有关,可突然发作而致猝死,亦可持续累及心脏而致其衰竭。

二、病因

心律失常可见于各种器质性心脏病,其中以冠状动脉粥样硬化性心脏病(简称冠心病)、心肌病、心肌炎和风湿性心脏病(简称风心病)多见,尤其在发生心力衰竭或急性心肌梗死时,发生在基本健康者或自主神经功能失调患者中的心律失常也不少见。其他病因尚有电解质或内分泌失调、麻醉、低温、胸腔或心脏手术、药物作用和中枢神经系统疾病等,部分病因不明。

三、临床表现

心律失常的血流动力学改变的临床表现主要取决于心律失常的性质、类型、心功能及对血流动力学影响的程度。如轻度的窦性心动过缓,窦性心律不齐,偶发的房性期前收缩,一度房室传导阻滞等对血流动力学影响甚小,故无明显的临床表现;较严重的心律失常,如病窦综合征、快速心房颤动、阵发性室上性心动过速、持续性室性心动过速等,可引起心悸、胸闷、头晕、低血压、出汗,严重者可出现心源性晕厥(阿-斯综合征),甚至猝死。由于心律失常的类型不同,临床表现各异,主要有以下几种表现:

(一)冠状动脉供血不足的表现

各种心律失常均可引起冠状动脉血流量降低,偶发房性期前收缩可使冠状动脉血流量减少 5%,偶发室性期前收缩降低 12%,频发性的室性期前收缩可降低

25％,房性心动过速时冠状动脉血流量降低 35％,快速型房颤则可降低 40％,室性心动过速时冠状动脉血流量减少 60％,心室颤动时冠状动脉血流量可能为零。

冠状动脉正常的人,各种心律失常虽然可以引起冠状动脉血流降低,但较少引起心肌缺血。对有冠心病的患者,各种心律失常都可以诱发或加重心肌缺血,主要表现为心绞痛、气短、周围血管衰竭、急性心力衰竭、急性心肌梗死等。

(二)脑动脉供血不足的表现

不同的心律失常对脑血流量的影响也不同,频发性房性与室性期前收缩,脑血流量各自下降,室上性心动过速下降。

脑血管正常者,上述血流动力学的障碍不致造成严重后果。倘若脑血管发生病变时,则足以导致脑供血不足,表现为头晕、乏力、视物模糊、暂时性全盲,甚至于失语、瘫痪、抽搐、昏迷等一过性或永久性的脑损害。

(三)肾动脉供血不足的表现

心律失常发生后,肾血流量也发生不同程度的减少,频发房性期前收缩可使肾血流量降低 8％,而频发室性期前收缩使肾血流量减少 10％。房性心动过速时肾血流量降低 18％,快速型心房纤颤和心房扑动可降低 20％,室性心动过速则可减低 60％,临床表现有少尿、蛋白尿、氮质血症等。

(四)肠系膜动脉供血不足的表现

快速心律失常时,血流量降低,系膜动脉痉挛,可产生胃肠道缺血的临床表现,如腹胀、腹痛、腹泻,甚至发生出血、溃疡或麻痹。

(五)心功能不全的表现

主要为咳嗽、呼吸困难、倦怠、乏力等。

四、辅助检查

(一)体格检查

(1)听诊:70％心律失常可通过听诊发现,如能有序地注意其频率与节律的变化,则能做出初步判断。例如过早搏动,可听到提前的心脏搏动和代偿性间歇;如阵发性室上速,可听到快速而规律的心脏搏动;而心房颤动则听到杂乱无章的心脏搏动,无论是强度、频率、节律,均无章可循。总之,心脏听诊既是内科医生的基本功,亦是临床发现心律失常的重要方法。

(2)颈静脉波动:一过性过度充盈的颈静脉犹如"搏动"样波动,是观察和诊断某些心律失常的重要方法。如完全性房室传导阻滞时,可见颈静脉的"搏动",并可听到"炮击音";心房颤动则可见强度不一、毫无规律的颈静脉充盈波。

(3) 实验室检查:视引发心律失常的病因不同而不同,应常规检查电解质和酸碱平衡情况;检查甲状腺功能、肾功能情况;检查血沉、抗"O"、免疫功能和心肌酶谱等。

(二) 心电图

(1) 体表心电图:是心律失常诊断的最主要手段,临床上采用 12 导联心电图,可以从心脏的立体结构方面判断心律失常的性质和部位。然而 12 导联心电图由于记录时间短,不容易描记到短暂心律失常的图形。所以临床上常常采用 P 波清楚地导联(Ⅱ,Ⅲ,aVF 和 V$_1$ 导联)较长时间描记,便于捕捉心律失常,注意 P 和 QRS 波形态、P-QRS 关系、PP、PR 与 RR 间期,判断基本心律是窦性还是异位。房室独立活动时,找出 P 波与 QRS 波群的起源(选择Ⅱ、aVF、aVR、V$_1$ 和 V$_5$、V$_6$ 导联)。P 波不明显时,可试加大电压或加快纸速,作 P 波较明显的导联的长记录。

(2) 食管心电图:可以清晰描记 P 波,对 12 导联心电图 P 波记录不清楚的患者,很容易获得 P 波信息,有助于正确诊断。

(3) 心电图监测:为克服心电图描记时间短、捕捉心律失常困难的缺点,人们采用心电图监测的方法诊断心律失常。① 床边有线心电图监测:适用于危重患者。② 无线心电图监测:便于捕捉患者活动后心律失常。③ 动态心电图:也称 Holter 心电图,连续记录 24 h 或更长时间的心电图,它的出现解决了只靠普通心电图无法诊断的心律失常问题。通过 24 h 连续心电图可能记录到心律失常的发作,自主神经系统对自发心律失常的影响,自觉症状与心律失常的关系,并评估治疗效果,然而难以记录到不经常发作的心律失常。④ 电话心电图:将心电图经过电话的途径传输到医院或监控中心,有助于了解患者工作和生活时的心律失常情况。

(4) 体表希氏(His)束电图:采用心电的滤波和叠加等方法,记录到的希氏束电图,能帮助分析心房、His 束和心室电图的相互关系和顺序,辅助复杂心律失常的诊断。

(5) 体表心电图标测:采用数十个体表电极同时记录心脏不同部位的心电图,便于分析心律失常的起源点以及传导顺序和速度的异常,尤其对异常通道的诊断有价值。

(6) 信号平均心电图(signal averaged ECG):又称高分辨体表心电图(high resolution body surface ECG),能在体表记录到标志心室肌传导延缓所致局部心肌延迟除极的心室晚电位。心室晚电位的存在为折返形成提供了有利基础,因而记录到心室晚电位的患者,其室性心动过速、心室颤动和猝死发生的危险性相应增高。

（三）心脏电生理

临床电生理研究是采用心脏导管记录心脏内各部位心电图，并且用脉冲电刺激不同部位心肌组织的一种心律失常的研究方法，是有创性电生理检查。目的是更好地了解正常和异常心脏电活动的情况，对复杂心律失常做出诊断，并且判断心律失常的危险程度和预后，以及协助选择治疗方法和制订治疗方案，这种方法可以十分准确地反应心脏电活动的起源和激动的传导顺序。对于临床诊断困难或用其他方法无法发现的心律失常有着非常重要的诊断和鉴别诊断价值。

（四）运动试验

能在心律失常发作间歇时诱发心律失常，有助于间歇发作心律失常的诊断。抗心律失常药物（尤其是致心室内传导减慢的药物）治疗后出现运动试验诱发的室性心动过速，可能是药物致心律失常作用的表现。

（五）其他检查

心室晚电位、心电图频谱分析、心室率变异分析、运动心电图和倾斜试验都有助于复杂或某些特殊心律失常的诊断。此外，超声心动图、心脏 X 线、ECT、CT 和 MRI 等对于器质性和非器质性心律失常的诊断有着不可低估的价值。

五、诊断及鉴别诊断

（一）诊断

（1）详细询问病史。
（2）认真观察颈静脉和心脏搏动状况。
（3）仔细听诊以发现心律特征。
（4）及时进行常规心电图检查（长 Ⅱ、长 V_1 导联不少于 30 s）。
（5）必要的其他检查（DCG、食管调搏等）。
（6）综合分析后，得出正确诊断。

（二）鉴别诊断

本病通过心电图检查一般可以确诊，临床上最主要的是对引起心律失常的原因进行鉴别，颈动脉窦按摩对快速性心律失常的影响有助于鉴别诊断心律失常的性质。为避免发生低血压、心脏停搏等意外，应使患者在平卧位有心电图监测下进行，老年人慎用，有脑血管病变者禁用。每次按摩一侧颈动脉窦，一次按摩持续时间不超过 5 s，可使心房扑动的室率成倍下降，还可使室上性心动过速立即转为窦性心律。

六、治疗

心律失常的治疗应包括发作时治疗与预防发作。心律失常的治疗是一个相对复杂的过程,除病因治疗外,尚可分为非药物治疗和药物治疗两方面。

(一)非药物治疗

1. 电学治疗

心律失常的电学治疗近年来发展很快,既有紧急情况下的电复律,也有根治心律失常的导管消融,主要包括:

(1)电复律(同步或非同步):包括最常用的体外电复律、外科应用的经胸心外膜电复律、经食管电复律、电生理检查时的心腔内电复律和ICD等。直流电复律和电除颤分别用于终止异位性快速心律失常发作和心室颤动,用高压直流电短暂经胸壁作用或直接作用于心脏,使正常和异常起搏点同时除极,恢复窦房结的最高起搏点。为了保证安全,利用患者心电图上的R波(心室的除极波)触发放电,避免易怒期除极发生心室颤动的可能,称为同步直流电复律,适用于心房扑动、心房颤动、室性和室上性心动过速的转复。治疗心室扑动和心室颤动时则用非同步直流电除颤、电除颤和电复律。疗效迅速,可靠而安全,是快速终止上述快速心律失常的主要治疗方法,但并无预防发作的作用。

(2)电刺激法:是一种经食管或心腔内快速刺激而终止心律失常的方法。

(3)起搏治疗:心脏起搏器多用于治疗缓慢心律失常,以低能量电流按预定频率有规律地刺激心房或心室,维持心脏活动;亦用于治疗折返性快速心律失常和心室颤动,通过程序控制的单个或连续快速电刺激中止折返形成。

(4)导管消融:该法发展较快,治疗的范畴和适应证不断扩展,治疗效果也越来越好。

2. 机械治疗

比如刺激迷走神经、压迫眼球、刺激咽部等。

3. 手术治疗

包括旁路或慢通道切断、长QT时的交感神经节切断、室性心动过速的手术治疗等。反射性兴奋迷走神经的方法有压迫眼球、按摩颈动脉窦、捏鼻用力呼气和屏住气等。

对严重而顽固的异位性快速心律失常,如反复发作的持续室性心动过速伴显著循环障碍、心源性猝死复苏存活者或预激综合征并发心室率极快的室上性快速心律失常患者,主张经临床电生理测试程序刺激诱发心律失常后,静脉内或口服抗心律失常药,根据药物抑制诱发心律失常的作用,判断其疗效而制订治疗方案。

（二）药物治疗

药物治疗是心律失常的主要治疗方法,由于心律失常的复杂性,药物作用的方式和途径也不一样,一般药物的应用以口服为主,急性发作则采用静脉或气雾用药,外用药物应用较少。由于心律失常机制复杂而多样,许多因素还不很清楚,所以临床用药有一定难度,一般原则应根据心律失常的发生机制来选择用药。选择作用针对性强、疗效明显而不良反应小的药物。药物治疗缓慢心律失常一般选用增强心肌自律性和(或)加速传导的药物,如拟交感神经药(异丙肾上腺素等)、迷走神经抑制药物(阿托品)或碱化剂(碳酸钠或碳酸氢钠);治疗快速心律失常则选用减慢传导和延长适应期的药物,如迷走神经兴奋剂(普洛斯的明、洋地黄制剂)、拟交感神经药间接兴奋迷走神经(甲氧明、苯福林)或抗心律失常药物。

目前临床应用的抗心律失常药物有 50 种以上,常按药物对心肌细胞动作电位的作用来分类(Vaughan Williams 法)。第一类抗心律失常药物,又称膜抑制剂。有膜稳定作用,能阻滞钠通道。抑制 0 相去极化速率,并延缓复极过程。又根据其作用特点分为三组。① Ⅰa 组对 0 相去极化与复极过程抑制均强,有奎尼丁、普鲁卡因胺等。② Ⅰb 组对 0 相去极化及复极的抑制作用均弱,包括利多卡因、苯妥英等。③ Ⅰc 组明显抑制 0 相去极化,对复极的抑制作用较弱,包括普罗帕酮、氟卡尼等。第二类抗心律失常药物,即 β 肾上腺素受体阻滞剂,其间接作用为 β 受体阻断作用,而直接作用为细胞膜效应。具有与第一类药物相似的作用机理。这类药物有:心得安、氨酰心安、美多心安、心得平、心得舒、心得静。第三类抗心律失常药物,是指延长动作电位间期药物,可能是通过肾上腺素能效应而起作用。具有延长动作电位间期和有效不应期的作用。其药物有:胺碘酮、溴苄铵、乙胺碘呋酮。第四类抗心律失常药物,即钙通道阻滞剂。主要通过阻断钙离子内流而对慢反应心肌电活动起抑制作用。其药物有:异搏定、硫氮䓬酮、心可定等。第五类抗心律失常药物,即洋地黄类药物,其抗心律失常作用主要是通过兴奋迷走神经而起作用的,代表药物有西地兰、毒毛旋花子甙 K^+、地高辛等。近年来,研究者们又提出 Sicilian Gambie 分类法,认为抗心律失常药物治疗不破坏致心律失常的病理组织,仅使病变区内心肌细胞电生理性能,如传导速度和(或)不应期长短有所改变,长期服用均有不同程度的副作用,严重的可引起室性心律失常或心脏传导阻滞而致命。因而临床应用时宜严格掌握其适应证,并熟悉几种常用抗心律失常药物的作用及半衰期、吸收、分解、排泄、活性代谢产物、剂量和副作用。

第三节 高 血 压

一、概述

高血压(hypertension)是指以体循环动脉血压(收缩压和/或舒张压)增高为主要特征(收缩压≥140 mmHg,舒张压≥90 mmHg),可伴有心、脑、肾等器官的功能或器质性损害的临床综合征。高血压是最常见的慢性病,也是心脑血管病最主要的危险因素。正常人的血压随内外环境变化在一定范围内波动。在整体人群,血压水平随年龄逐渐升高,以收缩压更为明显,但 50 岁后舒张压呈现下降趋势,脉压也随之加大。

近年来,人们对心血管病多重危险因素的作用以及心、脑、肾靶器官保护的认识不断深入,高血压的诊断标准也在不断调整。目前认为同一血压水平的患者发生心血管病的危险不同,因此有了血压分层的概念,即发生心血管病危险度不同的患者,适宜血压水平应有不同。血压值和危险因素评估是诊断和制定高血压治疗方案的主要依据,不同患者高血压管理的目标不同,医生面对患者时在参考标准的基础上,根据其具体情况判断该患者最合适的血压范围,采用针对性的治疗措施。在改善生活方式的基础上,推荐使用 24 h 长效降压药物控制血压。除评估诊室血压外,患者还应注意家庭清晨血压的监测和管理,以控制血压、降低心脑血管事件的发生率。

二、病因

(一) 遗传因素

约75%的原发性高血压患者具有遗传素质(genetic quality),同一家族中高血压患者常集中出现。原发性高血压是一种多基因遗传病。据报道,高血压患者及有高血压家族史而血压正常者有跨膜电解质转运紊乱,其血清中有一种激素样物质,可抑制钠钾 ATP(Na^+-K^+-ATP)酶活性,以致钠钾泵功能降低,导致细胞内 Na^+、Ca^{2+} 浓度增加,动脉壁 SMC(动脉硬化指数)收缩加强,肾上腺素能受体(adrenergic receptor)密度增加,血管反应性加强。这些都有助于动脉血压升高。近来研究发现,血管紧张素(angiotensin,AGT)基因可能有 15 种缺陷,正常血压的人偶见缺陷,而高血压患者在 *AGT* 基因上的 3 个特定部位均有相同的变异。患高血压的兄弟或姐妹可获得父母的 *AGT* 基因的同一拷贝。

（二）膳食电解质

一般而言，日均摄盐量高的人群，其血压升高百分率或平均血压高于摄盐量低者。WHO在预防高血压措施中建议每人每日摄盐量应控制在5 g以下。一项由32个国家参加（共53个中心）的关于电解质与血压关系的研究结果表明，中国人群尿钠平均值为206 mmol/24 h，比其他中心高43 mmol/24 h，尿钠/钾比达6.7，是其他中心的2倍多。这与中国膳食的高钠、低钾有关。钾能促进排钠，吃大量蔬菜可增加钾摄入量，能保护动脉不受钠的不良作用。钙可减轻钠的升压作用，我国人民的膳食普遍低钙，可能加重钠/钾对血压的作用。增加膳食钙摄量的干预研究表明，钙的增加使有些患者血压降低。

（三）社会心理应激

据调查表明，社会心理应激与高血压发病有密切关系。应激性生活事件包括父母早亡、失恋、丧偶、家庭成员车祸死亡、病残、家庭破裂、经济政治冲击等。遭受生活事件刺激者高血压患病率比对照组高。据此认为，社会心理应激可改变体内激素平衡，从而影响所有代谢过程。

（四）肾因素

肾髓质间质细胞分泌抗高血压脂质如前列腺素、抗高血压中性肾髓质脂等分泌失调，排钠功能障碍均可能与高血压发病有关。

（五）神经内分泌因素

一般认为，细动脉的交感神经纤维兴奋性增强是本病发病的重要神经因素。但是，交感神经节后纤维有两类：一是缩血管纤维，递质为神经肽Y（neuro peptide Y，NPY）及去甲肾上腺素；二是扩血管纤维，递质为降钙素基因相关肽（calcitonin gene related peptide，CGRP）及P物质。这两种纤维功能失衡，即前者功能强于后者时，才引起血压升高。近年来，中枢神经递质和神经肽，以及各种调节肽与高血压的关系已成为十分活跃的研究领域。据报道，CGRP可能抑制大鼠下丘脑去甲肾上腺素的释放，在外周它可能抑制肾上腺神经受刺激时去甲肾上腺素的释放。有报道，从哺乳动物心脏和脑中分离出利钠肽（A、B及C型），表明了人体内有一个利钠肽家族。近年来，科学家在局部肾素-血管紧张素系统（RAS）的研究中取得了新进展。他们将小鼠肾素基因（Ren-2基因）经微注射装置注入大鼠卵细胞，形成了转基因大鼠种系TGR（mREN2）27，这种动物血压极高。用Northern印迹杂交法证明，Ren-2转基因在肾上腺、血管、胃肠及脑中表达，并可表达于胸腺、生殖系统和肾。由于其还可表达于血管壁，可能使血管的血管紧张素形成增加，从而发生高血压和血管动脉肥大。

（六）血压调控机制

多种因素都可以引起血压升高,如心脏泵血能力加强(如心脏收缩力增加等),使每秒钟泵出血液增加;另一种因素是大动脉失去了正常弹性,变得僵硬,当心脏泵出血液时,不能有效扩张,因此,每次心搏泵出的血流通过比正常狭小的空间,导致压力升高,这就是高血压多发生于动脉粥样硬化导致动脉壁增厚和变得僵硬的老年人的原因。由于神经和血液中激素的刺激,全身小动脉可暂时性收缩,同样也引起血压的增高,可能导致血压升高的第三个因素是循环中液体容量增加,常见于肾脏疾病,肾脏不能充分从体内排出钠盐和水分,体内血容量增加,导致血压增高。相反,如果心脏泵血能力受限,血管扩张或过多的体液流失,都可导致血压下降,这些因素主要是通过肾脏功能和自主神经系统(神经系统中自动地调节身体许多功能的部分)的变化来调控的。

三、临床表现

按起病缓急和病程进展,可分为缓进型和急进型,以缓进型多见。

（一）缓进型高血压

(1) 早期表现:早期多无症状,偶尔体检时发现血压增高,或在精神紧张、情绪激动或劳累后感到头晕、头痛、眼花、耳鸣、失眠、乏力、注意力不集中等症状。早期血压仅暂时升高,随病程进展血压持续升高,脏器受累。

(2) 脑部表现:常见头痛、头晕,多由于情绪激动、过度疲劳、气候变化或停用降压药而诱发,见血压急骤升高、剧烈头痛、视力障碍、恶心、呕吐、抽搐、昏迷、一过性偏瘫、失语等。

(3) 心脏表现:早期,心功能代偿,症状不明显;后期,心功能失代偿,发生心力衰竭。

(4) 肾脏表现:长期高血压致肾小动脉硬化,肾功能减退时,可引起夜尿、多尿、尿中含蛋白、管型及红细胞、尿浓缩功能低下、酚红排泄及尿素循环障碍,出现氮质血症及尿毒症。

(5) 动脉改变。

(6) 眼底改变。

（二）急进型高血压

也称恶性高血压。占高血压病的1%,可由缓进型突然转变而来。恶性高血压可发生在任何年龄,但以30～40岁为多见,患者血压明显升高,舒张压多在17.3 kPa(130 mmHg)以上,有乏力、口渴、多尿等症状,视力迅速减退,眼底有视网膜出血及渗出,常有双侧视神经乳头水肿,迅速出现蛋白尿、血尿及肾功能不全,也可发生心力衰竭、高血压脑病和高血压危象,病程进展迅速,患者多死于尿毒症。

四、检查

(一) 常规检查

(1) 确定有无高血压:测量血压升高应连续数日多次测血压,有两次以上血压升高,可诊断高血压。

(2) 鉴别高血压的原因:凡遇到高血压患者,应详细询问病史,全面系统检查,以排除症状性高血压。

(二) 辅助检查

血尿常规、肾功能、尿酸、血脂、血糖、电解质(尤其血钾)、心电图、胸部 X 线和眼底检查应作为高血压病患者的常规检查。可帮助原发性高血压病的诊断和分型,了解靶器官的功能状态,尚有利于治疗时正确选择药物。

(1) 血常规:红细胞和血红蛋白一般无异常,但急进型高血压时可有 Coombs(抗人球蛋白)试验阴性的微血管病性溶血性贫血,伴畸形红细胞,血红蛋白高者血液黏度增加,易有血栓形成并发症(包括脑梗死)和左心室肥大。

(2) 尿常规:早期患者尿常规正常,肾浓缩功能受损时尿比重逐渐下降,可有少量尿蛋白、红细胞,偶见管型。随肾病变进展,尿蛋白量增多,在良性肾硬化者如 24 h 尿蛋白在 1 g 以上时,提示预后差,红细胞和管型也可增多,管型主要是透明和颗粒者。

(3) 肾功能:多采用血尿素氮和肌酐来估计肾功能,早期患者检查并无异常,肾实质受损到一定程度可开始升高。成人肌酐>114.3 μmol/L,老年人和妊娠者>91.5 μmol/L 时提示有肾损害,酚红排泄试验、尿素清除率、内生肌酐清除率等可低于正常值。

(4) 胸部 X 线检查:可见主动脉,尤其是升、弓部迂曲延长,升、弓或降部可扩张,出现高血压性心脏病时有左室增大,有左心衰竭时左室增大更明显,全心衰竭时则可见左右心室都增大,并有肺淤血征象,肺水肿时则见肺间明显充血,呈蝴蝶形模糊阴影,应常规摄片检查,以便前后检查时比较。

(5) 心电图:左心室肥厚时心电图可显示左心室肥大或兼有劳损。心电图诊断左心室肥大的标准不尽相同,但其敏感性和特异性相差不大,假阴性为 68%~77%,假阳性为 4%~6%,可见心电图诊断左心室肥大的敏感性不是很高,由于左室舒张期顺应性下降,左房舒张期负荷增加,心电图可出现 P 波增宽、切凹、PV$_1$ 终末电势负值增大等。上述表现甚至可出现在心电图发现左心室肥大之前,可有心律失常如室性早搏。

（6）超声心动图和胸部 X 线检查：与心电图相比，超声心动图是诊断左心室肥厚最敏感、可靠的手段。可在二维超声定位基础上记录 M 型超声曲线或直接从二维图进行测量，室间隔和（或）或心室后壁厚度＞13 mm 者为左室肥厚。高血压病时左心室肥大多是对称性的，但有 1/3 左右以室间隔肥厚为主（室间隔和左室后壁厚度比＞1.3），室间隔肥厚常上端先出现，提示高血压时最先影响左室流出道。超声心动图尚可观察其他心脏腔室、瓣膜和主动脉根部的情况，并可做心功能检测。左室肥厚早期虽然心脏的整体功能如心排血量、左室射血分数仍属正常，但已有左室收缩期和舒张期顺应性的减退，如心肌收缩最大速率（V_{max}）下降、等容舒张期延长、二尖瓣开放延迟等。在出现左心衰竭后，超声心动图检查可发现左室、左房心腔扩大，左室壁收缩活动减弱。

（7）眼底检查：测量视网膜中心动脉压可见增高，在病情发展的不同阶段可见下列的眼底变化。Ⅰ级：视网膜动脉痉挛；Ⅱ级 A：视网膜动脉轻度硬化；Ⅱ级 B：视网膜动脉显著硬化；Ⅲ级：Ⅱ级加视网膜病变（出血或渗出）；Ⅳ级：Ⅲ级加视神经乳头水肿。

（8）其他检查：患者可伴有血清总胆固醇、甘油三酯、低密度脂蛋白胆固醇的增高，高密度脂蛋白胆固醇的降低及载脂蛋白 A-I 的降低，亦常有血糖增高和高尿酸血症，部分患者血浆肾素活性、血管紧张素 O 的水平升高。

五、诊断及鉴别诊断

（一）诊断标准

正常成人收缩压应小于或等于 140 mmHg（18.6 kPa），舒张压小于或等于 90 mmHg（12 kPa）。收缩压在 141～159 mmHg（18.9～21.2 kPa）范围，舒张压在 91～94 mmHg（12.1～12.5 kPa）范围，此为临界高血压。诊断高血压时，必须多次测量血压，至少有连续两次舒张压的平均值在 90 mmHg（12.0 kPa）或以上才能确诊为高血压。

1. 根据血压升高的不同，高血压分为 3 级

Ⅰ级高血压（轻度）：收缩压 140～159 mmHg，舒张压 90～99 mmHg。

Ⅱ级高血压（中度）：收缩压 160～179 mmHg，舒张压 100～109 mmHg。

Ⅲ级高血压（重度）：收缩压≥180 mmHg，舒张压≥110 mmHg。

单纯收缩期高血压：收缩压≥140 mmHg，舒张压＜900 mmHg。

2. 高血压病分期

第一期：血压达确诊高血压水平，临床无心、脑、肾损害征象。

第二期：血压达确诊高血压水平，并有下列一项者：① 体检、X 线、心电图或超

声心动图示左心室扩大;② 眼底检查,眼底动脉普遍或局部狭窄;③ 蛋白尿或血浆肌酐浓度轻度增高。

第三期:血压达确诊高血压水平,并有下列一项者:① 脑出血或高血压脑病;② 心力衰竭;③ 肾衰竭;④ 眼底出血或渗出;⑤伴或不伴有视神经乳头水肿;⑥ 心绞痛;⑦ 心肌梗死;⑧ 脑血栓形成。

(二) 鉴别诊断

原发性高血压、继发性高血压、肾血管性高血压、白大衣高血压(指有些患者仅在医生诊室内测量血压升高,但在家中自测血压或 24 h 动态血压监测时血压正常)、妊娠高血压,这几种疾病需要相互鉴别。

六、治疗

(一) 一般治疗

(1) 劳逸结合,保持足够而良好的睡眠,避免和消除紧张情绪,适当使用安定剂(如地西泮 2.5 mg,口服),避免过度的脑力和体力负荷。对轻度高血压患者,经常从事一定的体育锻炼(如练气功和打太极拳)有助于血压恢复正常,但对中重度高血压患者或已有靶器官损害表现的 Ⅱ、Ⅲ 期高血压患者,应避免竞技性运动。

(2) 减少钠盐摄入(NaCl<6 g/d),维持饮食中足够的钾、钙和镁摄入。

(3) 控制体重。肥胖的轻度高血压患者通过减轻体重往往能使血压降至正常;对肥胖的中重度高血压患者,可同时行减轻体重和降压药物治疗。

(4) 控制动脉硬化的其他危险因素,如吸烟、血脂增高等。

(二) 降压药物治疗

(1) 血管紧张素转换酶抑制剂:目前应用卡托普利(巯甲丙脯酸)、依那普利(苯酯丙脯酸)。

(2) 钙拮抗剂:是一组化学结构不同,作用机制也不尽相同的药物。由于抑制钙离子通过细胞膜上钙通道的内流,因而称为钙通道拮抗剂或钙拮抗剂。常用药物有维拉帕米(异搏定,戊脉安)、硝苯吡啶、尼群地平(硝苯甲乙砒啶)。

(3) 血管扩张剂:直接松弛血管平滑肌,扩张血管,降低血压。常用药物有硝普钠、米诺地尔、二肼苯达嗪。

(4) 作用于交感神经系统的降压药。

① 中枢性交感神经抑制药:可乐宁(盐酸可乐定片)、甲基多巴(alpha-methyl-dopa)。

② 交感神经节阻滞剂。常用药物有阿方那特,可用于高血压脑病的治疗。

③ 交感神经节后阻滞剂。使交感神经末梢中去甲肾上腺素贮存耗竭,而达到降压的目的,常用药物有胍乙啶(别名:依斯迈林、ismelin)、利血平(别名:利舍平、寿比安、血安平、蛇根碱)。

④ 肾上腺素能受体阻滞剂。

a. β受体阻滞剂:常用药物有柳胺苄心定(通用名:拉贝洛尔)(WHO 推荐降压药)、醋丁酰心安。

b. α受体阻滞剂:常用药物有哌唑嗪(脉宁平)、多沙唑嗪(doxazosin)。

(5) 利尿降压药:常用药物有氢氯噻嗪、氯噻酮片、速尿片(呋塞米片)、氨苯喋啶(也称三氨喋啶)。

(三)药物治疗原则

分级治疗:对一般高血压,先用副作用少的药物,如未取得满意疗效可逐步加用一种或多种作用机制不同的药物。可考虑分级治疗。

一级:利尿剂、β受体阻滞剂、钙拮抗剂、血管紧张素转换酶抑制剂,可选用一种药物,一种无效可改用另一种。

二级:联合用药,两种药物并用,自小量开始,有效即保持剂量,若无效转入三级。

三级:联合用药,三种药物并用。

四级:三级治疗效果不佳者,可换用胍乙啶(依斯迈林)或可乐宁(盐酸可乐定片)。

(四)高血压急症急救法

(1) 患者突然心悸、气短,呈端坐呼吸状态,口唇发绀,肢体活动失灵,伴咯粉红色泡沫样痰时,要考虑有急性左心衰竭,应吩咐患者双腿下垂,采取坐位,如备有氧气袋,及时吸入氧气,并迅速通知急救中心。

(2) 患者血压突然升高,伴有恶心、呕吐、剧烈头痛、心慌、尿频,甚至视线模糊,即已出现高血压脑病。家人要安慰患者别紧张,卧床休息,并及时服用降压药,还可另服利尿剂、镇静剂等。

(3) 患者在劳累或兴奋后,发生心绞痛,甚至心肌梗死或急性心力衰竭,心前区疼痛,胸闷,并延伸至颈部、左肩背或上肢,面色苍白,出冷汗,此时应叫患者安静休息,服一片硝酸甘油或一支亚硝酸戊酯(别名:亚硝酸正戊酯、亚硝基正戊酯),并吸入氧气。

(4) 高血压患者发病时,会伴有脑血管意外,除头痛、呕吐外,甚至意识障碍或肢体瘫痪,此时要让患者平卧,头偏向一侧,以免意识障碍或剧烈呕吐时将呕吐物吸入气道,然后通知急救中心。

七、并发症

（一）冠心病

长期的高血压可促进动脉粥样硬化的形成和发展。冠状动脉粥样硬化会阻塞或使血管腔变狭窄，或因冠状动脉功能性改变而导致心肌缺血缺氧、坏死而引起冠心病。冠状动脉粥样硬化性心脏病是动脉粥样硬化导致器官病变的最常见类型，也是严重危害人类健康的常见病。

（二）脑血管病

包含脑出血、脑血栓、脑梗死、短暂性脑缺血发作。脑血管意外又称中风，其病势凶猛，且致死率极高，即使不致死，大多数也会致残，是急性脑血管病中最凶猛的一种。高血压患者血压越高，中风的发生率也就越高。高血压患者的脑动脉如果硬化到一定程度时，再加上一时的激动或过度的兴奋，如愤怒、突然事故的发生、剧烈运动等，会使血压急骤升高，脑血管破裂出血，血液便溢入血管周围的脑组织，此时，患者会立即昏迷，倾倒在地，所以俗称中风。

（三）高血压心脏病

高血压患者的心脏改变主要是左心室肥厚和扩大，心肌细胞肥大和间质纤维化。高血压导致心脏肥厚和扩大，称为高血压心脏病。高血压心脏病是高血压长期得不到控制的一个必然趋势，最后或者可能会因心脏肥大、心律失常、心力衰竭而影响生命安全。

（四）高血压脑病

主要发生在重症高血压患者中。由于过高的血压超过了脑血流的自动调节范围，脑组织因血流灌注过多而引起脑水肿。临床上以脑病的症状和体征为特点，表现为弥漫性严重头痛、呕吐、意识障碍、精神错乱，严重的甚至会昏迷和抽搐。

（五）慢性肾衰竭

高血压对肾脏的损害是一个严重的并发症，其中高血压并发肾衰竭约占10％。高血压与肾脏损害可以相互影响，形成恶性循环。一方面，高血压引起肾脏损伤；另一方面，肾脏损伤会加重高血压病。一般到高血压的中、后期，肾小动脉发生硬化，肾血流量减少，肾浓缩小便的能力降低，此时会出现多尿和夜尿增多现象。急骤发展的高血压可引起广泛的肾小动脉弥漫性病变，导致恶性肾小动脉硬化，从而迅速发展成为尿毒症。

（六）高血压危象

高血压危象在高血压早期和晚期均可发生。紧张、疲劳、寒冷、突然停服降压药等诱因会导致小动脉发生强烈痉挛，导致血压急剧上升。高血压危象发生时，会出现头痛、烦躁、眩晕、恶心、呕吐、心悸、气急以及视力模糊等严重的症状。

第四节　心功能不全

一、概述

心功能不全是由于各种原因造成心肌的收缩功能下降，使心脏排血减少，导致血液淤滞在体循环或肺循环产生的症状。随着对心功能不全基础和临床研究的深入，心功能不全已不再被认为是单纯的血流动力学障碍，而是由于多种神经体液因子的参与，促使心功能不全持续发展的临床综合征。新概念认为心功能不全可分为无症状和有症状两个阶段。前者有心室功能障碍的客观证据（如左室射血分数降低），但无典型充血性心力衰竭症状，心功能尚属纽约心脏病学会（NY-HA）分级的Ⅰ级，属有症状心力衰竭的前期，如不进行有效治疗，会发展成有症状心功能不全。中医认为本病属"心悸""怔忡""气滞""水肿""血瘀"或"脱证"等范畴。

二、病因

（一）西医病因及病理

1. 基本病因

（1）心肌收缩力降低：多种心肌疾病如冠心病、特发性心肌病、各种原因的心肌炎等均可引起。

（2）心脏负荷加重：一种是引起心室收缩期负荷增加的疾病，另一种是引起心室舒张期负荷增加的疾病，如二尖瓣关闭不全、主动脉瓣关闭不全。

2. 诱发病因

（1）感染。特别是呼吸道感染为最常见的诱因，另外风湿热、病毒性心肌炎、感染性心内膜炎等亦可引起心力衰竭。

（2）体力劳动、情绪及气候。长期过度劳累及情绪强烈波动均可加重心脏负担，诱发心衰。另外，气候突然变化如寒冷、酷热或潮湿亦可引发本病。

（3）治疗不当及钠摄入过多。放宽对盐的摄入量的控制，一旦出现症状又大量服用洋地黄,产生洋地黄中毒。

(4)心律失常。器质性心脏病常可引起心律失常,偶发房早、室早及轻度传导阻滞对心脏的影响不大。

(5)肺栓塞。器质性心脏病如二尖瓣狭窄时,常并发心房颤动,容易发生心房内血栓;心衰患者长期卧床,容易发生下肢静脉血栓。

(6)高心排血量状态(称为高动力循环)。妊娠、分娩、甲亢或其他高心排血量状态,不常引起心衰,但在心脏病基础上能诱发心衰。

3.病理生理

当各种原因致心肌收缩力减退或负荷过重时,机体通过神经内分泌和心血管系统进行代偿,从而产生一系列变化。

(1)心功能不全时机体的代偿反应。左心室功能减退,每搏量(指心脏每次搏动由一侧心室射入主动脉的血量)与心排血量减少时,机体发生反射性交感神经-肾上腺素能活性增高,使血浆儿茶酚胺(一种含有儿茶酚和胺基的神经类物质)水平增加,从而引起一系列变化,如心率增快、心肌收缩力增强、静脉收缩、回心血量增多,通过 Starling 定律增加心搏量,选择性小动脉收缩,维持动脉压,保证重要脏器的血供。然而,上述调节在心功能不全初期尚能代偿,使心泵血功能得以维持,但在代偿过程中潜藏着使前后负荷增高的不利因素。

(2)心脏的代偿反应。心功能不全时心脏的代偿反应包括心肌肥厚与心腔扩大。长期的心脏负荷过重可刺激心肌收缩蛋白合成,导致心肌肥厚,心肌收缩单位增多,心脏收缩功能增强而每个收缩单位的负荷却并不增加,室壁张力不增高,通过这一缓慢的代偿过程,可使心脏在较长时间里有效地维持泵血功能。但是,肥厚的心肌能量相对缺乏,血供相对不足,以致发生一系列生化改变导致机械功能异常。心肌肥厚时,心肌顺应性减低,加之能量缺乏,心脏舒张功能出现障碍,持续负荷过重,心肌纤维变性进而引起死亡,使残存的心肌细胞所承受的负荷更重,如此形成恶性循环,促使心力衰竭的进行性恶化。

(二)中医病因病机

1.中医病因

各种心系疾病发展至晚期,损及气血阴阳,出现心、脾、肺、肾的虚损,遇六淫外邪、思虑劳倦、房事不节等而诱发。

2.中医病机

(1)心肺气虚:心主血,肺主气,气血之间相辅相成、互相影响。咳嗽日久,肺气受损,致心气不足,血脉不畅,可出现心悸、气短、唇紫等;若心气虚衰,血脉不畅,则肺失肃降,津液不布,聚而为痰,痰湿阻肺,则呼吸喘促、憋闷气短、咳吐泡沫痰涎或咯血;肺气不宣则水道不通,津液蓄积而为水饮,外溢肌肤,发为水肿;甚者可出现元气虚脱、阴阳不相维系,可见冷汗淋漓、面色灰白、口唇紫黯、神昏脉微等危重证候。

（2）心脾肾虚：心气虚日久及肾，后天脾胃受损无以充养先天，均可使肾阳不足，久病肾虚，肾阳虚难以资助心阳、脾阳，终可致心脾肾阳虚弱，阴寒内生之证。临床上见到气短乏力、畏寒肢冷、心悸怔忡。肾不纳气，则呼多吸少，气短难续；阳虚则水不化，可见夜尿较多，白天尿少水肿，甚者水气上逆，凌心射肺，出现心悸、怔忡、咳喘倚息不能卧，咯吐泡沫样痰。

（3）气阴两虚：气虚日久，阴津生成减少，或长期治疗过程中过用温燥、渗利之品损及阴津，形成气阴两虚或阴阳并损的证候，可见心悸、气短乏力、倦怠懒言、口干舌燥、五心烦热、脉虚数等。

（4）血瘀水停：心主血脉，心气虚，血行不畅则瘀血内生。疾病后期，肺脾肾均伤，肺为水之上源，虚则水的通调不利，脾主运化水谷，肾主水液、司二便，三脏功能失常，则水液代谢紊乱，停积于内，泛溢于外而成水肿。另外，血瘀则水停，水停则血阻，二者可并存而为病。

三、临床表现

（一）症状

1. 左心功能不全

（1）呼吸困难。

① 缓进性劳力性呼吸困难：初起仅在剧烈活动时，后随病情进展加重。

② 阵发性夜间呼吸困难：患者在夜间熟睡 $1\sim2$ h 后，因胸闷、气急而突然惊醒，立即坐起，呼吸困难可在十几分钟内逐渐缓解。

③ 端坐呼吸：患者平卧位就可出现呼吸困难。

（2）咳嗽、咯血。

多为干咳，咯吐泡沫样痰，有时痰中带血。

（3）潮式呼吸。

严重的左心衰竭，由于动脉血流缓慢，会在睡眠中发生此种交替性呼吸暂停，往往由其家属发现。

（4）夜尿增多。

正常人白天比夜间的尿量多，而左心衰竭的患者夜尿多于白天。

2. 右心功能不全

（1）上腹部胀满：由于腹腔内脏充血，肝脾肿大，故可在右心功能不全早期出现，并伴有恶心、食欲缺乏、呕吐及上腹部压痛。

（2）呼吸困难。

（3）夜尿增多。

正常人白天比夜间的尿量多,而左心衰竭的患者夜尿多于白天。

(4) 头痛、头晕乏力。

(二) 体征

1. 左心功能不全

(1) 肺部表现。

中度左心衰时,由于肺充血和肺水肿,肺间质水肿及支气管内渗液引起呼吸次数增加及两侧肺底部有中、小水泡音。随着左心衰的加重,肺底湿啰音向上蔓延,待肺水肿加重,则出现全肺布满湿啰音、哮鸣音及咳吐粉红色泡沫痰。X线检查显示肺门动脉及静脉均增粗,两侧肺门阴影增大及密度变深。当肺血管压超过 3.33 kPa(25 mmHg)时,将出现肺泡水肿及胸腔积液,X线表现为棉团状阴影。

(2) 心脏的体征。

① 心脏扩大:出现左心衰竭时一般均有左心室大,心尖搏动向下移位,但急性心肌梗死时,左心衰竭可无左室扩大。

② 心尖部舒张早期奔马律:舒张早期奔马律并非左心衰竭的必有表现,但新近出现的奔马律为左心功能不全早期表现的重要佐症之一。

③ 肺动脉瓣区第二心音亢进:由肺动脉高压、脉循环阻力增加引起。

④ 第二心音分裂:左心衰时,由于左心排血时间延长,主动脉瓣的关闭迟于肺动脉瓣,产生第二心音分裂,以呼气时明显。

⑤ 心尖部收缩期杂音:如原来心尖区无收缩期杂音,左心衰竭时,由于心室收缩减弱,可在心尖部听到收缩期粗糙的吹风样杂音,可占全收缩期。

(3) 发绀。

多见于口唇、耳垂及四肢末端,二尖瓣狭窄引起的发绀在两颧骨隆起部的皮肤较明显,急性肺水肿时多有显著外周性发绀。

(4) 交替脉。

明显的交替脉可在扪诊时触知,表现为脉搏的节律正常而强弱交替出现,或频率减少一半;轻度的交替脉,仅在测血压时发现。

2. 右心功能不全

(1) 心脏体征。

① 心脏向两侧扩大。

② 右心室肥厚显著时,可有心前区抬举样搏动,即在胸骨下部左缘,有收缩期强而有力的搏动。

③ 右室舒张早期奔马律:是右心衰竭的重要体征,在胸骨左缘和剑突下听到,有随吸气增强的特点。

④ 多有窦性心动过速。

(2) 颈静脉怒张。

右心衰竭时，上下腔静脉压升高，可使颈外静脉、手背等浅表静脉异常充盈。颈静脉充盈为右心衰竭的早期征象。颈静脉的搏动在取 45°斜位时明显。

（3）肝脏肿大和压痛。

为右心衰竭最重要和较早出现的体征之一，肝大以剑突下较明显，肋下有时不能扪及。肝脏叩诊时在右锁骨中线上界到下界的距离大于 11 cm。

（4）水肿。

为下垂性凹陷性水肿。水肿一般起于踝部，休息一夜后，水肿消失。较重者立位及坐位时下肢水肿较明显，卧位时低部水肿较明显。随着右心功能不全加重，水肿的范围扩大。严重者可出现胸腔积液、腹水。腹水的出现是由于淤血性肝硬化所致。胸腔积液可出现于双侧，若出现在单侧，则多见于右侧。原因为胸膜的静脉回流经由体静脉和肺静脉。

（5）心包积液。

严重、持久的右心衰竭患者，心包腔内积液量漏出过多，发生心包积液。

（三）全心功能不全的表现

左、右心功能不全的临床表现同时存在，但患者或以左心功能不全的表现为主或以右心功能不全的表现为主。左心功能不全肺部充血的临床表现可因右心功能不全的发生而减轻。

四、辅助检查

（一）影像检查

X 线检查：对左心功能不全的患者有一定的帮助。左心功能不全的患者由于肺静脉充血、肺水肿及下部肺野血管收缩，可有肺门阴影增大，肺淋巴管扩大，在正位及左前斜位片常可见右肺外下野水平走向的线状影，近肋膈角处特显，即为 Kerley B 线。

（二）实验室检查

1. 静脉压

右心功能不全时，因代偿性循环血容量增加及体循环充血，静脉压增高。其增高的程度与心功能不全的程度成正比。

2. 循环时间

左心功能不全时，臂到肺的循环时间正常，而由于肺到舌的循环时间延长，出现臂到舌的循环时间延长；右心功能不全时，臂到肺的循环时间延长，臂到舌的循环时间亦延长，但肺到舌的循环时间则正常。

五、诊断

(一) 中医诊断

1. 心肺气虚

(1) 证候:心悸怔忡,面色青灰,肢倦乏力,咳嗽喘促,短气自汗,动则加剧,舌淡或青紫,苔薄白,脉沉弱或结代。

(2) 证候分析:心气虚,心神失养,则心悸怔忡;心主血,其华在面,气虚面失血充,故面色青灰;气虚,肢体气血运行不利,则肢倦乏力;肺气虚,肺气不宣,则咳嗽喘促;气虚不足以息,可见短气;气虚卫外不固,自汗;劳则耗气,气虚益甚,则动而加剧;舌淡或青紫,苔薄白,脉沉弱或结代,均为气虚之象。

2. 气虚血瘀

(1) 证候:心悸怔忡,胸胁作痛,腹胀痞满,咳嗽气短,两颧暗红,口唇发绀,水肿尿少,舌质紫黯或有瘀点、瘀斑,脉涩或弦或结代。

(2) 证候分析:气虚血瘀,心脉失养,则心悸怔忡;瘀血内停,气滞不行,则胸胁作痛,腹胀痞满;肺气虚失宣,见咳嗽气短;瘀血阻于头面,两颧暗红,口唇发绀;气虚,水运化不利,则可出现水肿尿少;舌质紫黯或有瘀点、瘀斑,脉涩或弦或结代,为气虚血瘀之象。

3. 痰饮阻肺

(1) 证候:心悸气短,咳嗽气喘,不能平卧,咯出白痰或泡沫样痰,尿少水肿,腹胀纳呆,苔白腻,脉弦滑。

(2) 证候分析:素有肺脾气虚、水饮之人,外感风寒,肺气闭,输转不利,水饮蓄于心下,上迫于肺,而出现心悸气短,咳嗽气喘,不能平卧,咯出白痰或泡沫样痰;肺经受寒,气化不利,尿少水肿;脾虚则腹胀纳呆;苔白腻,脉弦滑为痰湿内停之征。

4. 热痰壅肺

(1) 证候:发热口渴,咳嗽喘促,不能平卧,痰多黏稠色黄或痰白黏稠难咳,心悸,发绀,尿黄量少,水肿,舌红苔黄,脉滑数。

(2) 证候分析:痰独内停于肺,日久化热,发展成痰热壅肺之证。热邪内盛伤津,发热口渴;痰热壅肺,肺气不宣则咳嗽喘促,不能平卧,痰多黏稠色黄或痰白黏稠难咳;痰热扰心,则见心悸;热盛血壅,口唇发绀;热伤膀胱。膀胱气化不利,尿黄量少,水肿;舌红苔黄,脉滑数为痰热内盛之象。

5. 气阴两虚

(1) 证候:心悸怔忡,头晕目眩,气短乏力,口干舌燥,失眠盗汗,舌红苔少,脉细数或结代。

(2) 证候分析:气虚日久,伤及阴津,可造成气阴两虚。心脉失其濡养,心悸怔忡;清窍失养,则头晕目眩;气虚则气短乏力;气阴两虚,津不上承,则口千舌燥;阴虚生内热,热扰心神则失眠;阴虚阳不固摄,则津外越而盗汗;舌红苔少,脉细数或结代,皆为气阴两虚之象。

6. 心肾阳虚

(1)证候:心悸气短,面色青紫,精神不振,畏寒肢冷,尿少水肿,腰以下肿甚,唇青舌黯,苔白,脉沉细或弱或结代。

(2)证候分析:心肾阳虚,阳不化气,水湿内停,水气上凌心肺,故见心悸气短;水湿不化,则尿少水肿,腰以下肿甚;肾阳亏虚,命门火衰,不能温养,故畏寒肢冷;阳气不能温煦上荣,可见面色青紫,精神不振,唇青舌黯,苍白;脉沉细或弱或结代为阳气虚衰,水湿内停之候。

7. 阳气虚脱

(1)证候:气喘急促,呼多吸少,尿少水肿,烦躁不安,不得平卧,面色苍白或灰暗,张口抬肩,汗出如油,昏迷不醒,四肢厥逆或昏厥谵妄,舌质紫暗,苔少,脉微细欲绝或沉迟不续。

(2)证候分析:肾阳气不能固摄纳气,则气喘吸促,呼多吸少,张口抬肩;肾气虚,膀胱气化不利,可见尿少水肿;阳气虚极,浮阳上越,故见烦躁不安,不得平卧;阳气不能温煦上荣,则面色苍白,或灰暗;阳气外越,津液外泄,则汗出如油;心阳欲脱,则昏迷不醒,昏厥谵妄;舌质紫暗,苔少,脉微细欲绝或沉迟不续乃阳气欲脱之象。

(二)西医诊断标准及鉴别诊断

1. 西医诊断标准

(1)慢性心功能不全诊断标准。

心力衰竭诊断标准分为主要标准及次要标准。符合两项主要标准或一项主要标准及两项次要标准者,可诊断为心力衰竭。主要标准:阵发性夜间呼吸困难;颈静脉怒张;肺啰音;心脏扩大;急性肺水肿;第三心音呈奔马律;静脉压升高($>$16 cmH_2O)。次要标准:深部水肿;夜间咳嗽;活动后呼吸困难;肝大;胸腔积液;肺活量减低至最大肺活量的 1/3;心动过速(每分钟$\geqslant$120 次)。主要和次要标准均包括治疗 5 d 以上时间后,体重减轻$\geqslant$4.5 kg。应用上述标准可能会漏诊一些较轻的心衰患者,因为疑有心衰患者的数目比根据本标准做出诊断者多一倍。

(2)心功能分级。

Ⅰ级(心功能代偿期):仅有心脏病体征,体力活动不受限制,一般体力活动不引起疲劳、心悸、呼吸困难或心绞痛等症状。

Ⅱ级:相当于心力衰竭Ⅰ度或轻度。体力活动稍受限制,休息时无症状,但一般体力活动时(如上三楼、上坡、步行 1500～2000 m)即引起疲乏、心悸、呼吸困难或心绞痛等症状。检查时除心脏本身的体征外,尚可发现心率加快、肝脏轻度肿大等。

Ⅲ级:相当于心力衰竭Ⅱ度或中度。体力活动明显受限,休息时无症状,但轻微体力活动(如上二楼、上小坡、步行 500~1000 m),即出现心悸、呼吸困难、心衰症状,或发作性心绞痛。查体时肝脏中度肿大,并有一定程度的水肿,卧床休息后好转,但不能完全消失。

Ⅳ级:相当于心力衰竭Ⅱ度或重度。不能胜任任何体力活动,安静休息时仍有心力衰竭的症状和体征,或有心绞痛综合征。内脏淤血和水肿显著。久病者可有心源性肝硬化等改变。

(3)急性左心功能不全(急性肺水肿)诊断标准。

由于心排血量减少引起脑部缺血,可发生短暂的意识丧失,即心源性昏厥。昏厥发作持续数秒钟时可有四肢抽搐、呼吸暂停、发绀等表现,称为阿-斯综合征(Adams-Stoke syndrome)。急性肺水肿为急性左心功能不全的主要表现。典型发作为突然的严重气急,端坐呼吸,阵咳,咯粉红色泡沫痰液。两肺满布湿啰音及哮鸣音,心率快,心尖舒张期奔马律。严重者可出现心脏骤停。X 线片可见典型蝴蝶状大片阴影由肺门向周围扩展。病史中有心脏病基础者有助于诊断。

(4)急性肺水肿分期。

发病期:症状不典型,患者呼吸短促,有时焦躁不安,皮肤苍白湿冷,心率增快。

间质性肺水肿期:呼吸困难,但无泡沫痰,端坐呼吸,皮肤苍白,常有发绀,脉率快。肺部可闻及哮鸣音,有时伴细湿啰音。

肺泡内水肿期:频繁咳嗽,极度呼吸困难,吐白色或粉红色泡沫样痰。双肺布满大、中水泡音,伴哮鸣音。并有心动过速、奔马律、颈静脉怒张、发绀等表现。

休克期:皮肤苍白而有发绀,冷汗淋漓,意识模糊,呼吸加快,血压下降,脉搏细数。

临终期:心律及呼吸均严重紊乱。

2. 西医诊断依据

据临床表现的特点不难做出诊断,对有心功能不全的患者,临床诊断应包括有病因诊断、解剖诊断、心律变化的诊断及心脏功能状态的诊断。心力衰竭的分类一般依据美国纽约心脏病学会(NYHA)心功能分级法,将心功能分为四级,心功能不全分为三度:

(1)心功能一级(心功能代偿期):一般的体力活动不受限制,不出现疲劳、乏力、心悸、呼吸困难以及心绞痛等症状,无心衰体征。

(2)心功能二级(Ⅰ度功能不全):体力活动稍受限制,休息时无症状,但中等体力活动时即出现上述症状及心衰体征,卧床休息后症状好转,但不能完全消失。

(3)心功能三级(Ⅱ度功能不全):体力活动明显受限制,休息时无症状,但轻微体力活动时即出现上述症状及心衰体征,卧床休息后症状好转,但不能完全消失。

（4）心功能四级（Ⅲ度功能不全）：休息时仍可有上述症状及明显的心功能不全体征。

3. 西医鉴别诊断

（1）左心功能不全应与肺部疾患所引起的呼吸困难和非心源性肺水肿相鉴别。肺部疾患如肺炎、支气管炎等所引起的呼吸困难受体位变化的影响不大，而左心功能不全引起的呼吸困难在坐位时可明显减轻。心源性哮喘与支气管哮喘鉴别比较困难，只有患者咯粉红色泡沫痰时，心源性哮喘才不难区别。

（2）右心功能不全引起的水肿应与心包积液、缩窄性心包炎、肾炎、肝硬化等引起的水肿相鉴别。

六、治疗

（一）西医治疗

1. 根治或控制病因

积极治疗心功能不全的诱因，如感染、心律失常、负性肌力药等，避免过度体力活动。

2. 减轻心脏负荷

（1）休息。

休息是减轻心脏负荷的主要方法。轻度心力衰竭时，限制体力活动即可；重度心衰需卧床休息，并鼓励患者小腿轻度活动减少下肢血栓形成，必要时可给小剂量的安定、苯比妥类，以解除患者思想顾虑。

（2）控制钠盐的摄入。

适当限制钠盐，据心衰程度每日进氯化钠量可限制在 2.5～5 g。

（3）利尿。

利尿剂可减轻外周和内脏水肿，减轻心脏前负荷，增加心排血量，改善心功能。常用的有速尿（呋塞米），每次可用 20～40 mg；或双氢氯噻嗪 25～50 mg，Tid。上两种药物应用时应常规补钾，安体舒通和氨苯喋啶为保钾利尿剂，与上述利尿剂合用时可减少排钾。

（4）血管扩张剂。

可扩张外周小动脉，减轻心脏排血时的阻抗，从而减轻心脏后负荷；还可扩张外周静脉，减少回心血量，从而减轻心脏前负荷。常用的有硝普钠、硝酸甘油、心痛定等。

（5）增强心肌收缩力。

① 洋地黄类药物。

洋地黄通过对心肌细胞膜上钠钾 ATP 酶的抑制作用，使内流的钙离子增多，同时可直接或通过兴奋迷走神经间接地降低窦房结的自律性,或在心房颤动时延缓房室传导,而减慢心率。同时心肌的耗氧量并不增加,或可降低。

适应证和禁忌证:洋地黄适应于各种充血性心力衰竭,对伴有快速心室率的心房颤动的心力衰竭效果特别显著。心脏病伴心脏扩大者,面临手术或分娩等应激时也可应用。对室上性快速心律失常,也有较好的疗效。预激综合征(指窦房结的冲动除了经过房室结的正常房室传导途径向下传,还有其他的通路直接传至心室,引起某些心肌提前激动,从而引起异常的心电生理和伴发多种快速型的心律失常为特征的一种临床综合征)伴心房颤动或扑动、Ⅰ度或高度房室传导阻滞、肥厚梗阻型心肌病而无心房颤动或明显心力衰竭者、单纯性重度二尖瓣狭窄、伴窦性心律者禁用。

给药方法:目前常用两种方法。一是速给法,适用于心功能不全、急重、需尽快控制且在近两周内未用过洋地黄者,可在短期内(1～3 d)药负荷量以取得最好的疗效,以后每日用维持量以补充排泄所丢失的药量,借以维持疗效。常用西地兰或毒毛旋花子甙K,西地兰首剂用0.4～0.8 mg,以25%的葡萄糖20 mL稀释后缓慢静注,以后隔2～4 h给0.2～0.4 mg,直至负荷量24 h达1.0～1.6 mg。二是缓给法,适用于病情不太急,允许逐渐控制的患者,一般选用地高辛,0.25～0.5 mg/d,经6～8 d,蓄积的地高辛可达治疗浓度水平。

毒副反应:常见的有胃肠道反应,如食欲减退、恶心呕吐等。心律失常是心脏方面最重要的一种表现,临床上所见到的各种心律失常均可出现,最常见的有室性早搏二联律。神经系统的表现有头痛、忧郁、无力及黄视或绿视等。

② 其他正性肌力药物。

此类药物可以兴奋β_1或β_2受体,产生强心、加快心率和扩张血管的作用。常用的有多巴胺和多巴酚丁胺,小剂量多巴酚丁胺[<7.5 μg/kg·min]可增加心肌收缩力,而心率增快、血管收缩作用较轻;大剂量多巴酚丁胺[>10 μg/(kg·min)]可出现心率加快或室性心律失常的副作用。

(二) 中医治疗

1. 心肺气虚

治则治法:养心补肺。

方药:养心汤(《证治准绳》)合补肺汤(《永类钤方》)加减。药用人参、五味子、熟地、紫菀、桑白皮、黄芪、肉桂、当归、川芎、半夏、茯苓、远志、酸枣仁、柏子仁、茯神、甘草。

方义分析:方中以人参、五味子、黄芪补心肺之气;熟地养阴,紫菀、桑白皮化痰清利肺气;肉桂、半夏能温中健脾,助气血生化之源;当归、川芎、茯苓、远志、酸枣仁、柏子仁、茯神养血安神。

加减:若肺气虚较重,以补肺汤为主,稍加补心气之品。若心气虚较重,以养心汤为主,稍加补肺气之品。

2. 气虚血瘀

治则治法:益气活血,佐以行水消肿。

方药:补阳还五汤(《医林改错》)合五苓散(《伤寒论》)加减。药用生黄芪、当归、赤芍、地龙、川芎、红花、桃仁、猪苓、茯苓、泽泻、白术、桂枝。

方义分析:方中以生黄芪补脾胃之气,助心气以行血脉;当归活血,祛瘀而不伤正;赤芍、川芎、红花、桃仁活血祛瘀;地龙通经活络;猪苓、茯苓、泽泻淡渗利湿消肿;白术健脾气,运化水湿;桂枝助膀胱气化。

加减:若气虚明显,短气乏力者,加党参,以加重补气之力。若水肿甚,小便量少者,加车前子、五加皮以利水。

3. 痰饮阻肺

治则治法:温化痰饮,宣肺平喘。

方药:小青龙汤(《伤寒论》)合葶苈大枣泻肺汤(《金匮要略》)加减。药用麻黄、芍药、细辛、干姜、甘草、桂枝、半夏、五味子、葶苈子、大枣。

方义分析:方中麻黄、桂枝走表,宣肺平喘;细辛、干姜温化痰饮;半夏化痰;芍药、五味子、甘草调和诸药,以防温燥伤及阴津及正气;大枣甘缓补中,补脾养心;葶苈子泻肺行水,下气平喘。二方共达温化痰饮,宣肺平喘的目的。

加减:若兼有气虚者,加用党参、黄芪等益气。兼有畏寒肢冷者,加用附子温阳散寒。

4. 热痰壅肺

治则治法:清化痰热,宣肺行水。

方药:麻杏石甘汤(《伤寒论》)合苇茎汤(《备急千金要方》)加减。药用麻黄、杏仁、石膏、甘草、苇茎、薏苡仁、冬瓜仁、桃仁。

方义分析:方中麻黄宣肺,与苦寒之石膏配合,使宣肺而不助热,清肺而不留邪;杏仁降肺气,助麻黄、石膏清肺平喘;苇茎清泻肺热;薏苡仁、冬瓜仁清化痰热;桃仁活血祛热结;甘草调和诸药。二方合用,达清肺平喘之功。

加减:若水肿明显者,加车前子清热利水。若痰热重,痰稠难咯者,加全瓜蒌、鱼腥草化痰清热。

5. 气阴两虚

治则治法:益气养阴。

方药:生脉饮(《内外伤辨惑论》)合炙甘草汤(《伤寒论》)加减。药用人参、麦冬、五味子、炙甘草、桂枝、白芍、生地黄、阿胶(烊化)、火麻仁、大枣、生姜。

方义分析:方中以人参、炙甘草、大枣补心脾肺之气;麦冬、五味子、白芍、生地黄、阿胶、火麻仁甘润滋阴,养心补血,润肺生津;五味子又可酸收敛汗,益心气;生姜、桂枝通阳,以复心脉运行。

加减:若失眠较重,需加安神之枣仁、合欢皮、远志等。若盗汗明显,应加浮小麦、胡黄连等敛阴止汗。

6. 心肾阳虚

治则治法:温阳利水。

方药:真武汤(《伤寒论》)合五苓散(《伤寒论》)加减。药用炮附子、白术、白芍、生姜、茯苓、猪苓、泽泻、桂枝。

方义分析:方中炮附子大辛大热,温肾暖土,助阳化气;生姜既助附子之温阳祛寒,又伍猪苓、茯苓、泽泻温散利湿消肿;白术健脾气运化水湿;白芍养阴利小便;桂枝助膀胱气化。

加减:若气虚重者,加生晒参、黄芪补气。若水肿重者,加北五加皮利水消肿。

7. 阳气虚脱

治则治法:回阳固脱。

方药:参附龙牡汤(《妇人良方》)加减。药用人参、炮附子、生龙骨,生牡蛎、麦冬、五味子、山茱肉、干姜。

方义分析:方中以人参大补元气;炮附子、干姜回阳救逆;生龙骨、生牡蛎潜阳固脱;麦冬、五味子养阴生津;山茱肉温补命门。

加减:若有水肿者,加北五加皮利水消肿。若神昏不醒者,加麝香、苏合香等芳香开窍。食疗宜选用清淡、富含营养而宜消化的食物,避免浓茶、咖啡及辛辣之品,应以粗粮、新鲜蔬菜和瘦肉为主,多吃水果。

(三) 中西医结合治疗

心衰急性期的治疗以西药治疗为主,积极抢救,如有明显大汗出等气阴两衰现象时,可配用中药生脉注射液静滴。慢性心功能不全可以中西药并用,西药以强心、利尿、扩张血管为主,中药以益气活血利水为法,可达满意的疗效。

第三章　脑血管疾病

第一节　神经衰弱

一、概述

神经衰弱是指大脑由于长期的情绪紧张和精神压力,从而产生精神活动能力的减弱,其主要特征是精神易兴奋和脑力易疲劳、睡眠障碍、记忆力减退、头痛等,伴有各种躯体不适等症状,病程迁延,症状时轻时重,病情波动常与社会心理因素有关。大多数患者发病于 16～40 岁,两性发病数无明显差异。从事脑力劳动者占多数。本病如处理不当可迁延达数年甚或数十年。如遇新的精神因素或休息不足,症状可重现或加剧。经精神科或心理科医生积极、及时治疗,指导患者消除病因,正确对待疾病,本病可达缓解或治愈,预后一般良好。

二、病因及发病机制

(一) 病因

1. 疾病困扰

患有传染病、慢性中毒、颅脑损伤或营养障碍等疾病,抵抗力下降、精神紧张,或产生精神负担、经常处于烦恼焦虑之中,使神经系统长期处于紧张状态而成为诱发神经衰弱的原因。

2. 用脑过度

脑力劳动时间过久、工作任务过久、工作任务过重、注意力高度集中,使大脑神经细胞过分消耗能量,失去正常的调节而易患神经衰弱,是脑力劳动者常见的诱发神经衰弱的原因。

3. 精神创伤

生活中遇到某些事件,而产生忧伤、焦虑、惊恐等不良的情绪,若持续或过于强烈,成为大脑的一种不良刺激,称之为"精神创伤"。如亲人丧亡、失恋、高考落榜、工作事故等不良情绪,是常见的神经衰弱的原因。

4. 过度紧张

强烈的精神刺激,沉重的精神负担,持久的环境压力,不当的工作方法,如家庭纠纷、学习和工作中的激烈竞争、人际关系紧张等因素,使大脑活动过度紧张,超过了神经系统的耐受界限,也可能成为引发神经衰弱的原因。

5. 环境不良

长期处于嘈杂的环境中,身心无法安宁,休息睡眠得不到保证,长期接触噪声、刺眼的亮光、刺鼻的气味或污染的空气,会使神经系统受到损害,诱发神经衰弱。

(二) 发病机制

(1) 生理素质和个性特点:巴甫洛夫认为,高级神经活动类型属于弱型和中间型的人,其个性特征表现为孤僻、胆怯、敏感多疑、急躁、易紧张者容易罹患此病。巴甫洛夫学派认为,本病的主要病理生理基础是大脑皮质内抑制过程弱化,内抑制过程减弱时,神经细胞的兴奋性相对增高,对外界刺激可产生强而迅速的反应,从而使神经细胞的能量大量消耗。临床上,一方面,这类患者常表现为容易兴奋,又易于疲劳;另一方面,大脑皮质功能弱化,其调节和控制皮质下自主神经系统的功能也减弱,从而出现各种自主神经功能亢进的症状。

(2) 感染、中毒、营养不良、内分泌失调、颅脑创伤和躯体疾病等也可成为本病发生的诱因。

(3) 没有人格缺陷的人,在强烈而持久的精神因素作用下,同样可以发病。Dejerine 和 Gauckler 认为,由心理因素引起的过度紧张,特别是过度紧张引起的不愉快情绪,是神经衰弱的原因,神经衰弱是一种疲劳状态,由过多的心理冲突引起。精神分析学派则认为,神经衰弱起因于性格受挫,不良情绪积累,个体行为受控,以及未得到解决的其他婴儿期冲突等。

三、临床表现

过去神经衰弱的意义是中枢神经系统的一种过分易衰弱和过分易兴奋状态,伴有继发症状(Muller《神经衰弱手册》,1893),现在基本上也同意这种观点。许多教科书把症状描述得更详细些,如 Kind 认为神经衰弱的主要症状是各方面能力下降和对各种刺激的反应增强,心理水平上易疲乏,睡眠障碍,注意力不集中,记忆减弱,带恐怖性质的焦虑,对声、光或躯体各部分有病态的易感性,如心脏虚弱及各种性功能障碍。1985 年,在我国神经症座谈会上确定的神经衰弱定义指出,本症患者精神容易兴奋和脑力容易疲乏,常伴有情绪烦恼和一些心理生理症状。有学者认为神经衰弱者的疲乏是有选择性的,即对有兴趣的情绪体验不易疲乏,而对无兴趣或潜意识中有抵触情绪则容易疲乏。主要临床表现大致可归纳为以下几类:

（一）衰弱症状

这是本病常有的基本症状。患者经常感到精力不足，萎靡不振，不能用脑，或脑力迟钝，肢体无力，困倦思睡，特别是工作稍久，即感注意力不能集中，思考困难，工作效率显著减退，充分休息也不能减轻其疲劳感。很多患者表示做事丢三落四，说话常常说错，记不起刚经历过的事。

（二）兴奋症状

患者在阅读书报或收看电视等活动时精神容易兴奋，不由自主地回忆和联想增多；患者对指向性思维感到吃力，而缺乏指向的思维却控制不住地很活跃，这种现象在入睡前尤其明显，使患者深感苦恼；有的患者还对声光敏感。

（三）情绪症状

主要表现为容易烦恼和容易激惹。烦恼的内容往往涉及现实生活中的各种矛盾。一方面，患者感到困难重重，无法解决；另一方面，患者自制力减弱，遇事容易激动，或烦躁易怒，对家里的人发脾气，事后又感到后悔，或易于伤感、落泪。约25％的患者有焦虑情绪，对所患疾病产生疑虑、担心和紧张不安。例如，患者可因心悸、脉快而怀疑自己患了心脏病，或因腹胀、厌食而担心患了胃癌，或因治疗效果不佳而认为自己患的是不治之症，这种疑病心理，可加重患者焦虑和紧张情绪，形成恶性循环。另有约40％的患者在病程中出现短暂的、轻度抑郁心境，以 Hamilton 抑郁量表评分，常在 10 分以下，可有自责，但一般都没有自杀意念或企图。有的患者存在怨恨情绪，把疾病的起因归于他人。

（四）紧张性疼痛

常由紧张情绪引起，以紧张性头痛最常见，患者感到头重、头胀、头部紧压感，或颈项僵硬，或腰酸背痛或四肢肌肉疼痛。

（五）睡眠障碍

最常见的是入睡困难，辗转难眠，以致心情烦躁，更难入睡；其次是多梦，易惊醒，或感到睡眠很浅，似乎整夜都未曾入睡；还有一些患者感到睡醒后疲乏不解，仍然困倦，或白天思睡。上床睡觉又觉兴奋，难以成眠，表现为睡眠节律的紊乱。有的患者虽已酣然入睡，鼾声大作，但醒后坚决否认已经睡了，缺乏真实的睡眠感，这类患者为失眠而担心、苦恼。

（六）其他心理生理障碍

较常见的如头昏、眼花、耳鸣、心悸、心慌、气短、胸闷、腹胀、消化不良、尿频、多汗、阳痿、早泄或月经紊乱等。这类症状缺乏特异性,常见于焦虑障碍、抑郁症或躯体化障碍,但可成为本病患者求治的主诉,使神经衰弱的基本症状掩盖起来。

四、辅助检查

为了消除这些观念及排除可能的器质性病变,故须做心电图、脑电图、脑电地形图、经颅多普勒、CT 头颅扫描等检查。

(一)脑电图检测

脑电图(electroencephalogram,EEG)是通过电极记录下来的脑细胞群的自发性、节律性电活动。

(二)经颅多普勒检测

经颅多普勒(TCD)是利用超声波的多普勒效应来研究颅内大血管中血流动力学的一门新技术。

五、诊断鉴别及诊断依据

神经衰弱存在导致脑功能活动过度紧张的社会心理因素,具有易感体质或性格特点。临床症状以易兴奋、脑力易疲乏、头痛、睡眠障碍、继发焦虑等为主。病程至少 3 个月,具有反复波动或迁延的特点,病情每次波动多与精神因素有关。须做全面体格检查,包括神经精神检查或其他必要的各项检查,以排除其他躯体疾病或早期精神病者。

六、治疗

(一)西医治疗

1. 药物治疗

(1)β受体阻滞剂。

交感神经功能亢进,如紧张、心悸、震颤、多汗等症状明显者,可试用心得安 10～20 mg,Tid,有一定效果。

(2)镇静催眠药物。

睡眠障碍显著,可选用三唑仑 0.25～0.5 mg,硝西泮 5～10 mg。艾司唑仑 1～2 mg 或氯硝西泮 2～4 mg,每晚睡前服,连服 1～2 周。为了避免产生药物依赖,这类药物不宜太长时间使用。

（3）三环类药物。

焦虑和抑郁情绪混合存在，且有早醒者，可选用多塞平（别名：多虑平）或阿米替林（别名：阿密替林、依拉维、氨三环庚素），25～50 mg，睡前服，Qd，以缓解焦虑和抑郁情绪，延长睡眠时间。多选用副作用较少的第二代抗抑郁药，如 SSRI 类药物，以低剂量为宜。

（4）抗焦虑药物。

常用苯二氮卓类，可选用地西泮（安定）2.5～5.0 mg，氯氮卓（利眠宁）10～20 mg，艾司唑仑（舒乐安定）1～2 mg，羟嗪（安泰乐）25～50 mg，阿普唑仑 0.4～0.8 mg，劳拉西泮（氯羟安定）1～2 mg 等，Tid，连服 1～2 周。可帮助患者改善焦虑、紧张和睡眠障碍。

2. 采用胰岛素低血糖治疗

对衰弱症状和消化功能障碍，以及焦虑、消瘦的患者，有强壮身体和改善营养状况、增进整体功能恢复的效果。可每天早晨空腹肌注胰岛素 4～20 U，出现明显低血糖反应，3～4 h 后，再口服 50％蔗糖液，或静注 50％葡萄糖液 50～60 mL，结束治疗。每周治疗 6 次，30～40 次为一疗程。

（二）中医辨证治疗

1. 肝肾阴虚

（1）主症：头昏目眩，失眠多梦，心悸耳鸣，心烦易怒，腰酸腿软，遗精尿频，精神萎靡，手足心热，月经不调，舌红少苔，脉弦细。

（2）治则：滋补肝肾，养心安神。

（3）方剂：可服六味地黄丸或杞菊地黄丸加减。

（4）处方为熟地黄、山药、枣皮、牡丹皮、茯苓、泽泻、枸杞加减。遗精加金樱子、锁阳；失眠加夜交藤、枣仁、远志；便秘将熟地黄改生地黄，加玄参、麦冬、肉苁蓉、火麻仁。

2. 心肾不交

（1）主症：头昏失眠，心悸怔忡，健忘耳鸣，潮热盗汗，腰酸腿软，遗精阳痿，月经不调，心烦咽干，舌尖红，苔少，脉细数。

（2）治则：交通心肾，滋阴安神。

（3）方剂：可服补心丹、交泰丸或酸枣仁汤。处方为酸枣仁、川芎、知母、茯神、甘草。

3. 心脾两虚

（1）主症：失眠多梦，心悸怔忡，口淡无味，腹胀不适，食少便溏，倦怠无力，面色无华，舌淡红，苔薄白，脉细弱。

（2）治则：健脾养心，补血益气。

（3）方剂：可服归脾汤加减。处方为白术、茯神、黄芪、龙眼肉、酸枣仁、党参、木香、当归、远志、甘草。

4. 阴虚阳亢(内热)

(1)主症:头痛眩晕,心烦耳鸣,急躁多怒,乱梦遗精,五心烦热,夜寐不安,口燥咽干,健忘胁痛,大便燥结,小便短黄,舌质红,少苔,脉细数。

(2)治则:滋阴清热,平肝潜阳。

(3)方剂为杞菊地黄丸和朱砂安神丸加减。处方为熟地黄、山药、吴茱萸肉、牡丹皮、茯苓、泽泻、枸杞子、菊花、川黄连、当归、甘草、石决明、生牡蛎。

(4)加减:头昏眩晕加女贞子、天麻、钩藤。失眠加夜交藤、远志、枣仁。

5. 肝气郁结

(1)主症:情志不畅,情绪不稳,闷闷不乐,头昏目眩,叹自食少,舌苔白腻或白滑,脉弦滑。

(2)治则:调肝舒郁。

(3)方剂:逍遥散加减。处方为当归、白芍、柴胡、茯苓、白术、生姜、栀子、薄荷。

(4)加减:失眠加夜交藤、远志、枣仁。月经不调加丹参。

6. 肾阴虚

(1)主症:精神萎靡,少寐易醒,注意力不集中,记忆减退、阳痿早泄,神疲乏力,舌淡苔白,脉沉细弱。

(2)治则:温补肾阴。

(3)方剂:六味地黄丸或左归饮加减。处方为熟地黄、山药、山萸肉、枸杞子、杜仲、菟丝子、当归、鹿角胶。

7. 肾阳虚

(1)主症:面色㿠白,声音低弱,精神萎靡,少寐易醒,腰酸腿软,四肢不温,头晕目眩,自汗腰冷,阳痿早泄,小便频数,舌淡少苔,脉细无力。

(2)治则:补肾扶阳。

(3)方剂:桂附八味丸和右归丸加减。处方为肉桂、附片、熟地、山药、山萸肉、牡丹皮、茯苓、泽泻、枸杞子、杜仲、补骨脂、肉苁蓉、巴戟天、党参、甘草。

(三)中医验方治疗神经衰弱

1. 用丹参治疗神经衰弱

用药方法:取丹参30 g,水煎。每日一剂,早晚分服,1个月为一个疗程,一般1～2个疗程即可痊愈。经临床验证,此方治疗神经衰弱引起的失眠症疗效较好,治疗神经衰弱引起的头晕、头痛疗效也尚可,治疗神经衰弱引起的记忆力减退及注意力不集中则疗效欠佳。

2. 用徐长卿草治疗神经衰弱

用药方法:取适量徐长卿全草研末。每次取10 g,Bid,口服;或将徐长卿草炼蜜为丸(每丸含生药5g),每次2丸,1日2次口服;或将徐长卿草末装入胶囊内,每个胶囊内装入药末0.5g,每次20粒,Bid,口服,20d为一个疗程。据临床验证,此方治疗因神经衰弱引起的头痛、失眠、焦虑、健忘、心悸都有良好疗效,是治疗神经衰弱的首选药物。

3. 百合治疗神经衰弱

用药方法:取百合30～60g,用冷水浸泡1h后,先用文火煎煮,煮沸5min后,取下药罐,放凉后吃百合饮药汤,每日1剂,1周为一个疗程。一般1～2个疗程即可痊愈。由于百合性味甘寒,具有养阴清火安神的作用,故治疗阴虚火旺型神经衰弱疗效极佳。

4. 豨莶草治疗神经衰弱

用药方法:取豨莶草10g,水煎。每日1剂,分2次服用。连续服用3～5d。据临床验证,本方治疗神经衰弱引起的失眠、惊悸等症状有较好的疗效。

5. 天麻治疗神经衰弱

用药方法:用天麻蜜环菌片(药店有售),每次4～5片,每日3次,口服。连续服用2周为一个疗程。经临床验证,用此方治疗神经衰弱引起的多种症状都有较好的疗效。

6. 灵芝治疗神经衰弱

用药方法:取灵芝糖衣片(每片含灵芝粉0.25g),每次4～5片,Bid/Tid,口服。1个月为一个疗程。据临床证实,用此方治疗神经衰弱和精神病恢复期的神经衰弱都有较好的疗效,而且该方对增进食欲、改善睡眠有明显作用。

7. 二至丸治疗神经衰弱

用药方法:取二至丸(此丸是由女贞子及墨旱莲二味药各等分炼蜜而成)3瓶,每次9g,每日服药2次,15d为一个疗程。经临床验证,用此方治疗神经衰弱疗效颇佳,特别是对阴虚火旺型神经衰弱患者的失眠、健忘及心悸等症状有明显疗效。对体质虚寒型的神经衰弱则疗效欠佳。

8. 田三七粉治疗神经衰弱

用药方法:取田三七粉适量。在每日晚临睡前服用一次田三七粉0.5g。本方对老年人因神经衰弱导致的失眠有良效。一般在口服药物30min后,即可入睡,疗效显著。

9. 蝉蜕治疗神经衰弱

用药方法:每日取蝉蜕10g,加水500mL。用武火煮沸后,再用文火缓煎10min。取出药汁后,分两次服用。半个月为一个疗程,一般经1～2个疗程的治疗即可见效。

10. 双夏汤治疗神经衰弱

用药方法:取夏枯草15g,法半夏10g,以上为1日量。将两味药先用冷水浸泡1h,再用武火煎煮2次后,取出药液分早晚两次服用。5d为一个疗程,一般经

1～2 个疗程的治疗即可痊愈。本方治疗神经衰弱引起的失眠有特效。

11. 鲜花生茎尖治疗神经衰弱

用药方法：取鲜花生茎尖 30 g。将药放入茶具内，用开水 150 mL 冲泡后代茶饮。于每晚睡前 1 h 饮完，一般 2～3 d 即可明显见效。本方治疗神经衰弱引起的失眠有良效。

12. 半夏薏米汤治疗神经衰弱

用药方法：每日取法半夏 15 g，薏苡仁 30 g。将上药水煎，以米熟为度。取米汤 200 mL，分早晚两次服用。本方治疗神经衰弱引起的失眠有良效。

13. 苦参枣仁汤治疗神经衰弱

用药方法：取苦参 30 g，酸枣仁 20 g，加水 100 mL，将药液煎至 15～20 mL，于每日睡前 20 min 服用，10～15 d 为一个疗程。本方对神经衰弱诸症均有效，特别是对失眠症疗效尤佳。

第二节 脑 出 血

一、概述

脑出血是指脑实质内的血管破裂引起大块性出血所言，约 80% 发生于大脑半球，以底节区为主，其余 20% 发生于脑干和小脑。脑出血中医称中风病，中风病是由于正气亏虚，饮食、情志、劳倦内伤等引起气血逆乱，产生风、火、痰、瘀，导致脑脉痹阻或血溢脑脉，以突然昏仆、半身不遂、口舌歪斜、言语不利、遍身麻木为主要临床表现的病症。根据脑髓神机受损程度的不同，有中经络、中脏腑之分。本病多见于中老年人。四季皆可发病，以冬春两季最为多见。

二、病因

（一）西医发病机制

高血压和动脉硬化是脑出血的主要因素，还可由先天性脑动脉瘤、脑血管畸形、脑瘤、血液病（如再生障碍性贫血、白血病、血小板减少性紫癜及血友病等）、感染、药物（如抗凝及溶栓剂等）、外伤及中毒等所致。

（二）中医病因病机

1. 积损正衰

"年四十而阴气自半，起居衰矣"。年老体弱，或久病气血亏损，脑脉失养。气虚则运血无力，血流不畅，而致脑脉淤滞不通；阴血亏虚则阴不制阳，内风动越，携痰浊、瘀血上扰清窍，突发本病。

2. 劳倦内伤

烦劳过度，伤耗阴精，阴虚而火旺，或阴不制阳易使阳气外越，引动风阳，内风旋动，则气火俱浮，或兼挟痰浊、瘀血上壅清窍脉络。

3. 脾失健运

过食肥甘醇酒，致使脾胃受伤，脾失运化，痰浊内生，郁久化热，痰热互结，壅滞经脉，上蒙清窍；或素体肝旺，气机郁结，克伐脾土，痰浊内生。

4. 情志过极

七情所伤，肝失条达，气机郁滞，血行不畅，瘀结脑脉；暴怒伤肝，则肝阳暴张，或心火暴盛，风火相煽，血随气逆，上冲犯脑。凡此种种，均易引起气血逆乱，上扰脑窍而发为中风。尤以暴怒引发本病者最为多见。

三、临床表现

（一）西医临床表现

本病多见于高血压病史和 50 岁以上的中老年人。多在情绪激动、劳动或活动以及天气寒冷时发病，少数可在休息或睡眠中发生。

1. 全脑症状

（1）意识障碍：轻者躁动不安、意识模糊不清；严重者多在半小时内进入昏迷状态，眼球固定于正中位，面色潮红或苍白，大汗，尿失禁或尿潴留等。

（2）头痛与呕吐：神志清或轻度意识障碍者可述头痛，以病灶侧为重。

（3）去大脑强直与抽搐：如出血量大，破入脑室和影响脑干上部功能时，可出现阵发性去皮质性强直发作（两上肢屈曲，两下肢伸直性，持续几秒钟或几分钟不等）或去大脑强直性发作（四肢伸直性强直）。

（4）呼吸与血压：患者一般呼吸较快，病情重者呼吸深而慢，病情恶化时转为快而不规则，或呈潮式呼吸、叹息样呼吸、双吸气等。

（5）体温：出血后即刻出现高热，系丘脑下部体温调节中枢受到出血损害征象；若早期体温正常，而后体温逐渐升高并呈现弛张型者，多系并发感染（以肺部为主）。

（6）瞳孔与眼底：早期双侧瞳孔可时大时小，若病灶侧瞳孔也散大，对光反应迟钝或消失,是小脑膜切迹疝形成的征象;若双侧瞳孔均逐渐散大,对光反应消失,是双侧小脑幕切迹疝或深昏迷的征象;若两侧瞳孔缩小或呈针尖样,提示脑桥出血。

(7)脑膜刺激征:见于脑出血已破入脑室或脑蛛网膜下腔时。倘有颈项僵直或强迫头位而 Kernig 征(凯尔尼格征)不明显时,应考虑颅内高压引起枕骨大孔疝可能。

2. 局限性神经症状

与出血的部位、出血量和出血灶的多少有关。

(1)大脑基底区出血:病灶对侧出现不同程度的偏瘫。偏身感觉障碍和偏盲,病理反射阳性。双眼球常偏向病灶侧。主侧大脑半球出血者尚可有失语、失用等症状。

(2)脑叶性出血:大脑半球皮质下白质内出血。多为病灶对侧单瘫或轻偏瘫,或为局部肢体抽搐和感觉障碍。

(3)脑室出血:多数昏迷较深,常伴强直性抽搐,可分为继发性和原发性两类。前者多见于脑出血破入脑室系统所致;后者少见,为脑室壁内血管自身破裂出血引起。脑室出血本身无局限性神经症状,第三脑室出血影响丘脑时,可见双眼球向下方凝视,临床诊断较为困难,多依靠头颅 CT 检查确诊。

(4)桥脑出血:视出血部位和波及范围而出现相应症状。常见出血侧周围性面瘫和对侧肢体瘫痪(脑桥腹外侧综合征);若出血波及两侧时出现双侧周围性面瘫和四肢瘫,少数可呈去大脑性强直,两侧瞳孔可呈针尖样、两眼球向病灶对侧偏视,体温升高。

(5)小脑出血:一侧或两侧后部疼痛、眩晕、视物不清、恶心呕吐、步态不稳,如无昏迷者可检出眼球震颤共济失调、口吃、周围性面瘫、锥体束征以及颈项强直等。如脑干受压可伴有去大脑强直发作。

(二) 中医临床表现

脑脉痹阻或血溢脑脉之外所引起的脑髓神机受损是中风病的证候特征。其主症为神昏、半身不遂、言语謇涩或不语、口舌歪斜、偏身麻木。次症见头痛、眩晕、呕吐、二便失禁或不通、烦躁、抽搐、痰多、呃逆。

(1)神昏初起即可见。轻者神思恍惚、迷蒙、嗜睡。重者昏迷或昏愦。有的患者起病时神清,数日后渐见神昏。多数神昏患者常伴有谵妄、躁扰不宁等症状。

(2)半身不遂轻者仅见偏身肢体力弱或活动不利,重者则完全瘫痪。

(3)口舌歪斜多与半身不遂共见,伸舌时多歪向瘫痪侧肢体,常伴流涎。

(4)言语謇涩或不语,轻者仅见言语迟缓不利,吐字不清,患者自觉舌体发僵,重者不语。部分患者在病发之前,常伴有一时性的言语不利,随即恢复正常。

四、诊断

(一)西医诊断与鉴别诊断

1. 脑出血的诊断要点

脑出血大多数发生在 50 岁以上高血压病患者。常在情绪激动或体力活动时突然发病。病情进展迅速,具有典型的全脑症状或/和局限性神经体征。脑脊液压力增高,多数为血性,头颅 CT 扫描可确诊。出血量较少且部位较浅者,一般一周后血肿开始自然溶解,血块逐渐被吸收,脑水肿和颅内压增高现象逐渐减轻,患者意识也逐渐清醒。最终少数患者康复较好,多数患者则遗留不同程度偏瘫和失语等。

2. 鉴别诊断

(1)与其他脑血管病的鉴别。

由于脑出血与脑梗死在治疗上有所不同,因此两者的鉴别很重要。轻型脑出血与脑梗死的鉴别较困难,此时应进行脑 CT 扫描。若患者意识障碍明显,则参考是否出现颅内大动脉(如大脑中动脉主干)闭塞。

(2)与脑肿瘤的鉴别。

脑肿瘤一般表现为逐渐加重的颅内压增高及神经系统定位征,根据病史、体征特别是结合脑 CT 扫描不难做出诊断。但有少部分患者,特别是老年患者初期症状不典型,类似于缺血性脑血管病的起病形式,无明显颅内压增高的症状,脑 CT 征象又类似于脑梗死,极易误诊,而部分脑肿瘤患者由于瘤内出血,可使病情突然加重,临床表现类似脑出血的表现,所以在临床上应引起高度重视。一般脑肿瘤患者经临床积极治疗,在降颅压后症状可有短暂性好转,但总的趋势是病情在发展加重。因此,对于颅内高密度病灶,除了考虑脑出血外,也应考虑脑肿瘤的可能,必要时可做强化扫描。关于脑瘤引起的脑血管病,即脑瘤卒中,与脑血管病的鉴别,可参考以下几点:① 脑瘤性卒中一般不伴有高血压,而脑血管病多有高血压病史。② 脑瘤性卒中多为转移瘤所致,有原发病灶的表现,而脑血管病则无相关疾病症状。③ 脑瘤性卒中经脱水及对症治疗后,症状可有暂时性好转,但症状很快出现反复,仍会再加重,脑血管病经治疗好转后,一般没有反复。④ 脑瘤性卒中偏瘫较轻,并常伴有癫痫发作,而脑血管病偏瘫重,癫痫发生率很低或没有。⑤ 脑瘤性卒中眼底检查视盘水肿较重,且常呈进行性加重,而脑血管病视盘往往没有水肿或水肿较轻,多数经治疗后很快消失。⑥ 脑瘤性卒中多有头痛、呕吐等颅内压增高的病史,并且逐渐加重,而脑血管病多为急性发病,既往一般没有颅内压增高的病史。⑦ 脑瘤性卒中一般发病相对较慢,症状多为持续性、进行性加重,而脑血管病发作性疾病,发病相对较急。⑧ 脑 CT 平扫和强化,以及脑 MRI 检查可明确诊断。

（3）与其他昏迷的鉴别。

昏迷患者应与一氧化碳中毒、肝性昏迷、尿毒症、低血糖等引起的意识障碍相鉴别。详细询问病史，完善体征以及 CT、脑脊液等检查。血液系统疾病如白血病、血小板减少性紫癜、再生障碍性贫血等，可以出现颅内出血，当怀疑有这些原因的时候需要仔细检查，排除其他原因引起的类似症状。

① 一氧化碳中毒：诊断主要应依靠详细的病史资料，必要时检查血液碳氧血红蛋白浓度，呈阳性反应可确诊。早期脑 CT 扫描或脑 MRI 检查有一定的鉴别诊断意义。

② 肝性昏迷：肝性昏迷即肝性脑病，是由于急、慢性肝细胞功能衰竭，或肝硬化导致，或门静脉-体循环分流所致，使来自肠道的有毒分解产物（氨、胺等）绕过肝脏而经门静脉分流进入体循环，产生中枢神经系统的功能障碍，从而引起精神神经症状或昏迷。

③ 尿毒症：尿毒症是慢性肾功能不全最严重的并发症。常见原因有各型原发性肾小球肾炎；继发性肾小球肾炎，如狼疮肾、紫癜肾以及亚急性感染性心内膜炎引起的肾脏病变等；慢性肾脏感染性疾病，如慢性肾盂肾炎；代谢病，如糖尿病、肾小球硬化症、高尿酸血症、多发性骨髓瘤；长期高血压及动脉硬化等。临床表现为精神萎靡、疲乏头晕、头痛、记忆减退、失眠，可有四肢麻木、手足灼痛和皮肤痒感，晚期出现嗜睡、烦躁、谵语、肌肉颤动，甚至抽搐、惊厥、昏迷。可以伴有消化系统、心血管系统、造血系统、呼吸系统症状，皮肤失去光泽、干燥、瘙痒，代谢性酸中毒、电解质平衡紊乱等系列症状。神经系统检查，没有定位体征。主要根据肾脏病史、临床表现和实验室检查可做出诊断。

④ 糖尿病酮症酸中毒：脑血管病患者常伴有糖尿病，所以应注意与糖尿病酮症酸中毒鉴别。在糖尿病的基础上，胰岛素治疗中断或不适当减量、饮食不当、创伤、手术、感染、妊娠和分娩等可诱发酮症酸中毒。糖尿病酮症酸中毒的实验室检查是尿糖和尿酮体阳性，可伴有蛋白尿和管型尿，血糖明显增高 $16.7 \sim 33.3$ mmol/L，有时可达 55.5 mmol/L 以上，伴酮体增高、血液的 pH 下降、碱剩余负值增大等。临床表现和诊断：早期酮症处于代偿性酸中毒阶段，多尿、口渴、多饮等糖尿病症状加重或首次出现。酸中毒到失代偿阶段病情迅速恶化，出现饮食减退、恶心、呕吐、极度口渴、尿量显著增多等症状，常伴有嗜睡、头痛、烦躁、呼吸急快、呼气中含有丙酮如烂苹果味。后期严重失水，尿量减少，皮肤黏膜干燥、弹性差，眼球下陷，眼压低，声音嘶哑，脉细数，血压下降。晚期各种反射迟钝甚至消失，终至昏迷。少数患者可有腹痛，易误诊为急腹病。没有神经系统定位体征。

（二）中医诊断及类别诊断

1. 中医诊断

以神志恍惚、迷蒙，甚至昏迷或昏愦，半身不遂，口舌歪斜，舌强言謇或不语，偏身麻木为主症。多急性起病。病发多有诱因,病前常有头晕、头痛、肢体麻木、力弱等先兆症。好发年龄为 40 岁以上。血压、脑脊液检查、眼底检查、颅脑 CT 检查等,有助于诊断。

2. 中医鉴别诊断

(1) 口僻:俗称吊线风,主要症状是口眼歪斜,多伴有耳后疼痛,有时伴流涎、言语不清。

(2) 痫病:痫病与中风中脏腑均有猝然昏仆的见症。

(3) 厥证:神昏常伴有四肢逆冷,一般移时苏醒,醒后无半身不遂、口舌歪斜、言语不利等症。

(4) 痉病:以四肢抽搐,项背强直,甚至角弓反张为主症。

(5) 痿病:痿病以手足软弱无力、筋脉弛缓不收、肌肉萎缩为主症,起病缓慢,起病时无突然昏倒不省人事、口舌歪斜、言语不利。

五、治疗

(一) 西医治疗与预防

1. 急性期

(1) 一般治疗。

安静卧床,床头抬高,保持呼吸道通畅,定时翻身、拍背,防止肺炎、褥疮。对烦躁不安者或癫痫者,应用镇静、止痉和止痛药。头部降温,用冰帽或冰水以降低脑部温度,降低颅内新陈代谢,有利于减轻脑水肿及颅内高压。

(2) 调整血压。

血压升高者,可肌注利血平 1 mg,必要时可重复应用,如清醒或鼻饲者可口服复方降压片 1~2 片,Bid/Tid,血压维持在 150~160 mmHg/90~100 mmHg 为宜。如血压过低(82 mmHg/60 mmHg 以下时),应及时找出原因,如酸中毒、脱水、消化道出血、心源性休克或感染性休克等,及时加以纠正,并选用多巴胺升压药物及时升高血压。

(3) 降低颅内压。

脑出血后且有脑水肿,其中约有 2/3 发生颅内压增高,使脑静脉回流受阻,脑动脉阻力增加,脑血流量减少,使脑组织缺血、缺氧继续恶化而导致脑疝形成或脑干功能严重受损。因此,积极降低颅内压,阻断上述病理过程极为重要。可选用下列药物:

① 脱水剂:20%甘露醇或 25%山梨醇 250 mL 于 30 min 内静滴完毕,依照病情,Q6~8 h,7~15 d 为一疗程。

② 利尿剂:速尿 40~60 mg 溶于 50%葡萄糖液 20~40 mL 静注,也可用利尿

酸钠 25 mg 静注,Q6～8 h,最好与脱水剂在同一天内定时交错使用,以防止脱水剂停用后的"反跳"现象,使颅内压又有增高。

③ 也可用 10％甘油溶液 250～500 mL 静滴,Qh/Bid,5～10 d 为一疗程。

④ 激素应权衡利弊,酌情应用,且以急性期内短期应用为宜。地塞米松为首选药,其特点是钠水潴留作用甚微,脱水作用温和而持久,一般没有"反跳"现象。可用 20～60 mg/d,分 2～4 次静注。

(4) 注意热量补充和水、电解质及酸碱平衡。

昏迷患者、消化道出血或严重呕吐患者可先禁食 1～3 d,并从静脉内补充营养和水分,每日总输液量以 1500～2500 mL 为宜,补充钾盐 3～4 g/d,应经常检查电解质及血气分析,以便采取针对性治疗。如无消化道出血或呕吐者可酌情早期开始鼻饲疗法,同时减少输液。必要时可输全血或血浆及白蛋白等胶体液。

(5) 防治并发症。

保持呼吸道通畅,防止吸入性肺炎或窒息,必要时给氧并吸痰,注意定时翻身、拍背,如呼吸道分泌物过多影响呼吸时应行气管切开;如有呼吸道感染时,及时使用抗生素;防止褥疮和尿路感染;尿潴留者可导尿或置留导尿管,并用 1：5000 喃西林抑菌溶液 500 mL 冲洗膀胱,Bid;呃逆者可一次肌注灭吐灵(又名氯普胺)2 mg 或用筷子或压舌板直接压迫咽后壁 30～50 s;如有消化道出血时,可早期下胃管引流胃内容物,灌入止血药物,亦可用冰盐水 500 mL 加入去甲肾上腺素 8～16 mg,注入胃内,也可使用甲氰咪哌 0.4～0.6 g 静脉滴注,Qd,或选用其他抗纤溶止血剂等。

(6) 手术治疗。

进行开颅清除血肿术或行血肿穿刺疗法,目的在于消除血肿,解除脑组织受压,有效地降低颅内压,改善脑血液循环以挽救患者生命,并有助于神经功能的恢复。如有手术适应证应尽早进行。丘脑、脑干出血者,高龄体质差,多器官功能衰竭,脑疝晚期,高热,严重消化道出血以及血压过低,呼吸及循环衰竭者均属禁忌。

手术治疗中,以血肿穿刺疗法简便易行。在头颅 CT 片指引下,选择出血量最大部位为穿刺点,头皮局部麻醉后,用颅钻钻孔,再使用血肿穿刺针刺入血肿内,用注射器缓慢抽吸。若因凝血一次抽不完者,可向血肿腔内注射尿激酶(也称人纤维蛋白溶酶),使血块溶解后行抽吸,直到将血肿基本排空为止。

2. 恢复期

治疗的主要目的是促进瘫痪肢体和语言障碍的功能恢复,改善脑功能,减少后遗症以及预防复发。

(1) 防止血压过高和情绪激动,避免再次出血。生活要规律,饮食要适度,大便不宜干结。

(2) 功能锻炼。轻度脑出血或重症者病情好转后,应及时进行瘫痪肢体的被动活动和按摩,每日 2～3 次,每次 15 min 左右,活动量应由小到大,由卧床活动、逐步坐起、站立到扶持行走。对语言障碍者,要练习发音及讲话。当肌力恢复到一定程度时,可进行生活功能及职业功能的练习,以逐步恢复生活能力及劳动能力。

(3)药物治疗。可选用促进神经代谢药物,如胞二磷胆碱、r-氨酪酸、维生素 B 类、维生素 E 等,也可选用活血化瘀、益气通络、滋补肝肾、化痰开窍等中药方剂。

(4)理疗、体疗及针灸等。

(5)必要时,气管插管建立人工气道,呼吸机辅助呼吸。

(6)肾功能损害及多器官功能衰竭时,行连续肾脏替代疗法(continuous renal replacement therapy,CRRT)治疗。

(二)中医治疗

1.中医辨证论治

(1)了解病史及先兆中老年人,平素体质虚衰或素有形肥体丰,而常表现有眩晕、头痛或一过性肢麻、口舌歪斜、言语謇涩。

(2)辨中经络与中脏腑。临床按脑髓神机受损的程度与有无神志昏蒙分为中经络与中脏腑两大类型。

(3)明辨病性。中风病性为本虚标实,急性期多以标实证候为主,根据临床表现注意辨别病性属火、风、痰、血的不同。

(4)辨闭证、脱证。闭者,邪气内闭清窍,症见神昏、牙关紧闭、口噤不开、肢体强痉,属实证,根据有无热象,又有阳闭、阴闭之分。阳闭为痰热闭阻清窍,症见面赤身热,气粗口臭,躁扰不宁,舌苔黄腻,脉象弦滑而数。

(5)辨病势顺逆。临床注意辨察患者之"神",尤其是神志和瞳孔的变化。

中医治疗原则:中风病急性期标实症状突出,急则治其标,治疗当以祛邪为主,常用平肝息风、清化痰热、化痰通腑、活血通络、醒神开窍等治疗方法。闭、脱二证当分别治以祛邪开窍醒神和扶正固脱、救阴回阳。内闭外脱则醒神开窍与扶正固本可以兼用。在恢复期及后遗症期,多为虚实夹杂,邪实未清而正虚已现,治宜扶正祛邪,常用育阴息风、益气活血等法。

2.分证论治

(1)风痰瘀血,痹阻脉络。

半身不遂,口舌歪斜,舌强言謇或不语,偏身麻木,头晕目眩,舌质暗淡,舌苔薄白或白腻,脉弦滑。

治法:活血化瘀,化痰通络。

方药:桃红四物汤合涤痰汤。

(2)肝阳暴亢,风火上扰。

半身不遂,偏身麻木,舌强言謇或不语,或口舌歪斜,眩晕头痛,面红目赤,口苦咽干,心烦易怒,尿赤便干,舌质红或红绛,脉弦有力。

治法:平肝息风,清热活血,补益肝肾。

方药:天麻钩藤饮。

(3)痰热腑实,风痰上扰。

半身不遂,口舌歪斜,言语謇涩或不语,偏身麻木,腹胀便干便秘,头晕目眩,咳痰或痰多,舌质暗红或暗淡,苔黄或黄腻,脉弦滑或偏瘫侧脉弦滑而大。

治法:通腑化痰。

方药:大承气汤加味。

(4)气虚血瘀。

半身不遂,口舌歪斜,口角流涎,言语謇涩或不语,偏身麻木,面色苍白,气短乏力,心悸,自汗,便溏,手足肿胀,舌质暗淡,舌苔薄白或白腻,脉沉细、细缓或细弦。

治法:益气活血,扶正祛邪。

方药:补阳还五汤。

3. 预防与调摄

中风病的预防在于慎起居、节饮食、远房帏、调情志。慎起居是指生活要有规律,注意劳逸适度,重视进行适宜的体育锻炼。节饮食是指避免过食肥甘厚味、烟酒及辛辣刺激食品。远房帏是指节制性生活。调情志是指经常保持心情舒畅,稳定情绪,避免七情伤害。重视先兆症的观察,并积极进行治疗是预防中风病发生的关键。加强护理是提高临床治愈率、减少并发症、降低死亡率和病残率的重要环节。急性期患者宜卧床休息,尤其是中脏腑患者要密切观察病情,重点注意神志、瞳神、气息、脉象等情况,以了解闭、脱的转化。保持呼吸道通畅和肠道的通畅。防止肺部、口腔、皮肤、会阴等部位感染。语言不利者,宜加强语言训练,循序渐进。病情稳定后,可配合推拿及功能训练,并指导患者自我锻炼,促进患肢功能的恢复。

第三节 脑 梗 死

一、概述

脑梗死(cerebral infarction,CI)是缺血性卒中(ischemic stroke)的总称,包括脑血栓形成、腔隙性脑梗死和脑栓塞等,约占全部脑卒中的70%,是脑血液供应障碍引起的脑部病变。脑梗死是脑组织局部供血动脉血流的突然减少或停止,造成该血管供血区的脑组织缺血、缺氧,导致脑组织坏死、软化,并伴有相应部位的临床症状和体征,如偏瘫、失语等神经功能缺失的表现。脑梗死发病24~48 h后,脑CT扫描可见相应部位的低密度灶,边界欠清晰,可有一定的占位效应。脑MRI检查能较早期发现脑梗死,表现为加权图像上T1在病灶区呈低信号,T2呈高信号,MRI能发现较小的梗死病灶。

二、临床表现

脑梗死好发者为 50 岁以上的人群,常有动脉粥样硬化、高血压、风心病、冠心病或糖尿病,以及吸烟、饮酒等不良嗜好的患者。约 25％的患者病前有短暂性脑缺血发作史,该病起病前多有前驱症状,表现为头痛、头晕、眩晕、短暂性肢体麻木、无力,起病一般较缓慢,患者多在安静和睡眠中起病,多数患者的病情经几小时甚至 1～3 d 达到高峰。脑梗死发病后多数患者意识清醒,少数可有程度不同的意识障碍,一般生命体征无明显改变,如果大脑半球较大面积梗死、缺血、水肿,可影响间脑和脑干的功能,起病后不久出现意识障碍,甚至脑疝、死亡。如果发病后即有意识不清,要考虑椎-基底动脉系统脑梗死。

(一) 症状

脑梗死的临床症状复杂,它与脑损害的部位、脑缺血性血管大小、缺血的严重程度、发病前有无其他疾病,以及有无并发其他重要脏器疾病等有关。轻者可以完全没有症状,即无症状性脑梗死;也可以表现为反复发作的肢体瘫痪或眩晕,即短暂性脑缺血发作;重者不仅可以有肢体瘫痪昏迷、死亡,如病变影响大脑皮质,在脑血管病急性期可表现出癫痫发作,以病后 1 d 内发生率最高,而以癫痫为首发的脑血管病则少见。常见的症状有:

1. 主观症状

头痛、头昏、头晕、眩晕、恶心呕吐、运动性和(或)感觉性失语,甚至昏迷。

2. 脑神经症状

双眼向病灶侧凝视,中枢性面瘫及舌瘫,假性延髓性麻痹如饮水呛咳和吞咽困难。

3. 躯体症状

肢体偏瘫或轻度偏瘫,偏身感觉减退、步态不稳、肢体无力、大小便失禁等。

(二) 脑梗死部位临床分类

脑梗死的梗死面积以腔隙性梗死最多,临床表现为亚急性起病,头昏、头晕、步态不稳、肢体无力,少数有饮水呛咳、吞咽困难,也可有偏瘫、偏身感觉减退,部分患者没有定位体征。中等面积梗死以基底核区、侧脑室体旁、丘脑、双侧额叶、颞叶区发病多见。

1. 颈内动脉闭塞

颈内动脉闭塞可以没有症状;有症状的闭塞可以引起类似于大脑中动脉闭塞的表现,如病灶对侧偏瘫、偏身感觉减退、同向偏盲,优势半球受累可产生失语,颅内或颅外颈内动脉闭塞占缺血性脑血管病的 20％。在颈内动脉硬化性闭塞的患者中,近 15％的患者有先兆,包括 TIA 和同侧视网膜动脉缺血引起的单眼盲。由于颅底动脉环的作用,使颈内动脉闭塞的症状复杂,有时颈内动脉闭塞也可不出现局灶症状,这取决于前后交通动脉、眼动脉、脑浅表动脉等侧支循环的代偿功能,也可伴有一过性失明和 Homer 征。

2. 大脑中动脉闭塞

由于大脑中动脉供血区是缺血性脑血管病最常累及的地方,发生的临床征象取决于累及的部位。

(1) 大脑中动脉主干闭塞:发生在大脑中动脉的出血动脉近端,因为整个大脑中动脉供血区域全部受累,故此为该动脉闭塞发生脑血管病中最为严重的一种。主干闭塞的临床表现是引起病灶对侧偏瘫、偏身感觉障碍和偏盲,优势半球侧动脉主干闭塞可有失语、失写、失读,如梗死面积大时,病情严重者可引起颅内压增高、昏迷、脑疝,甚至死亡。

(2) 大脑中动脉深支或豆纹动脉闭塞:可引起病灶对侧偏瘫,一般无感觉障碍或同向偏盲,优势半球受损时可有失语。

(3) 大脑中动脉各皮质支闭塞:可引起病灶对侧偏瘫,以面部及上肢为重,优势半球可引起运动性失语、感觉性失语、失读、失写、失用,非优势半球可引起对侧偏身偏瘫等体象障碍。

3. 大脑前动脉闭塞

大脑前动脉闭塞并不多见,可能因为来自颅外或心脏的栓塞。

(1) 皮质支闭塞:产生病灶对侧下肢的感觉及运动障碍,伴有尿潴留。

(2) 深穿支闭塞:可致病灶对侧中枢性面瘫、舌肌瘫及上肢瘫痪,亦可发生情感淡漠、欣快等精神障碍及强握反射。

4. 大脑后动脉闭塞

大脑后动脉闭塞引起对侧视野的同向偏盲,但黄斑视觉保留,因为双支动脉(大脑中、后动脉)供应支配黄斑的皮质。同大脑中动脉区域的梗死引起的视觉缺损不同,大脑后动脉引起的更加严重。

(1) 皮质支闭塞:主要为视觉通路缺血引起的视觉障碍,病灶对侧同向偏盲或上象限盲。

(2) 深穿支闭塞:出现典型的丘脑综合征,病灶对侧半身感觉减退伴丘脑性疼痛,对侧肢体舞蹈样徐动症等。此外,在中脑水平的大脑后动脉闭塞可引起的视觉障碍,包括垂直凝视麻痹、动眼神经麻痹、核间型眼肌麻痹和垂直眼球分离;当大脑后动脉闭塞累及优势半球枕叶皮质时,患者表现为命名性失语。

5. 基底动脉闭塞

因为基底动脉主要供应脑干、小脑、枕叶等的血液,所以该动脉发生闭塞的临床症状较复杂。常见症状为眩晕、眼球震颤、复视、交叉性瘫痪或交叉性感觉障碍、肢体共济失调。若基底动脉主干闭塞则出现四肢瘫痪、眼肌麻痹、瞳孔缩小,常伴有面神经、展神经、三叉神经、迷走神经及舌下神经的麻痹及小脑症状等,严重者可迅速昏迷、中枢性高热、去脑强直、消化道出血甚至死亡。椎-基底动脉因部分阻塞引起脑桥腹侧广泛软化,则临床上可产生闭锁综合征,表现为患者四肢瘫痪、面无表情、缄默无声、不能讲话,但神志清楚,能听懂人们的讲话,并以眼球活动示意理解。

6. 小脑后下动脉闭塞

小脑后下动脉主要供应延髓背外侧血液,当闭塞时可引起延髓外侧部综合征(Wallenberg综合征),表现为眩晕、恶心、呕吐、眼震,同侧面部感觉缺失,同侧霍纳(Homer)征,吞咽困难,声音嘶哑,同侧肢体共济失调,对侧面部以下痛、温觉缺失。小脑后动脉的变异性较大,故小脑后下动脉闭塞所引起的临床症状较为复杂和多变,但必须具备两条基本症状即:一侧后组脑神经麻痹,对侧痛、温觉消失或减退,才可诊断。

(三) 临床表现类型

根据脑梗死发生的速度、程度、病情是否稳定以及严重程度,将脑梗死分为以下五种类型:

1. 完全型脑梗死

指脑缺血 6 h 内病情即达到高峰,常为完全性偏瘫,一般病情较重。

2. 进展型脑梗死

指缺血发作 6 h 后,病情仍在进行性加重。此类患者占 40% 以上。造成病情进展的原因很多,如血栓的扩展、其他血管或侧支血管阻塞、脑水肿、高血糖、高温、感染、心肺功能不全、电解质紊乱,多数是由于前两种原因引起。

3. 缓慢进展型脑梗死

缓慢进展型脑梗死起病 2 周内症状仍在进展。

4. 稳定型脑梗死

发病后病情无明显变化者,倾向于稳定型脑卒中。一般认为颈内动脉系统缺血发作 24 h 以上,椎-基底动脉系统缺血发作 72 h 以上者,病情稳定,可考虑稳定型脑卒中。此类型脑卒中,脑 CT 扫描所见与临床表现相符的梗死灶机会多,提示脑组织已经有了不可逆的病损。

5. 可逆性缺血性神经功能缺损(RIND)

RIND 是指缺血性局灶性神经动能障碍在 24～72 h 才恢复,最迟在 4 周之内完全恢复者,不留后遗症,脑 CT 扫描没有相应部位的梗死病灶。

三、辅助检查

（一）脑脊液检查

目前一般不做脑脊液检查，同时脑脊液检查也不作为缺血性脑血管病的常规检查。多数脑梗死患者脑脊液正常，如梗死面积大、脑水肿明显者压力可增高，少数出血性梗死者可出现红细胞增多，后期可有白细胞及细胞吞噬现象。

（二）血尿、便常规及生化检查

主要与脑血管病的危险因素如高血压、糖尿病、高血脂、心脏病、动脉粥样硬化等相关。

（三）脑 CT 扫描

脑梗死的脑 CT 扫描的主要表现如下：

1. 病灶的低密度

是脑梗死重要的特征性表现，此征象可能系脑组织缺血性水肿所致。

2. 局部脑组织肿胀

表现为脑沟消失，脑室受压变形，中线结构向对侧移位，即脑 CT 扫描显示有占位效应，此征象可在发病后 4～6 h 观察到。

3. 致密动脉影

为主要脑动脉密度增高影，常见于大脑中动脉，发生机制是由于血栓或栓子较对侧或周围脑组织密度高而衬托出来，部分患者在缺血 24 h 内可出现。

（四）脑 MRI 检查

能较早期发现脑梗死，特别是脑干和小脑的病灶，T1 和 T2 弛豫时间延长，加权图像上 T1 在病灶区呈低信号，T2 呈高信号。脑 MRI 检查能发现较小的梗死病灶，脑 MRI 弥散成像能反映新的梗死病变，MRI 在缺血性脑梗死早期诊断和鉴别诊断的评价中已显示出优势。近年来高端超导磁共振设备投入临床应用，基于平面回波成像（EPI）技术的磁共振弥散加权成像（DWI）及血流灌注加权成像（PWI）的应用，对脑梗死的早期诊断，甚至在急性脑梗死区血流灌注变化以及病理生理过程的相关性研究，都取得了一定进展。

（五）DSA、MRA、经颅多普勒超声检查

此三项检查的主要目的是寻找脑血管病的血管方面的病因。经颅多普勒超声检查价格便宜、方便，能够及早发现较大的血管（如大脑前动脉、大脑中动脉、大脑

后动脉及基底动脉等)的异常;脑 MRA 检查简单、方便,可以排除较大动脉的血管病变,帮助了解血管闭塞的部位及程度;DSA 能够发现较小的血管病变,并且可以及时应用介入治疗。

四、诊断及鉴别诊断

(一) 诊断

中老年人既往有高血压、糖尿病、心脏病史等,在安静休息时出现神经系统定位体征,如偏瘫、失语等局灶性神经功能障碍或其他脑局灶性症状,一般无明显的意识障碍,应考虑脑梗死的可能,需及时做脑 CT 扫描或脑 MRI 检查,有助于确诊。

(二) 鉴别诊断

1. 脑出血

多在活动时或情绪激动时发病,多数有高血压病史而且血压波动较大,起病急,头痛、呕吐、意识障碍较多见,脑 CT 扫描可见高密度出血灶。

2. 脑肿瘤

缓慢进展型脑梗死,注意与脑肿瘤鉴别。原发脑肿瘤发病缓慢,脑转移肿瘤发病有时与急性脑血管病相似,应及时做脑 CT 扫描,如果脑肿瘤与脑梗死不能鉴别,最好做脑 MRI 检查,以明确诊断。

五、西医治疗

(一) 急性脑梗死治疗原则

(1)综合治疗及个体化治疗:在疾病发展的不同时间,针对不同病情、病因采取有针对性的综合治疗和个体化治疗措施。

(2)积极改善和恢复缺血区的血液供应,促进脑微循环,阻断和终止脑梗死的病理进程。

(3)预防和治疗缺血性脑水肿。

(4)急性期应早用脑细胞保护治疗,可采取综合性措施,保护缺血周边半暗带的脑组织,避免病情加重。

(5)加强护理和防治并发症,消除致病因素,预防脑梗死再发。

(6)积极进行早期规范的康复治疗,以降低致残率。

(7)其他:发病后 12 h 内最好不用葡萄糖液体,可用羟乙基淀粉(706 代血浆)

或林格液加三磷腺苷（ATP）、辅酶 A 及维生素 C 等，避免在急性期用高糖液体加重酸中毒和脑损害。

（二）急性期一般治疗

急性期应尽量卧床休息，加强皮肤、口腔、呼吸道及大小便的护理。注意水、电解质的平衡，如起病后 48～72 h 仍不能自行进食者，应给予鼻饲流质饮食以保障营养供应。应当把患者的生活护理、饮食、其他并发症的处理摆在首要的位置。然而，大多数患者、患者亲友及部分医务人员期望有更好的药物使患者早日康复，而忽视了其他治疗方面，如患者的饮食。由于部分脑梗死患者在急性期，生活不能自理，甚至吞咽困难，若不给予合理的营养，能量代谢会很快出现问题，这时，即使治疗用药再好，也难以收到好的治疗效果。

（三）脑水肿的治疗

1. 甘露醇

临床常用 20％的甘露醇高渗溶液。甘露醇是常用的、有效的脱水剂之一。脑梗死范围大或伴有出血时，病灶周围脑水肿，近年来发现甘露醇还有较强的自由基清除作用。依病情选用 125～250 mL 20％的甘露醇，Q6～8 h，静滴的速度要快，最好是静脉推注，要求在 15～30 min 内注完 250 mL 20％的甘露醇，太慢起不到降颅压的作用。甘露醇用量不宜过大，一般控制在 1000 mL/d 以下，对于老年患者或肾功能欠佳的患者，应控制在 750 mL/d 以下，并分 4～6 次给药。一般应用 3～5 d 后应减少剂量，使用时间以 7～10 d 为宜。近年来多数学者认为，除用于抢救脑疝外，快速小剂量输入（125 mL）可获得与一次大剂量输入类似的效果。应用甘露醇期间要密切监控患者的肾功能变化，注意监控水、电解质变化。

2. 10％甘果糖（甘油果糖）

可通过高渗脱水而发生药理作用，还可利用甘油代谢生成的能量，进入脑代谢过程，使局部代谢改善。通过上述作用，能降低颅内压和眼压，消除脑水肿，增加脑血容量和脑耗氧量，改善脑代谢。用量一般为 10％甘果糖（甘油果糖）250～500 mL，缓慢静滴。甘果糖（甘油果糖）注射液降颅压高峰出现时间比甘露醇晚，故在抢救急性颅内高压如脑疝的情况下，首先推荐使用甘露醇。但是甘果糖（甘油果糖）降压持续时间比甘露醇长约 2 h，并具有无反跳现象，对肾功能损害少和对电解质平衡干扰少的特点，使其更适用于慢性高颅压、肾功能不全或需要较长时间脱水的患者。

3. 利尿性脱水剂

如呋塞米（速尿）、利尿酸钠，可间断肌内或静脉注射。对于脑水肿引起颅内压增高的利尿药，要求作用迅速、强效，在各类利尿药中以髓袢利尿药［如呋塞米（呋喃苯胺酸）］应用最多。常用呋塞米（速尿）20～40 mg，肌注或缓慢静脉滴注，1～

1.5 h 后视情况可重复给药。注意水和电解质紊乱和对其他代谢的影响。另外注意速尿能抑制肾脏排泄庆大霉素、头孢菌素和地高辛,当与前两者合用时,可增加其肾脏和耳毒性,在肾功能衰弱时,此相互作用更易发生。

4. 肾上腺皮质激素

主要是糖皮质激素,如氢化可的松、可的松等。其分泌和生成受促皮质素(ACTH)调节,具有抗炎、免疫抑制、抗休克作用。其中,地塞米松抗脑水肿作用最强(特别对血管源性脑水肿),属于长效糖皮质激素,半衰期 <300 min,半效期为 $36\sim54$ h,常用量为 $10\sim15$ mg,加入葡萄糖液中或甘露醇中静脉滴注。

5. 人血白蛋白(白蛋白)

人血白蛋白是一种中分子量的胶体,在产生胶体渗透压中起着重要作用,有利于液体保留在血管腔内。具有增加循环血容量和维持血浆渗透压的作用。每 5 g 人血白蛋白在维持机体内的胶体渗透压方面,约相当于 100 mL 血浆或 200 mL 全血的功能。急性脑血管病用人血白蛋白治疗可提高人体胶体渗透压。提高胶体渗透压可以作为治疗脑梗死和脑出血的中间环节,同时又有降低颅内压的作用。

(四) 急性期溶栓治疗

血栓和栓塞是脑梗死发病的基础,因而理想的方法是使缺血性脑组织在出现坏死之前,恢复正常的血流。脑组织获得脑血流的早期重灌注,可减轻缺血程度,限制神经细胞及其功能的损害。近年来,国内外大量的临床研究认为,在血液稀释、血管扩张、溶栓等治疗中,溶栓治疗成为急性脑梗死最理想的治疗方法。选择溶栓的时间窗和适应证等是目前重点研究的课题之一。动物实验表明大鼠为 4 h 左右,猴为 3 h,人也应该是 3 h 左右,提出发病后 6 h 的疗效可疑(一般文献报道发病后 6 h 内是溶栓的时间窗)。另外,由于溶栓药物的应用带来了严重出血的危险,故具备经验的专科医生、良好的影像学设备及监护抢救措施亦非常重要。

1. 适应证

(1) 尽早开始溶栓治疗,至少在症状发生的 $4\sim6$ h 可以预防大面积脑梗死,挽救缺血半暗区和低灌注状态。

(2) 年龄 <75 岁。

(3) 无意识障碍;但基底动脉血栓由于预后差,即使昏迷也不禁忌。

(4) 脑 CT 扫描排除脑出血,且无神经功能缺损相对应的低密度区。

(5) 溶栓治疗可以在发病 6 h 以内进行,若是进展性卒中可以延长到 12 h 以内进行。

(6) 患者家属需签字同意。

2. 禁忌证

(1) 单纯性共济失调或感觉障碍。

(2) 临床神经功能缺损很快恢复。

（3）活动性内出血，出血性疾病，凝血障碍性疾病，低凝状态。

（4）口服抗凝药物及凝血酶原时间＞15 s者；或48 h内用过肝素，且部分凝血活酶时间延长；低蛋白血症。

（5）颅内动脉瘤、动静脉畸形、颅内肿瘤、蛛网膜下腔出血、脑出血。

（6）6个月内有过脑血管病史，但无明显肢体瘫痪的腔隙性梗死不受影响。6周内做过大手术或有严重创伤。

（7）治疗前血压明显增高，收缩压＞24 kPa(180 mmHg)，或者舒张压＞14.66 kPa(110 mmHg)。

（8）其他：曾发生过脑出血或出血性脑梗死者；3周内有胃肠道及泌尿系出血，或活动性肺结核者；月经期、妊娠期，产后10 d以内，严重的肝、肾功能障碍者；血小板数＜10万者，溶栓药物过敏者；急性、亚急性细菌性心内膜炎患者。

3. **溶栓常用的药物**

（1）尿激酶(UK)：目前临床试验结果证实尿激酶是一种有效、安全的溶栓制剂。关于尿激酶用量各地报道不一致，急性溶栓常用量一般报道50万～75万U的较多，加入生理盐水250 mL中静滴。用药期间应做凝血功能的监测，以防出血。也有报道50万～150万U尿激酶加生理盐水100～200 mL，静脉滴注，2 h内滴完，最初半小时可快速给予50万～100万U，临床症状明显改善时，放慢静滴速度。动脉给药一般为50万～75万U。对严重高血压(Bp＞180/110 mmHg)、消化道溃疡、活动性肺结核、出血性疾病、手术及外伤史患者禁用。

（2）蛇毒治疗：现临床应用的蛇毒制剂很多，有安克洛酶(ancrod)、巴曲酶(batroxobin)、蛇毒抗栓酶3号等。本类药物副作用甚微，使用相对安全。去纤酶(降纤酶)为新型强力单成分溶血栓微循环治疗剂，具有增强纤溶系统活性、降低血浆纤维蛋白原浓度、降低血液黏度、减少血小板聚集的作用，能快速溶栓，使心、脑缺血部位恢复功能，达到治疗和防止复发的效果。常用去纤酶(降纤酶)注射剂首次10 U加生理盐水250 mL。静滴90 min以上，以后隔天或每天静滴1次，5 U/d，连用2次，1个疗程5 d，不合并应用其他抗凝、溶栓、抑制血小板聚集药物。能溶解血栓，改善梗死灶周围缺血半暗区的血液供应，减轻神经细胞的损伤过程，从而使临床症状与体征好转或消失。同时还具有降低血黏度，抑制红细胞聚集，抑制红细胞沉降，增强红细胞的血管通透性及变形能力，降低血管阻力，改善微循环的作用。

（3）阿替普酶(recombinant tissue-type plasminogen activator，r-tPA)：阿替普酶溶栓治疗，3个月后的总疗效为30%～50%，痊愈者为12%，颅内出血的并发症约6%。目前认为溶栓治疗加上脑保护剂是急性缺血性卒中的最佳治疗方案。阿替普酶溶栓治疗应在神经科医师的指导下于发病后3 h内在急诊监护条件下进行。一些慎重选择的患者可以延长到12 h以内，基底动脉梗死治疗时间窗可以适当延长。

4. 并发出血的主要因素

（1）溶栓治疗的时间较晚，超过 6 h。

（2）溶栓治疗前有明显的高血压，一般收缩压＞24 kPa(180 mmHg)或者舒张压＞14.66 kPa(110 mmHg)。

（3）脑 CT 扫描显示有与神经功能缺损相对应的低密度区。

（4）溶栓药物剂量过大。

（五）抗凝治疗

抗凝剂对早期的脑梗死具有一定的治疗作用，可用于不完全性缺血性卒中，尤其是治疗椎-基底动脉血栓明显。抗凝治疗是通过抗凝血药物干扰凝血过程中的某一个或某些凝血因子而发挥抗凝作用。对于动脉性血栓形成目前试用抗血小板药进行预防，对于刚形成的血栓，还可用纤维蛋白溶解药进行治疗。凡有出血倾向、溃疡病史、严重高血压、肝肾疾患及年龄过大者忌用。常用药有：肝素钙（低分子肝素），皮下注射，Qd/Bid；双香豆素，前 2 天与肝素合用，第 1 天用 100～200 mg，分 2～3 次口服，以后维持量为 25～75 mg，Qd。肠溶阿司匹林 50～75 mg，Qd。其他药物尚有华法林（华法令）、醋硝香豆素（新抗凝片）等。原则上使用这类药物应使凝血酶原时间保持在正常值的 2～2.5 倍，每疗程 3～6 个月。治疗期间如发生出血，应立即停用，并予维生素 K 治疗。

（六）脑梗死和颈内动脉狭窄的介入疗法

脑血管病的介入治疗又称为神经外科疾病的血管内治疗。它是借助于具有高清晰、高分辨力的数字减影血管造影机(digital subtraction angiography，DSA)，在电视导向下，将小导管送至脑内病变处，进行检查、诊断及治疗。目前应用的导管可细微到直径 0.4 mm，称之为微导管，通过导管进行栓塞、溶解、扩张等各项治疗。该项技术的应用，开辟了对脑血管及脊髓血管病诊治的新途径。介入治疗具有不开颅、创伤小、痛苦少、恢复快的特点，并且对一些疾病可以达到外科手术难以达到的治疗效果，因此，越来越受到医生的重视和患者的欢迎。同时，随着新技术、新材料的不断发展，介入医学的应用范围愈来愈广，同时也更安全可靠。闭塞性脑血管病，如急性脑梗死引起的偏瘫、颈动脉狭窄所致短暂性脑缺血发作(transient ischemic attack，TIA)及可逆性神经功能障碍(reversible ischemic neurologic deficit，RIND)、视网膜中央动脉或中央静脉闭塞引起的视力减退、静脉窦血栓性形成引起的颅内压增高等，均可通过血管内的介入治疗得以改善。介入治疗的方法分为溶栓、血管成形术或支架置入，根据病变选择不同的治疗方法。

（七）其他治疗措施

1. 急性期血压的调控

脑梗死急性期的血压调控并非一个简单的问题，必须认真对待。对血压严密的监测,适度、慎重的调控,合理的个体化治疗,对于降低脑梗死患者的死亡率,减轻致残和防止复发均有重要意义。有关脑梗死急性期的血压调控,目前没有统一的标准,大多主张遵循慎重、适度的原则。对于梗死急性期的血压增高,大部分患者无须急于进行降血压治疗,应严密观察病情变化。对于血压高首先要分清血压是持续性增高还是暂时性的改变。主要通过询问病史,了解患者是否既往有高血压病史;临床上寻找有无靶器官损害的依据,包括高血压性视网膜病变、心电图或超声心动图提示左心室肥大、肾功能损害导致的蛋白尿等。对于无高血压病的患者,短暂性血压增高无须采取干预血压的措施,主要是对症处理。如果存在明显颅内压增高的情况,可以通过积极脱水降颅压的方法治疗。适当给予镇静药,松弛患者紧张情绪,对于部分紧张性高血压有效。一般情况下,这类患者的血压只要能维持在 $12 \sim 21.33$ kPa(160/90 mmHg)范围即可。

2. 血管扩张药的使用

一般认为发病后 24 h 内,即脑水肿出现前,应用血管扩张药能改善局部缺血,防止梗死的发展。多数学者认为血管扩张药物反而使脑内盗血综合征加重,故不主张急性期应用,仅用于脑梗死的恢复期。但对症状轻微、梗死灶小、无明显脑水肿或起病 3 周以后的患者可以应用。

常用药物有:烟酸 $200 \sim 300$ mg 或盐酸罂粟碱 $30 \sim 90$ mg 加入葡萄糖或低分子右旋糖酐中,静脉滴注,Qd,1 周约为 1 疗程。其他尚有曲克芦丁、己酮可可碱、倍他司汀等。

3. 神经保护剂

(1)钙通道阻滞药:脑梗死发生后由于脑组织缺血、缺氧,病灶内神经细胞处于钙超载状态,应用钙通道阻滞药能阻止过多的钙流入胞浆和线粒体,能减轻超载状态以防细胞死亡,可以减轻脑血管平滑肌的痉挛,改善脑微循环,增加脑血流供应。常用的药物有尼莫地平、桂利嗪、氟桂利嗪。低血压、颅内压增高者慎用。

(2)兴奋性氨基酸受体拮抗药:有报道称镁盐可减少缺血性脑梗死的范围。

(3)γ-氨酪酸(GABA)受体激动药:γ-氨酪酸(GABA)是脑内主要的抑制性神经递质,与主要的兴奋性递质谷氨酸相抗衡,即缺血时 γ-氨酪酸(GABA)能抑制机体受损,刺激 GABAA 受体激动剂(etomidate hydrochloride)或与地佐环平(dizocilpine)合用均能有效对抗脑缺血损伤。

(4)自由基清除剂:自由基超氧化物、过氧化氢和羟自由基的形成将导致脂质膜的过氧化损伤、蛋白质氧化和 DNA 损伤。所以自由基清除剂理论上可保护脑缺血损伤。动物实验证实有效的自由基清除剂有谷胱甘肽过氧化物酶(glutathione peroxidase,GSH-Px)、过氧化氢酶(CATALASE)、维生素 E、甘露醇(mannitol)、铜锌超氧化物歧化酶(CuZn-SOD)、锰超氧化物歧化酶(Mn-SOD)等。

(5)神经营养因子:脑缺血损伤后大量神经保护因子的基因表达增加,如神经生长因子(NGF)重组蛋白等,在脑缺血的自我保护中起保护作用。

4. 血液稀释疗法

血液稀释治疗缺血性脑血管病的治疗机制主要在于迅速增加局部脑血流量,促进缺血区功能恢复。临床上血液稀释可以分为高容积(用扩容剂)及等容积(放血及补液)两种方法。过去常用的右旋糖酐 40(低分子右旋糖酐)静滴属高容稀释,可增加脑血流量,缺点是可增加颅内压及心排血量,有颅内压增高者及心功能不全者禁用。

(八) 康复治疗

宜早期开始,病情稳定后,积极进行康复知识和一般训练方法的教育,并注意患肢体位。

1. 卧位

上肢应处于轻外展位,肘轻屈,肩胛处、前臂和手用枕头支托,掌心向上,使前臂保持旋后位,防止肩胛骨后撤。下肢骨盆、臀部用枕头支托,防止下肢外旋和骨盆后坠,下肢伸肌张力高的患者,应采取侧卧位。

2. 患侧卧位

患侧肩部向前伸,肘伸展,掌心向上,如果手指屈曲,肌张力高,大拇指与其他四指用布卷或纸卷隔开。下肢稍屈曲,脚掌与小腿尽量保持垂直。

3. 健侧卧位

患侧上肢下垫一个枕头,上肢伸直,掌心向下,手腕略微抬起。鼓励患者树立恢复生活自理的信心,配合医疗和康复工作,争取早日恢复,同时辅以针灸、按摩、理疗等,以减轻病残率、提高生存质量。关于康复锻炼的实施,可以在医生的指导下尽早进行适度瘫痪肢体等神经功能缺损的康复锻炼,即对患肢近端和远端进行按摩,帮助患肢关节做被动关节活动训练。根据病情鼓励患者多用患肢,并鼓励患者用健手帮助患手锻炼。逐渐进行翻身训练、坐位训练、站立训练、行走训练、手的功能训练,借助于运动器械训练,反复练习。

六、中医治疗

(一) 急性期治疗

1. 中经络

(1) 风痰瘀阻证。

① 主症:半身不遂,口舌歪斜,舌强言謇或不语,偏身或单肢麻木,头晕目眩,舌质暗淡,舌苔白或白腻,脉弦滑。

② 治法:息风化痰,活血通络。

③ 处方:化痰通络汤加减。药为半夏、茯苓、白术、胆南星、天竺黄、天麻、丹

参、陈皮、枳实、竹茹、远志、菖蒲、芍药、地龙、全蝎、桑枝、鸡血藤、甘草。

（2）痰热腑实证。

① 主症：半身不遂，口舌歪斜，言语謇涩或不语，偏身或单肢麻木，腹胀，便干便秘，头晕目眩，咳痰或痰多，舌质暗红，苔黄或苔黄腻，脉弦滑。

② 治法：通腑泄热化痰。

③ 处方：星蒌承气汤加减。药物组成为大黄、芒硝、全瓜蒌、胆南星、枳实、厚朴、竹茹、当归、赤芍、丹参、牛膝、甘草。

（3）风火上扰证。

① 主症：半身不遂，口舌歪斜，舌强言謇或不语，偏身或单肢麻木，眩晕头痛，骤然发病，面红目赤，口苦咽干，心烦易怒，大便干结，小便短赤，舌质红或红绛，苔薄黄，脉弦有力。

② 治法：清肝泻火，息风通络。

③ 处方：天麻钩藤饮加减。药物组成为天麻、钩藤、石决明、川牛膝、黄芩、栀子、朱茯神、夏枯草、菊花、白芍、全蝎、地龙、甘草。

2. 中脏腑

（1）痰火内闭证。

① 主症：起病骤急，神昏或昏愦，半身不遂，鼻鼾痰鸣，肢体强痉拘急，项背身热，躁扰不宁，甚则手足厥冷，肢体抽搐，兼见便干溲闭，舌质红绛，舌苔黄腻而干，脉弦滑数。

② 治法：清热化痰，醒神开窍。

③ 处方：羚羊角汤加减配合灌服或鼻饲安宫牛黄丸。药物组成为羚羊角粉、珍珠母、竹茹、天竺黄、石菖蒲、远志、郁金、夏枯草、牡丹皮、甘草。

（2）痰湿蒙神证。

① 主症：素体阳虚，湿痰内蕴。急性发病，神昏，半身不遂，肢体松懈，瘫软不温，甚则四肢逆冷，面白唇暗，痰涎壅盛，舌质暗淡，苔白腻，脉沉滑或沉缓。

② 治法：豁痰息风，辛温开窍。

③ 方药：涤痰汤加减配合灌服或鼻饲苏合香丸。药物组成为半夏、橘红、茯苓、胆南星、竹茹、石菖蒲、远志、炒枳实、天麻、钩藤、僵蚕、甘草。

（3）元气败脱证。

① 主症：突然神昏或昏愦，目合口张，鼻鼾息微，手撒肢冷，汗多，甚则周身湿冷，肢体瘫软，二便失禁，舌痿，舌质紫暗，苔白腻，脉沉缓或沉微。

② 治法：回阳救逆，益气固脱。

③ 方药：参附汤合生脉散加味。药物组成为西洋参、制附子、麦冬、五味子、山茱萸。

(二) 恢复期治疗

1. 风痰瘀阻证

详见急性期风痰瘀阻证治疗。

2. 气虚血瘀证

(1) 主症:半身不遂,肢软无力,口舌歪斜,言语謇涩或不语,偏身或单肢麻木,面色苍白,气短乏力,自汗出,舌质暗淡,苔薄白,脉沉细或细涩无力。

(2) 治法:益气养血,化瘀通络。

(3) 方药:补阳还五汤加减。药物组成为黄芪、当归、芍药、川芎、桃仁、红花、地龙、桂枝、鸡血藤、木瓜、甘草。

3. 阴虚风动证

(1) 主症:半身不遂,患肢僵硬拘挛,口舌歪斜,言语謇涩或不语,偏身或单肢麻木,眩晕耳鸣,手足心热,舌质红绛或暗红,苔少或无苔,脉细弦或细弦数。

(2) 治法:滋阴潜阳,息风通络。

(3) 方药:镇肝息风汤加减。药物组成为白芍、天冬、玄参、龟板、龙骨、牡蛎、代赭石、川牛膝、当归、天麻、钩藤、菊花、甘草。

(三) 后遗症期治疗

后遗症期应加强康复训练,采取中药、针灸、推拿等综合治疗方法,促进语言和肢体等功能的恢复。大部分患者表现为风痰瘀阻、气虚血瘀、阴虚风动或阴虚血瘀的证候,仍可辨证选用化痰通络汤、补阳还五汤、镇肝息风汤等加减治疗。

第四节　高血压脑病

一、概述

本病见于高血压患者,由于血压突然显著升高,导致脑小动脉痉挛或脑血管调节功能失控,产生严重脑水肿的一种急性脑血管疾病。任何类型高血压只要血压显著升高,均可引起高血压脑病,但临床上多见于既往血压正常而突然发生高血压者,如急性肾小球肾炎、妊娠中毒症等,也好发于急进型或严重缓进型高血压伴明显脑动脉硬化的患者。除血压突然升高外,常伴剧烈头痛与神志改变,有时还出现肢体活动障碍,眼底检查有局限性或弥漫性视网膜小动脉痉挛,但不一定有出血、渗出或水肿,降压治疗后可迅速恢复。

二、病因及发病机制

(一) 病因

1. 原发性高血压

原发性高血压的发病率占 1‰ 左右,高血压病史较长,有明显脑血管硬化者更易发生,既往血压正常而突然出现高血压的疾病,如急进性高血压和急性肾小球肾炎患者也可发生。

2. 继发性高血压

如妊娠高血压综合征、肾小球肾炎性高血压、肾动脉狭窄、嗜铬细胞瘤等血压中等程度增高,也有发生高血压脑病的可能。

3. 某些药物或食物诱发高血压脑病

少见情况下,高血压患者应用单胺氧化酶抑制剂的同时,又服用萝芙木片,左旋甲基多巴或交感神经节后阻滞剂,也会引起与高血压脑病相似的症状,进食富含胺类的食物也可诱发高血压脑病。

4. 颈动脉内膜剥离术后

高度颈动脉狭窄患者行颈动脉内膜剥离术后,脑灌注突然增加,可引起高血压脑病。

(二) 发病机制

高血压脑病的发病机制尚未完全阐明,有以下两种学说。

(1) 过度调节或小动脉痉挛学说:正常情况下,脑血管随血压变化而波动,血压升高时,脑部血管收缩;血压下降时脑血管扩张,当血压急剧升高时可造成脑膜及脑细小动脉持久性痉挛,使流入毛细血管的血流量减少,导致缺血和毛细血管通透性增高,血液内水分外渗增加,可导致脑水肿和颅内压增高,在此基础上可发生坏死性小动脉炎、斑点状出血或多发性小栓塞,引起脑血液循环急性障碍和脑功能损伤,从而产生一系列临床表现。

(2) 自动调节破裂学说:脑血管通常随血压变化而扩张或回缩,以保持脑血流量的相对稳定,直接测量脑膜血管的直径和用同位素间接测量入脑血流量,均说明血压下降时脑膜血管扩张,血压升高时则收缩。正常人当平均动脉压(MAP)在 60～120 mmHg 范围时脑血流量是恒定的;血压明显上升,如 MAP≥180 mmHg 时,自动调节机制破坏,原先收缩的脑血管(血压升高时收缩)由于不能承受过高的压力而突然扩张,产生所谓被动性扩张现象,结果脑血管过度灌注,脑血流量增加,血浆渗透压增高,渗入血管组织周围而导致脑水肿和颅内高压,从而产生一系列临床表现。

　　本病主要病理改变是弥漫性脑水肿,脑重量可增加,脑外观苍白,脑回变平,脑沟变浅,脑室变小,脑浅表部位动脉,毛细血管和静脉扩张,血管周围间隙(virchow-robin spaces,VRS)扩大,脑切面呈白色,可有淤点状出血或微小狭长的裂隙状出血及腔隙性病损等,脑小动脉管壁玻璃样变性使血管内皮增厚、外膜增生、血管腔狭窄或阻塞,导致纤维蛋白性血栓和脑实质微梗死,形成本病特有的小动脉病,血管壁纤维素样坏死严重可破裂,发生多数淤点或脑内出血。两种脑动脉玻璃样变性类型:一种为纤维蛋白样动脉炎,可见血管壁炎症性改变,血液外渗,微动脉瘤形成;另一种血管壁无炎性改变,胶原染色性物质使血管腔狭窄、小血栓形成和脑缺血、颅内压增高或视网膜动脉压增高阻碍静脉回流,可导致视网膜动脉纤维索样坏死,出血或梗死及永久性视力丧失,还可见少突胶质细胞肿胀,树突状细胞破碎及神经元缺血性改变。

三、临床表现

　　急骤起病,病情发展非常迅速。

(一)发病年龄与病因有关

　　急性肾小球肾炎引起者多见于儿童,子痫常见于年轻妇女,脑动脉硬化者多见于老年患者。

(二)动脉压升高

　　取决于血压升高的程度及速度。多发生于急进型高血压和严重的缓进型高血压,后者一般情况严重,血压显著升高,血压达到 250/150 mmHg 左右才发生,而急性高血压患者血压未达到 200/130 mmHg 亦能发生高血压脑病。

(三)颅内压增高

　　由脑水肿引起。患者剧烈头痛、喷射性呕吐、颈项强直、视乳头水肿、视网膜动脉痉挛并有火焰样出血和动脉痉挛以及绒毛状渗出物。

(四)意识障碍

　　可表现为烦躁不安、兴奋、神情萎靡、木僵、嗜睡及至昏迷,精神错乱亦有发生。

(五)癫痫发作

　　可为全身性局限性发作,有的出现癫痫连续状态。

(六)阵发性呼吸困难

　　由呼吸中枢血管痉挛、局部缺血及酸中毒所引起。

（七）其他脑机能障碍的症状

如失语、偏瘫、偏盲、黑蒙、暂时性失明等，约 32％患者会发生视物模糊。50％以上的患者出现肾功能不全。

（八）头痛

常是高血压脑病的早期症状，约 70％患者会出现，多数为全头痛或额顶部疼痛明显，咳嗽、活动用力时头痛明显，伴有恶心、呕吐。当血压下降后头痛可得以缓解。

（九）脑水肿症状为主

大多数患者具有头痛、抽搐和意识障碍三大特征，谓之为高血压脑病三联征。

四、辅助检查

（1）除非伴肾病或尿毒症，尿常规通常无蛋白、红细胞、白细胞及管型等，血尿素氮正常。

（2）腰椎穿刺和脑脊液（CSF）检查：CSF 压力多数增高，偶可正常，细胞数正常，极少数患者有少量红细胞，蛋白轻微增高。

（3）单光子发射计算机断层成像术（single-photon emission computed tomography，SPECT）检查：在显示异常的部位，可见血流灌注增加。

（4）眼底检查：视网膜动脉呈弥漫性或局限性强烈的痉挛、硬化或有出血、渗出和视盘水肿。

（5）脑电图：出现局限性异常或双侧同步锐性慢波，有时表现为节律性差。

五、诊断及鉴别诊断

根据高血压患者突发急骤的血压与颅内压升高的症状，诊断不难，腰穿脑脊液呈血性改变可确定诊断，需与其他急性脑血管病鉴别。

（一）出血或缺血性脑卒中

多见于中老年患者，血压可不高，头痛症状亦可不明显，但有颅内定位性的症状及体征，头颅 CT 或 MRI 有明确的病灶，脑电图有局限性脑实质损害征象。

（二）蛛网膜下腔出血

与高血压脑病一样，也可有突发的剧烈头痛、呕吐、脑膜刺激症状，部分患者也可有血压增高,意识障碍通常较轻,极少出现偏瘫,且脑脊液呈均血性等特点。

(三) 颅内占位性病变

虽有严重头痛,但为缓慢出现,非突然发生,其他颅内压增高症状和局灶性神经体征亦呈进行性加重,血压虽可升高,但不及高血压脑病的显著增高。如临床疑为颅内肿瘤,可通过脑超声波、脑血管造影或 CT 等检查加以确诊。

六、治疗

本病及时处理预后良好,处理不当可导致死亡,因此应力争早期确诊,卧床休息,尽快降血压,降低颅内压及减轻脑水肿,控制癫痫发作,预防心力衰竭等。具体治疗及处理措施如下:

(一) 高血压脑病发作时

应在数分钟至 1 h 内使舒张压迅速降至 110 mmHg(高血压患者)或 80 mmHg以下(血压正常者),恢复脑血管自动调节机制。但降压不要过快、过低,以防发生脑血流灌注不足,诱发脑梗死。老年人个体差异大,血压易波动,用药应从小量开始,逐渐加量,以免血压降得过快、过低,引起心肌梗死等不良后果。临床常用:

1. 亚硝基铁氰化钠(sodium nitroprusside)

可同时使小动脉、毛细血管及小静脉扩张,静脉回心血量减少,左心室前后负荷均降低,适于伴左心衰或急性冠状动脉功能不全患者,50 mg 亚硝基铁氰化钠加入 5% 葡萄糖液 500 mL 静脉滴注,滴速 1 m/min,每 2~3 min 测一次血压,调整滴速及用量使血压维持在适宜水平;此药降压迅速稳定,无不良反应,但理化性质不稳定,配制后须在 12 h 内使用。

2. 三硝酸甘油酯(glyceryl trinitrate)

25 mg 三硝酸甘油酯加于 5% 葡萄糖 500 mL 静脉滴注,根据血压调节滴速,降压作用迅速,监护较硝普钠简单,副作用较少,有人主张用它代替硝普钠,尤适宜并发冠心病、心肌供血不足和心功能不全者。

3. 利血平(reserpine)

可耗竭交感神经末梢儿茶酚胺贮存,扩张血管及降低血管周围阻力。1 mg 利血平肌内注射,1.5~3 h 起效,必要时每 6~12 h 可重复注射,适于快速降压后维持用药。副作用为鼻塞、口干、心动过缓、嗜睡和帕金森病样表现。

4. 卡托普利(captopril)

主要作用于肾素-血管紧张素的特异性竞争型抑制剂,阻止血管紧张素Ⅰ转换为血管紧张素Ⅰ,抑制醛固酮分泌,减少水钠潴留。12.5~25 mg 卡托普利,Po,Bid,60~90 min 显效。可见胃肠道反应、失眠、口干及中性粒细胞减少,心衰患者不宜使用。

5. 降压后可用硝苯地平（nifedipine）

10～20 mg 硝苯地平舌下含服或直肠给药，Tid，也可用气雾剂喷入口咽部，每次 0.5 mg，连用 6 次；本药为钙通道拮抗药，20～30 min 起效，1.5～2 h 降压明显，1 次用药后奏效达 80%，可使平均动脉压下降 25%。对高血压脑病合并冠心病、病情不太严重患者治疗效果最理想，是较安全且降压迅速的药物。

（二）降颅压及减轻脑水肿

头部放置冰袋，可用 20%甘露醇 250 mL 快速静脉滴注，Q6～8 h，心肾功能不全者慎用，可与速尿 40 mg 静脉注射、10%人血白蛋白 50 mL 静脉滴注或地塞米松 10～20 mg 静脉滴注合用。舒张压降至 13.3 kPa（100 mmHg）左右时，可逐渐改为口服降压药控制血压，如尼莫地平片，每次 20～40 mg，Bid/Tid，Po；硝苯地平片，每次 10～20 mg，Bid/Tid，Po。

（三）癫痫频繁发作或癫痫持续状态

首选安定 10～20 mg 缓慢静脉注射。若不能控制可用安定 40～50 mg 加于 10%葡萄糖溶液 500 mL 中静脉滴注，应注意呼吸情况。也可用苯妥英（苯妥英钠），常与安定合用作为维持用药或用于出现呼吸抑制者，首剂 500 mg 加入 5%葡萄糖 500 mL 中，静脉滴注，300～500 mg/d 维持疗效。随后，成人可用苯巴比妥 0.2 g 肌内注射，与 10%水合氯醛 30 mL 灌肠，6 h 交替使用；控制发作 1～2 d 后改用苯妥英（苯妥英钠）或卡马西平口服，维持 2～3 个月以防复发。

七、健康指导

高血压脑病是一种非常危险的疾病，以脑部损害最为突出，必须及时抢救治疗。凡高血压者出现血压急剧升高伴剧烈头痛，甚至有意识和神志改变，均应立即到医院急救治疗，迅速将血压控制在安全范围，防止或减轻脑组织水肿与损伤是治疗的关键。此外，在治疗过程中应避免血压下降过度而使脑、心、肾的血液灌注发生障碍，系统治疗高血压和原发病，避免过度劳累和精神刺激将有助于降低高血压脑病的发生，病情稳定后应逐步向常规抗高血压治疗过渡并坚持长期、正规治疗。

第四章 消化系统疾病

第一节 消化性溃疡

一、概述

消化性溃疡主要指发生于胃和十二指肠的慢性溃疡,是一种在中青年群体中的常见病,在办公室的白领人群中亦不少见。饮食不科学、酗酒、胃酸分泌过多、幽门螺杆菌感染和胃黏膜保护作用减弱等因素是引起消化性溃疡的主要环节。胃排空延缓和胆汁反流、胃肠肽作用、遗传因素、药物因素、环境因素和精神因素等,都和消化性溃疡的发生有关。

二、病因

(一) 胃酸分泌过多

盐酸是胃液的主要成分,由壁细胞分泌,受神经、体液调节。已知壁细胞内含有三种受体,即组胺受体(histamine receptors)、胆碱能受体(cholinergic receptors)和胃泌素受体(gastrin receptors),分别接受组胺、乙酰胆碱和胃泌素的激活。当壁细胞表面受体被相应物质结合后,细胞内第二信使便被激活,进而影响胃酸分泌。在十二指肠溃疡的发病机理中,胃酸分泌过多起重要作用。十二指肠溃疡患者的胃酸基础分泌量(BAO)和最大分泌量(MAO)均明显高于常人,十二指肠溃疡绝不发生于无胃酸分泌或分泌很少的人。食糜自胃进入十二指肠后,在胃酸和食糜的刺激兴奋下,胰腺大量分泌胰液泌素、胰酶泌素、促胆囊收缩素,肠黏膜除分泌黏液外,也释放激素如肠高血糖素、肠抑胃肽(GIP)、血管活性肠肽(VIP),这类激素具有抑制胃酸分泌和刺激胃泌素分泌的作用,故当十二指肠黏膜释放这些激素的功能减退时,则可引起胃泌素、胃酸分泌增高,促成十二指肠溃疡的形成。胃溃疡病程的长期性、反复性,并发症的性质,以及在胃酸减少的条件下溃疡趋向愈合等方面,均提示其发病机理与十二指肠溃疡有相似之处。但是,胃溃疡患者的

BAO 和 MAO 均与正常人相似,甚至低于正常,一些胃黏膜保护药物(非抗酸药)虽无减少胃酸的作用,却可以促进溃疡的愈合,一些损伤胃黏膜的药物如阿司匹林可引起胃溃疡,以及在实验动物不断从胃腔吸去黏液可导致胃溃疡等事实,均提示胃溃疡的发生起因于胃黏膜的局部。由于胃黏膜保护屏障的破坏,不能有效地对抗胃酸和胃蛋白酶的侵蚀和消化作用,而致溃疡发生。

(二)幽门螺杆菌感染(HP 感染)

HP 感染是慢性胃炎的主要病因,是引起消化性溃疡的重要病因。在 HP 黏附的上皮细胞可见微绒毛减少,细胞间连接丧失,细胞肿胀、表面不规则、细胞内黏液颗粒耗竭,空泡样变,细菌与细胞间形成黏着蒂和浅杯样结构。

(三)胃黏膜保护作用

正常情况下,各种食物的理化因素和酸性胃液的消化作用均不能损伤胃黏膜而导致溃疡形成,乃是由于正常胃黏膜具有保护功能,包括黏液分泌、胃黏膜屏障完整性、丰富的黏膜血流和上皮细胞的再生等。

(四)胃排空延缓和胆汁反流

胃溃疡病时胃窦和幽门区域的这种退行性变可使胃窦收缩失效,从而影响食糜向前推进。胃排空延缓可能是胃溃疡病发病机理中的一个因素。十二指肠内容物中某些成分,如胆汁酸和溶血卵磷脂可以损伤胃上皮。十二指肠内容物反流入胃可以引起胃黏膜的慢性炎症。受损的胃黏膜更易遭受酸和胃蛋白酶的破坏。胃溃疡病时空腹胃液中胆汁酸结合物较正常对照者的浓度显著增高,从而推想胆汁反流入胃可能在胃溃疡病的发病机理中起重要作用。

(五)胃肠肽的作用

已知许多胃肠肽可以影响胃酸分泌,但只有胃泌素与消化性溃疡关系的研究较多。关于胃泌素在寻常的消化性溃疡发病机理中所起的作用,尚不清楚。

(六)遗传因素

现已一致认为消化性溃疡的发生具有遗传性,而且证明胃溃疡和十二指肠溃疡病系单独遗传,互不相干。胃溃疡患者的家族中,胃溃疡的发病率较正常人高 3 倍;而在十二指肠溃疡患者的家族中,较多发生的是十二指肠溃疡而非胃溃疡。

(七)药物因素

某些解热镇痛药、抗癌药等,如吲哚美辛、保泰松、阿司匹林、肾上腺皮质激素、氟尿嘧啶、甲氨蝶呤等曾被列为致溃疡因素。在上述药物中,人们对阿司匹林的研究比较多,结果表明规律性应用阿司匹林的人容易发生胃溃疡病。有人指出,规律性应用阿司匹林者较之不用阿司匹林者胃溃疡病的患病率约高3倍。肾上腺皮质类固醇很可能与溃疡的生成和再活动有关。非类固醇抗炎药,如吲哚美辛、保泰松、布洛芬、萘普生等,也可在不同程度上抑制前列腺素的合成,从而在理论上可以产生类似阿司匹林的临床效应。利血平等药物具有组胺样作用,可增加胃酸分泌,故有潜在致溃疡作用。

(八)环境因素

吸烟可刺激胃酸分泌增加,一般可比不吸烟者增加91.5%;吸烟可引起血管收缩,并抑制胰液和胆汁的分泌而减弱其在十二指肠内中和胃酸的能力,导致十二指肠持续酸化;烟草中烟碱可使幽门括约肌张力减低,影响其关闭功能而导致胆汁反流,破坏胃黏膜屏障。吸烟者消化性溃疡的发病率显著高于对照组。在相同的有效药物治疗条件下,前者溃疡的愈合率亦显著低于后者。因此,长期大量吸烟不利于溃疡的愈合,亦可致复发。食物对胃黏膜可引起理化性质损害作用。暴饮暴食或不规则进食可能破坏胃分泌的节律性。据临床观察,咖啡、浓茶、烈酒、辛辣调料、泡菜等食品,以及偏食、饮食过快、太烫、太冷、暴饮暴食等不良饮食习惯,均可能是本病发生的有关因素。

三、临床表现

(一)消化性溃疡疼痛特点

(1)长期性:由于溃疡发生后可自行愈合,但每于愈合后又好复发,故常有上腹疼痛长期反复发作的特点,整个病程平均6~7年,有的可长达一二十年,甚至更长。

(2)周期性:上腹疼痛呈反复周期性发作,为此种溃疡的特征之一,尤以十二指肠溃疡更为突出,中上腹疼痛发作可持续几天、几周或更长,继以较长时间的缓解。全年都可发作,但以春秋季节发作者多见。

(3)节律性:溃疡疼痛与饮食之间的关系具有明显的相关性和节律性,在一天中,凌晨3点至早餐的一段时间,胃酸分泌最低,故在此时间内很少发生疼痛。十二指肠溃疡的疼痛好在两餐之间发生,持续不减直至下餐进食或服制酸药物后缓解。一部分十二指肠溃疡患者,由于夜间的胃酸较高,尤其在睡前曾进餐者,可发生半夜疼痛,胃溃疡疼痛的发生较不规则,常在餐后1 h内发生,经1~2 h后逐渐缓解,直至下餐进食后再复出现上述节律。

(4)疼痛部位:十二指肠溃疡的疼痛多出现于中上腹部,或在脐上方,或在脐上方偏右处;胃溃疡疼痛的位置也多在中上腹,但稍偏高处,或在剑突下和剑突下偏左处,疼痛范围直径约数厘米。因为空腔内脏的疼痛在体表上的定位一般不十分确切,所以疼痛的部位也不一定准确反映溃疡所在的解剖位置。

(5)疼痛性质:多呈钝痛、灼痛或饥饿样痛,一般较轻而能耐受,持续性剧痛提示溃疡穿透或穿孔。

(6)影响因素:疼痛常因精神刺激、过度疲劳、饮食不慎、药物影响、气候变化等因素诱发或加重,可因休息、进食、服制酸药、以手按压疼痛部位、呕吐等方法而减轻或缓解。

(二)消化性溃疡其他症状与体征

(1)其他症状:本病除中上腹疼痛外,尚可有唾液分泌增多,胃灼热,反胃,嗳酸,嗳气,恶心,呕吐等其他胃肠道症状。食欲多保持正常,但偶可因食后疼痛发作而惧食,以致体重减轻。全身症状可有失眠等神经官能症的表现,或有缓脉、多汗等自主神经系统不平衡的症状。

(2)体征:溃疡发作期,中上腹部可有局限性压痛,程度不重,其压痛部位多与溃疡的位置基本相符。

(三)特殊类型的消化性溃疡

(1)无症状型溃疡:指无明显症状的消化性溃疡患者,因其他疾病做胃镜或 X线钡餐检查时偶然被发现,或当发生出血或穿孔等并发症时,甚至于尸体解剖时始被发现。这类消化性溃疡可见于任何年龄,以老年人尤为多见。

(2)儿童期消化性溃疡:儿童时期消化性溃疡的发生率低于成人,可分为四种不同的类型。

① 婴儿型:婴儿型溃疡系急性溃疡,发生于新生儿和两岁以下的婴儿,发病原因未明。在新生儿时期,十二指肠溃疡较胃溃疡多见,这种溃疡或是迅速愈合,或是发生穿孔或出血而迅速致死;在新生儿时期以后至两岁以内的婴儿,溃疡的表现和新生儿者无大差别,主要表现为出血、梗阻或穿孔。

② 继发型:此型溃疡的发生与一些严重的系统性疾病,如脓毒病、中枢神经系统疾病、严重烧伤和皮质类固醇的应用有关,它还可发生于先天性幽门狭窄、肝脏疾病、心脏外科手术以后。此型溃疡在胃和十二指肠的发生频率相等,可见于任何年龄和性别的儿童。

③ 慢性型:此型溃疡主要发生于学龄儿童,随着年龄的增长,溃疡的表现愈与成年人相近。但在幼儿,疼痛比较弥散,多在脐周,与进食无关,时常出现呕吐,这可能是由于十二指肠较小,容易因水肿和痉挛而出现梗阻的缘故,至青少年才呈现典型的局限于上腹部的节律性疼痛。十二指肠溃疡较胃溃疡多,男孩较女孩多,此型溃疡的发病与成年人溃疡病的基本原因相同。

④ 并发于内分泌腺瘤的溃疡:此型溃疡发生于胃泌素瘤和多发性内分泌腺瘤

病Ⅰ型,即 Wermer 综合征。

（3）老年人消化性溃疡:胃溃疡多见,也可发生十二指肠溃疡,胃溃疡直径常可超过 2.5 cm,且多发生于高位胃体的后壁,老年人消化性溃疡常表现为无规律的中上腹痛,呕血和（或）黑粪,消瘦,易并发大出血,常常难以控制。

（4）幽门管溃疡:较为少见,常伴胃酸分泌过高,其主要表现为餐后立即出现中上腹疼痛,其程度较为剧烈而无节律性,并可使患者惧食,制酸药物可使腹痛缓解。好发呕吐,呕吐后疼痛随即缓解。腹痛、呕吐和饮食减少可导致体重减轻,此类消化性溃疡内科治疗的效果较差。

（5）球后溃疡:约占消化性溃疡的 5%,溃疡多位于十二指肠乳头的近端,球后溃疡的夜间腹痛和背部放射性疼痛更为多见,并发大量出血者亦多见,内科治疗效果较差。

（6）复合性溃疡:指胃与十二指肠同时存在溃疡,多数是十二指肠的发生在先,胃溃疡在后,本病约占消化性溃疡的 7%,多见于男性,其临床症状并无特异性,但幽门狭窄的发生率较高,出血的发生率高,为 30%～50%,出血多来自胃溃疡。本病病情较顽固,并发症发生率高。

（7）巨型溃疡:巨型胃溃疡指 X 线胃钡餐检查测量溃疡的直径超过 2.5 cm者,并非都属于恶性,疼痛常不典型,往往不能为抗酸药所完全缓解,呕吐与体重减轻明显,并可发生致命性出血,有时可在腹部触到纤维组织形成的硬块,长病程的巨型胃溃疡往往需要外科手术治疗。巨型十二指肠溃疡系指直径在 2 cm 以上者,多数位于球部,也可位于球后,球部后壁溃疡的周围常有炎性团块,且可侵入胰腺,疼痛剧烈而顽固,常放射到背部或右上腹部,呕吐与体重减轻明显,出血、穿孔和梗阻常见,也可同时发生出血和穿孔,有并发症的巨型十二指肠溃疡以手术治疗为主。

（8）食管溃疡:其发生也是和酸性胃液接触的结果,溃疡多发生于食管下段,多为单发,约 10% 为多发,本病多发生于反流性食管炎和滑动性食管裂孔痛伴有贲门食管反流的患者。溃疡可发生在鳞状上皮,也可发生在柱状上皮（Barett 上皮）,食管溃疡还可发生于食管胃吻合术或食管腔吻合术以后,它是胆汁和胰腺分泌物反流的结果。

四、辅助检查

（一）内镜检查

纤维胃镜和电子胃镜,为确诊消化性溃疡的主要方法。在内镜直视下,消化性溃疡通常呈圆形、椭圆形或线形,边缘锐利,基本光滑,为灰白色或灰黄色苔膜所覆盖,周围黏膜充血、水肿、略隆起。将消化性溃疡的生命周期的胃镜表现分为三期:

（1）活动期（A 期），又分为 A1 及 A2 两期。

A1：圆形或椭圆形，中心覆盖白苔，常有小出血，周围潮红，有炎症性水肿。

A2：溃疡面覆黄色或白色苔，无出血，周围炎症水肿减轻。

（2）治愈期（H 期），又分为 H1 及 H2 两期。

H1：溃疡周边肿胀消失，黏膜呈红色，伴有新生毛细血管。

H2：溃疡变浅、变小，周围黏膜发生皱褶。

（3）瘢痕期（S 期），也分为 S1 及 S2 两期。

S1：溃疡白苔消失，新生红色黏膜出现（红色瘢痕期）。

S2：红色渐变为白色（白色瘢痕期）。

（二）X 线钡餐检查

消化性溃疡的主要 X 线征象是壁龛或龛影，为钡悬液填充溃疡的凹陷部分所造成。在正面观，龛影呈圆形或椭圆形，边缘整齐，因溃疡周围的炎性水肿而形成环形透亮区。胃溃疡的龛影多见于胃小弯，且常在溃疡对侧见到痉挛性胃切迹；十二指肠溃疡的龛影常见于球部，通常比胃的龛影小。龛影是溃疡存在的直接征象，由于溃疡周围组织的炎症和局部痉挛等，X 线钡餐检查时可发现局部压痛与激惹现象，溃疡愈合和瘢痕收缩，可使局部发生变形，尤多见于十二指肠球部溃疡，后者可呈三叶草形、花瓣样等变形。

（三）HP 感染的检测

HP 感染的检测方法大致分为四类：

（1）直接从胃黏膜组织中检查 HP，包括细菌培养、组织涂片或切片染色镜检细菌。

（2）用尿素酶试验、呼吸试验、胃液尿素氮检测等方法测定胃内尿素酶的活性。

（3）血清学检查抗 HP 抗体。

（4）应用聚酶链反应（PCR）技术测定 HP-DNA。

细菌培养是诊断 HP 感染最可靠的方法。

（四）胃液分析

正常男性和女性的基础胃酸分泌量（BAO）平均分别为（2.5±0.21）mmol/h 和（1.3±0.16）mmol/h，十二指肠溃疡患者中男性和女性的 BAO 平均分别为 5.0 mmol/h 和 3.0 mmol/h。当 BAO>10 mmol/h，常提示胃泌素瘤的可能，五肽胃泌素按 6 μg/kg 注射后，最大酸排出量（MAO），十二指肠溃疡者常超过 40 mmol/h，由于各种胃病的胃液分析结果，胃酸幅度与正常人有重叠，对溃疡病的诊断仅作参考。

五、诊断及鉴别诊断

(一) 诊断

根据临床表现和实验室检查可以确诊。

(二) 鉴别诊断

(1) 胃癌：胃良性溃疡与恶性溃疡的鉴别十分重要，两者的鉴别有时比较困难，以下情况应当特别重视：中老年人近期内出现中上腹痛，出血或贫血；胃溃疡患者的临床表现发生明显变化或抗溃疡药物治疗无效；胃溃疡活检病理有肠化生或不典型增生者。临床上，对胃溃疡患者应在内科积极治疗下，定期进行内镜检查随访，密切观察直到溃疡愈合。

(2) 慢性胃炎：本病亦有慢性上腹部不适或疼痛，其症状可类似消化性溃疡，但发作的周期性与节律性一般不典型，胃镜检查是主要的鉴别方法。

(3) 胃神经官能症：本病可有上腹部不适、恶心呕吐或者症似消化性溃疡，但常伴有明显的全身神经官能症状，情绪波动与发病有密切关系，内镜检查与 X 线检查未发现明显异常。

(4) 胆囊炎胆石病：多见于中年女性，常呈间歇性、发作性右上腹痛，疼痛常放射到右肩胛区，可有胆绞痛、发热、黄疸、墨菲征，进食油腻食物常可诱发，B 超检查可以做出诊断。

(5) 胃泌素瘤：本病又称 Zollinger-Ellison 综合征，有顽固性多发性溃疡，或有异位性溃疡，胃次全切除术后容易复发，多伴有腹泻和明显消瘦，患者胰腺有非 β 细胞瘤或胃窦 G 细胞增生，血清胃泌素水平增高，胃液和胃酸分泌显著增多。

六、治疗

(一) 内科基本治疗

1. 生活

消化性溃疡属于典型的心身疾病范畴，心理-社会因素对发病起着重要作用，因此乐观的情绪、规律的生活、避免过度紧张与劳累，无论在本病的发作期或缓解期均很重要。当溃疡活动期，症状较重时，卧床休息几天乃至 1～2 周。

2. 饮食

在 H2 受体拮抗剂问世以前，饮食疗法曾经是消化性溃疡的唯一或主要的治疗手段。对消化性溃疡患者的饮食持下列观点：细嚼慢咽，避免急食，咀嚼可增加唾液分泌,后者能稀释和中和胃酸,并可能具有提高黏膜屏障作用;有规律的定时进食,以维持正常消化活动的节律;在急性活动期,以少吃多餐为宜,每天进餐 4～5 次即可,一旦症状得到控制,应鼓励较快恢复到平时的一日 3 餐;饮食宜注意营养,但无须规定特殊食谱;餐间避免零食,睡前不宜进食;在急性活动期,应戒烟酒,并避免咖啡、浓茶、浓肉汤、辣椒和酸醋等辛辣刺激性食品或饮料,以及损伤胃黏膜的药物;饮食不过饱,以防止胃窦部的过度扩张而增加胃泌素的分泌。

3. 镇静

对少数伴有焦虑、紧张、失眠等症状的患者,可短期使用一些镇静药或安定剂。

4. 避免应用致溃疡药物

应劝阻患者停用诱发或引起溃疡病加重或并发出血的有关药物,包括水杨酸盐及非甾体类消炎药(NSAIDs)、肾上腺皮质激素、利血平等。如果因风湿病或类风湿病必须用上述药物,应当尽量采用肠溶剂型或小剂量间断应用。同时进行充分的抗酸治疗和加强黏膜保护剂。

(二) 药物治疗

治疗消化性溃疡的药物主要包括降低胃酸的药物、根除幽门螺杆菌感染的药物和增强胃黏膜保护作用的药物。

1. 降低胃酸的药物

包括制酸药和抗分泌药两类。

(1) 制酸药与胃内盐酸作用形成盐和水,使胃酸降低。制酸药种类繁多,有碳酸氢钠、碳酸钙、氧化镁、氢氧化铝、三硅酸镁等,其治疗作用在于结合和中和 H^+,从而减少 H^+ 向胃黏膜的反弥散,同时也可减少进入十二指肠的胃酸;提高胃液的 pH,降低胃蛋白酶的活性。胃液 pH 为 1.5～2.5 时,胃蛋白酶的活性最强。制酸药分可溶性和不溶性两大类:碳酸氢钠属于可溶性,其他属于不溶性。前者止痛效果快,但长期和大量应用时,副作用较大;含钙、铋、铝的制酸剂可致便秘,镁制剂可致腹泻,临床上将这两种或多种制酸药制成复合剂,以抵消其副作用。

(2) 抗分泌药物主要有组胺 H2 受体拮抗剂和质子泵抑制剂两类。① 组胺 H2 受体拮抗剂:可选择性竞争 H2 受体,从而使壁细胞内 cAMP 产生及胃酸分泌减少,故对治疗消化性溃疡有效。② 质子泵抑制剂:胃酸分泌最后一步是壁细胞分泌膜内质子泵驱动细胞内 H^+ 与小管内 K^+ 交换,质子泵即 H^+-K^+-ATP 酶。质子泵抑制剂可明显减少任何刺激激发的酸分泌。

2. HP 感染的治疗

对 HP 感染的治疗主要是应用具有杀菌作用的药物。清除是指药物治疗结束时 HP 消失,根除是指药物治疗结束后至少 4 周无 HP 复发。临床上要求达到 HP 根除,消化性溃疡的复发率可大大降低。体外药物敏感试验表明,在中性 pH 条件下,HP 对青霉素最为敏感;对氨基糖甙类、四环素类、头孢菌素类、氧氟沙星、环西沙星、红霉素、利福平等高度敏感；对大环内酯类、呋喃类、氯霉素等中度敏感；对万古霉素有高度抗药性，但 HP 对铋盐中度敏感。

3. 加强胃黏膜保护作用的药物

已知胃黏膜保护作用的减弱是溃疡形成的重要因素，近年来的研究认为加强胃黏膜保护作用，促进黏膜的修复是治疗消化性溃疡的重要环节之一。

（1）胶态次枸橼酸铋（CBS）：商品名是 De-Nol、德诺、迪乐。CBS 对消化性溃疡的疗效大体与 H2 受体拮抗剂相似。CBS 在常规剂量下是安全的，口服后主要在胃内发挥作用，仅约 0.2% 吸收入血。严重肾功能不全者忌用该药。少数患者服药后出现便秘、恶心、一时性血清转氨酶升高等。

（2）前列腺素 E：是近年来用于治疗消化性溃疡的一类药物。前列腺素具有细胞保护作用，能加强胃肠黏膜的防卫能力，但其抗溃疡作用主要基于其对胃酸分泌的抑制。

（3）硫糖铝：是硫酸化二糖和氢氧化铝的复合物，在酸性胃液中，凝聚成糊状黏稠物，可附着于胃、十二指肠黏膜表面，与溃疡面附着作用尤为显著。

（4）表皮生长因子（EGF）：是一种多肽，由唾液腺、Brunner 腺和胰腺分泌。EGF 不被肠道吸收，能抵抗蛋白酶的消化，在黏膜防御和创伤愈合中起重要作用，EGF 不仅能刺激黏膜细胞增殖，维护黏膜光整，还可增加前列腺素、巯基和生长抑素的释放。胃肠外的 EGF 还能抑制壁细胞的活力和各种刺激引起的酸分泌。

（5）生长抑素：能抑制胃泌素分泌，而抑制胃酸分泌，可协同前列腺素对胃黏膜起保护作用。主要应用于治疗胃、十二指肠溃疡并发出血。

4. 促进胃动力药物

在消化性溃疡患者中，如见有明显的恶心、呕吐和腹胀，实验室检查见有胃潴留、排空迟缓、胆汁反流或胃食管反流等表现，应同时给予促进胃动力药物。如甲氧氯普胺（metoclopramide）、多潘立酮（domperidone）、西沙必利（cisapride）。

5. 药物治疗的抉择

当今用以治疗消化性溃疡的药物种类众多，新的药物又不断问世，如何抉择，尚无统一规范，以下意见可供临床参考。

（1）药物的选用原则：组胺 H2 受体拮抗剂可作为胃、十二指肠溃疡的首选药物。抗酸剂和硫糖铝也可用作第一线药物治疗，但疗效不及 H2 受体拮抗剂。前列腺素拟似品米索前列醇（misoprostol）主要预防 NSAIDS 相关性溃疡的发生。奥美拉唑可用作第一线药物，但更多用于其他药物治疗失败的顽固性溃疡。HP 阳性的患者，应采用双联或三联疗法根除 HP 感染。

（2）难治性和顽固性溃疡的治疗：经正规内科治疗无明显效果，包括溃疡持久不愈合，或在维持治疗期症状仍复发，或发生并发症者，称为难治性溃疡；十二指肠溃疡经 8 周，胃溃疡经 12 周治疗而未愈合者，称为顽固性溃疡。这时，可尝试增加 H2 受体拮抗剂的剂量，或应用奥美拉唑，后者可使 90% 的顽固性溃疡愈合。铋剂和抗生素联合治疗清除 HP 感染,对某些顽固性溃疡也有一定效果。如果药物治疗失败宜考虑手术。

（3）NSAIDs 相关性溃疡的治疗:阿司匹林和其他 NSAIDs 能抑制黏膜合成前列腺素,减弱细胞保护作用,增加黏膜对损伤的敏感性,导致消化性溃疡,尤其是胃溃疡。相当多的胃溃疡患者,尤其是老年人,有服用 NSAIDs 病史。NSAIDs 性溃疡常无症状（50%）,不少患者以出血为首发症状。NSAIDs 性溃疡发生后应尽可能停用 NSAIDs,或减量,或换用其他制剂。H2 受体拮抗剂对此种溃疡的疗效远比一般的溃疡要差。有人认为奥美拉唑（40 mg/d）有良好效果,不管是否停用 NSAIDs,均可使溃疡愈合。米索前列醇单用或与 H2 受体拮抗剂合用,已被证明有助于溃疡愈合。

（4）溃疡复发的防治:消化性溃疡是一慢性复发性疾病,约 80% 的溃疡病治愈后在一年内复发,五年内复发率达 100%。如何避免复发是个尚未解决的问题。吸烟、胃酸高分泌、长期的病史、以前有过并发症、使用致溃疡药物和幽门螺杆菌感染是导致溃疡复发的重要危险因素。临床上对每一个消化性溃疡患者要仔细分析病史和做有关检查,应尽可能地消除或减少上述危险因素。

（5）消化性溃疡的维持治疗:由于消化性溃疡治愈停药后复发率甚高,并发症发生率较高,而且自然病程长达 8～10 年,因此药物维持治疗是个重要的措施。有下列三种方案可供选择。① 正规维持治疗,适用于反复复发、症状持久不缓解、并发存在多种危险因素或伴有并发症者。维持方法为西咪替丁 400 mg、雷尼替丁 150 mg、法莫替丁 20 mg,睡前一次服用,也可口服硫糖铝 1 g,Bid。正规长程维持疗法的理想时间尚难确定,多数主张至少维持 1～2 年,对于老年人、预期溃疡复发可产生严重后果者,可终身维持。② 间隙全剂量治疗,在患者出现严重症状复发或内镜证明溃疡复发时,可给予一疗程全剂量治疗,据报告约有 70% 以上患者可取得满意效果。这种方法简便易行,为多数患者所接受。③ 按需治疗,本法系在症状复发时,给予短程治疗,症状消失后即停药。对有症状者,应用短程药物治疗,目的在于控制症状,让溃疡自发愈合。事实上,有相当多的消化性溃疡患者在症状消失后即自动停药。按需治疗时,虽然溃疡愈合较慢,但总的疗效与全程治疗并无不同。60 岁以上,有溃疡出血或穿孔史,每年复发 2 次以上以及并发其他严重疾病者不适用此法。

（三）并发症治疗

1. 大量出血

消化性溃疡病并发大量出血,常可引起周围循环衰竭和失血性贫血,应当进行紧急处理。

（1）输血输液补充血容量、纠正休克和稳定生命体征是重要环节。

（2）同时给予全身药物止血,如生长抑素 25 μg 稀释后静脉滴注,以后每小时注入 250 μg,治疗 24～48 h 有止血作用。组胺 H2 受体拮抗剂能减少胃酸分泌。有助于止血、溃疡愈合,可选择西咪替丁 0.8 g/d 或法莫替丁 40 mg/d,溶于 500 mL 葡萄糖中,静脉滴注。也可选用质子泵抑制剂奥美拉唑 40 mg/d 加入补液中滴注。

(3) 内镜下局部止血,可选用局部喷洒 0.1％肾上腺素液、5％孟氏液凝血酶 500～1000 U 或立止血 1000～2000 U;或者于出血病灶注射 1％乙氧硬化醇、高渗盐水肾上腺素或立止血;或者应用电凝、微波、激光止血,常可获得良好的疗效。以下情况考虑紧急或近期内外科手术治疗:中老年患者,原有高血压、动脉硬化,一旦大出血,不易停止;多次大量出血的消化性溃疡;持续出血不止,虽经积极治疗措施但未见效;大量出血并发幽门梗阻或穿孔,内科治疗多无效果。

2. 急性穿孔

胃十二指肠溃疡一旦并发急性穿孔,应禁食,放置胃管抽吸胃内容物,防止腹腔继发感染。无腹膜炎发生的小穿孔,可采用非手术疗法。饱食后发生穿孔,常伴有弥漫性腹膜炎,需在 6～12 h 内施行急诊手术。慢性穿孔进展较缓慢,穿孔毗邻脏器,可引起粘连和瘘管形成,必须外科手术。

3. 幽门梗阻

功能性或器质性幽门梗阻的初期,其治疗方法基本相同,包括:

(1) 静脉输液,以纠正水、电解质代谢紊乱或代谢性碱中毒。

(2) 放置胃管连续抽吸胃内潴留物 72 h 后,于每日晚餐后 4 h 行胃灌洗术,以解除胃潴留和恢复胃张力。

(3) 经胃灌洗术后,如胃潴留已少于 200 mL,表示胃排空已接近正常,可给流质饮食。

(4) 消瘦和营养状态极差者,宜及早予以全肠外营养疗法。

(5) 口服或注射组胺 H2 受体拮抗剂。

(6) 应用促进胃动力药如多潘立酮或西沙必利,但禁用抗胆碱能药物如阿托品、颠茄类,因此类药物能使胃松弛和胃排空减弱而加重胃潴留。

(四) 外科治疗

消化性溃疡大多经过内科积极治疗后症状缓解、溃疡愈合,但如遇以下情况应考虑手术治疗:急性穿孔大量或反复出血、内科治疗无效者;器质性幽门梗阻;胃溃疡癌变或癌变不能除外者等。

七、并发症

（一）大量出血

大量出血是本病最常见的并发症,其发生率占本病患者的 20%～50%,也是上消化道出血的最常见病因。根据消化性溃疡病史和出血的临床表现,诊断一般不难确立。对临床表现不典型而诊断困难者,应争取在出血后 24～48 h 内进行急诊内窥镜检查,其确诊率可达 90% 以上,从而使患者得到及时诊断和治疗。

（二）穿孔

急性穿孔的发生率占消化性溃疡患者的 5%～10%,男性远比女性多见。

（三）幽门梗阻

由十二指肠溃疡引起的幽门梗阻,常见发生于幽门前及幽门管的溃疡。其发生原因通常是由于溃疡活动期,溃疡周围组织的炎性充血、水肿或反射性地引起幽门痉挛。此类梗阻属暂时性,可随溃疡好转而消失。在治疗方法上,内科治疗有效,故称之为功能性或内科性幽门梗阻。反之,由溃疡愈合、瘢痕形成和瘢痕组织收缩或与周围组织粘连而阻塞幽门通道所致者,则属持久性。非经外科手术而不能自行缓解,称之为器质性和外科性幽门梗阻。呕吐是幽门梗阻的主要症状。

（四）癌变

患胃溃疡的少数患者可发展成为胃癌,癌变的发生率不超过 3%。十二指肠球部溃疡不会引起癌变。因此,凡中年以上的胃溃疡患者出现下列情况,均应警惕癌变的可能性:严格内科治疗 4～6 周,症状无好转者;无并发症而疼痛的节律性消失、食欲减退、体重明显减轻者;粪便隐血试验持续阳性,并出现贫血者;X 线钡餐或胃镜检查不能除外胃溃疡恶变者。均必须定期重复 X 线钡餐和胃镜检查。

八、健康指导

去除和避免诱发消化性溃疡发病的因素甚为重要,如精神刺激、过度劳累、生活无规律、饮食不调、吸烟与酗酒等。消化性溃疡经药物治疗后达到症状缓解、溃疡愈合,仍需要继续给予维持量的药物治疗 1～2 年,对预防溃疡复发有积极意义。HP 相关性胃十二指肠溃疡,在应用降低胃酸药物的同时,给予有效的抗菌药物,根除 HP 感染也是预防溃疡复发的重要环节。此外,胃泌素瘤或多发性内分泌腺瘤、甲状旁腺功能亢进症、Meckel 憩室、Barrett 食管等疾病常可伴发消化性溃疡,应予及时治疗。

第二节　急性胃肠炎

一、概述

急性胃肠炎是胃肠黏膜发生的急性炎症,造成这种病症的主要原因有饮食不当(根据研究发现,多数患者是食用发生了霉变的食物)、食用了大量刺激性食物以及冷热食物交互食入。这种病症一般发生在夏秋两季,并且具有一定的潜伏期,潜伏期时间一般为 12~48 h。

二、病因

(一) 细菌和毒素的感染

常以沙门菌属和嗜盐菌(副溶血弧菌)感染最常见,毒素以金黄色葡萄球菌常见,病毒亦可见到。常有集体发病或家庭多发的情况。如吃了被污染的家禽、家畜、鱼,或吃了嗜盐菌生长的蟹、螺等海产品,或吃了被金黄色葡萄球菌污染了的剩菜、剩饭等而诱发本病。

(二) 物理化学因素

进食生冷食物或某些药物如水杨酸盐类、磺胺、某些抗生素等,或误服强酸、强碱及农药等均可引起本病。

三、诊断及鉴别诊断

(一) 诊断

根据临床表现和辅助检查进行诊断。

1. 临床表现

一般在暴饮暴食或食用了污染食物、服用对胃有刺激的药后数小时至 24 h 发病。

(1) 上腹痛:正中偏左或脐周压痛,呈阵发性加重或持续性钝痛,伴腹部饱胀、不适。少数患者出现剧痛。

（2）恶心、呕吐：呕吐物为未消化的食物，吐后感觉舒服，也有的患者直至呕吐出黄色胆汁或胃酸。

（3）腹泻：伴发肠炎者出现腹泻，随胃部症状好转而停止，可为稀便和水样便。

（4）脱水：由于反复呕吐和腹泻、失水过多引起，皮肤弹性差、眼球下陷、口渴、尿少等，严重者血压下降、四肢发凉。

（5）呕血与便血：少数患者呕吐物中带血丝或呈咖啡色，大便发黑或大便潜血试验阳性，说明胃黏膜有出血情况。

（6）常有发热、头痛、全身不适及程度不同的中毒症状。

（7）体征不明显，上腹及脐周有压痛，无肌紧张及反跳痛，肠鸣音多亢进。

（8）起病急，恶心、呕吐频繁，剧烈腹痛，频繁腹泻，多为水样便，可含有未消化食物、少量黏液，甚至血液等。

（9）此外，头痛、发热、寒战和肌肉痛也是常见症状，少数严重患者，由于频繁呕吐及腹泻，可出现脱水。

2. 辅助检查

大便常规检查及粪便培养，血白细胞计数可正常或异常。胃肠炎通常根据症状即可诊断，但病因往往不明显。如果症状严重或持续，可行大便培养检测细菌、病毒或寄生虫。怀疑严重脱水的患者应注意监测电解质及肾功能。进一步诊断要通过血液、呕吐物、粪便培养，对白细胞和嗜酸性粒细胞计数判断。

（二）鉴别诊断

（1）寄生虫感染周围血嗜酸粒细胞增多可见于钩虫、血吸虫、绦虫、囊类圆线虫所致的寄生虫病，各有其临床表现。

（2）胃肠道癌肿与恶性淋巴瘤：也可有周围血嗜酸粒细胞增高，但属继发性，应有癌肿与淋巴瘤的其他表现。

（3）嗜酸性肉芽肿：主要发生于胃和大肠，小肠呈局限性肿块，病理组织检查为嗜酸性肉芽肿混于结缔组织基质中，过敏史少见，周围血中白细胞数及嗜酸性粒细胞常不增加。

（4）嗜酸粒细胞增多症：除周围血嗜酸粒细胞增高外，病变不仅累及肠道，还广泛累及其他实质器官，如脑、心、肺、肾等，其病程短，预后差，常在短期内死亡。

四、治疗

（一）一般治疗

（1）去除病因。卧床休息，停止一切对胃有刺激的饮食和药物。酌情短期禁食，然后给予易消化的清淡的少渣的流质饮食，利于胃的休息和损伤的愈合。

（2）鼓励饮水。由于呕吐腹泻失水过多,患者在尽可能的情况下多饮水,补充丢失水分。以糖盐水为好(白开水中加少量糖和盐而成)。不要喝含糖多的饮料,以免产酸过多加重腹痛。呕吐频繁的患者可在一次呕吐完毕后少量饮水(50 mL左右),多次饮入,不至于呕出。

（3）止痛。应用颠茄片、阿托品、654-2 等药均可,还可局部热敷腹部止痛(有胃出血者不用)。

（4）伴腹泻、发烧者可适当应用黄连素、氟哌酸等抗菌药物。病情较轻者一般不用,以免加重对胃的刺激。

（5）呕吐腹泻严重,脱水明显,应及时送医院静脉输液治疗,一般 1～2 d 恢复。

（6）预防为主,节制饮酒,勿暴饮暴食,慎用或不用易损伤胃黏膜的药物。急性单纯性胃炎要及时治疗,愈后防止复发,以免转为慢性胃炎,迁延不愈。

（二）中医治疗

1. 肠胃湿热

（1）症状:病起急骤,恶心频发,呕吐吞酸,腹痛阵作,泻下急迫,便行不爽,粪色黄褐而臭,口渴欲饮,心烦,尿短赤少,舌苔黄腻,脉滑数。

（2）治法:清热化湿,理气止泻。

（3）方药:葛根、黄芩、黄连、木香、茯苓、车前子、白扁豆、薏苡仁、荷叶、生甘草。

2. 寒湿阻滞

（1）症状:呕吐清水,恶心,腹泻如水,腹痛肠鸣并伴有畏寒发热,颈项或全身关节酸痛,苔薄白或白腻,脉滑。

（2）治法:散寒除湿,和中止泻。

（3）方药:藿香 10 g,大腹皮 10 g,白芷 10 g,紫苏 10 g,茯苓 12 g,清半夏 10 g,白术 10 g,陈皮 10 g,厚朴 10 g,生姜 5 g,甘草 6 g。

（4）中成药:藿香正气水,腹痛水。

3. 食滞胃肠

（1）症状:恶心厌食,饮食后加重,吐后反快;腹痛,大便酸臭,气迫不爽,肛门排气增加,苔厚腻,脉滑实。

（2）方药:焦山楂 10 g,神曲 10 g,制半夏 10 g,茯苓 12 g,陈皮 10 g,莱菔子 10 g,大腹皮 10 g。

（3）中成药:保和丸,香连化滞丸。

4. 脾胃虚弱

（1）症状:禀赋不足,素体脾虚,饮食稍有不慎即吐泻,大便溏薄,呕吐清水,且时作时休,面色不华,乏力倦怠,舌淡,脉弱。

（2）治法:健脾理气,和胃止泻。

（3）方药：人参 3 g，白术 12 g，芍药 10 g，茯苓 12 g，白扁豆 12 g，陈皮 10 g，砂仁 3 g，薏苡仁 12 g，甘草 6 g。

（4）中成药：人参健脾丸。

如果是被细菌感染，这些细菌刺激肠道，导致上吐下泻，使身体损失许多水分。因此需要多补充水分，以防止虚脱。白开水是最佳的补充液，其次是其他透明的液体，例如苹果汁、高汤或清汤。缺乏其他液体时汽水也可以，但是需要先让气泡散光。赶走气泡的快速方法是用两个杯子将汽水反复互倒。补充水分时，勿一口气全吞下，以免引发呕吐。

五、并发症

（一）肠息肉、结肠癌

直肠炎超过 5 年，肠道溃疡面在炎症的长期刺激下容易异常增生，引发肠息肉，1 cm 以上的肠息肉癌变率极高。

（二）肠狭窄

多发生在病变广泛、病程持续 5～25 年及以上的患者，其部位直肠，临床上一般无症状，严重时可引起肠阻塞，在本病出现肠狭窄时，要警惕肿瘤，鉴别良性恶性。

（三）肛窦炎

直肠炎不及时治疗，可并发肛窦炎等肛肠病，并有继发肛周脓肿的危险。

（四）肛管炎

这是本病的一个并发症，经常与直肠炎并称为肛管直肠炎，肛管炎久拖不治亦有癌变危险。

（五）便血

便血是本病的主要临床表现之一，便血的多少也是衡量病情轻重的指标。长期慢性出血可引起缺铁性贫血。

六、健康指导

(一) 注意卫生

保持食物、用具、容器、冰箱等食物保存场所和环境的清洁。

(二) 不吃不洁食物

当食物发生腐烂变质时，一定不要食用。饭菜等最好不要隔夜，瓜果蔬菜食用之前一定要清洗干净。

(三) 避免刺激

饮食宜清淡，尽量避免刺激性的食物，如辣椒、咖啡、浓茶等。同时还要避免药物的刺激，如非甾体抗炎药类药物会严重刺激我们的胃肠黏膜。

(四) 加强锻炼，注意保暖

夏秋季节天气变化多端，大家一定要适时增减衣物，尤其是进入秋季以后，一定要注意保暖，休息时盖好被子。加强体育锻炼，提高身体的免疫力。

第三节　急性胰腺炎

一、概述

急性胰腺炎(acute pancreatitis, AP)是比较常见的一种急腹症，多见于青壮年，其发病率占急腹症的第 3～5 位。其主要因为胰管阻塞、胰管内压力骤然增高和胰腺血液淋巴循环障碍等引起胰腺自身消化的一种急性非细菌性炎症。通常临床上将急性胰腺炎分为急性水肿型胰腺炎(acute edematous pancreatitis)和急性出血坏死型胰腺炎(severe acute pancreatitis, SAP)两类，后者病死率很高且易误诊。其中 80% 以上的患者病情较轻，即急性水肿型胰腺炎，可经非手术治愈，基本算是一种内科病。10% 左右的患者属于重症胰腺炎，即急性出血坏死型胰腺炎，胰腺的炎症已非可逆性或自限性，常须手术治疗，应视为外科病。青中年人急性胰腺炎主要原因为饮酒和胆道原因，而在老年人 50%～70% 急性胰腺炎为胆道原因。

二、病因

(一) 梗阻因素

由于胆道蛔虫、乏特壶腹部结石嵌顿、缩窄性十二指肠乳头炎等导致胆汁反流。如胆管下端明显梗阻,胆道内压力甚高,高压的胆汁逆流胰管,造成胰腺腺泡破裂,胰酶进入胰腺间质而发生胰腺炎。

(二) 酒精因素

长期饮酒者容易发生胰腺炎,在此基础上,当某次大量饮酒和暴食的情况下,促进胰酶的大量分泌,致使胰腺管内压力骤然上升,引起胰腺泡破裂,胰酶进入腺泡之间的间质而促发急性胰腺炎。酒精与高蛋白高脂肪食物同时摄入,不仅胰酶分泌增加,同时又可引起高脂蛋白血症。这时胰脂肪酶分解甘油三酯释出游离脂肪酸而损害胰腺。

(三) 血管因素

胰腺的小动、静脉急性栓塞、梗阻,发生胰腺急性血循环障碍而导致急性胰腺炎;另一个因素是建立在胰管梗阻的基础上,当胰管梗阻后,胰管内高压,作用于胰腺泡,可使腺泡破裂,胰蛋白酶被动地"渗入"间质。由于胰酶的刺激可引起间质中的淋巴管、静脉、动脉栓塞,继而胰腺发生缺血坏死。

(四) 外伤

胰腺外伤使胰腺管破裂、胰腺液外溢以及外伤后血液供应不足,导致发生急性重型胰腺炎。

(五) 感染因素

急性胰腺炎可以发生各种细菌感染和病毒感染,病毒或细菌是通过血液或淋巴进入胰腺组织,而引起胰腺炎。一般情况下这种感染均为单纯水肿型胰腺炎,发生出血坏死型胰腺炎者较少。

三、临床表现

(一) 症状

(1) 腹痛:急性胰腺炎多数为突然发病,表现为剧烈的上腹痛,并多向肩背部放射,患者自觉上腹及腰背部有"束带感"。腹痛的位置与病变的部位有关,如胰头的病变重者,腹痛以右上腹为主,并向右肩放射;病变在胰尾者,则腹痛以左上腹为重,并向左肩放射,疼痛强度与病变程度多相一致。若为水肿型胰腺炎,腹痛多为持续性伴有阵发加重,采用针刺或注入解痉药物能使腹痛缓解;若为出血性胰腺炎,则腹痛十分剧烈,常伴有休克,采用一般的止痛方法难以止痛。

(2) 恶心呕吐:发病之初即出现,其特点是呕吐后不能使腹痛缓解,呕吐的频度亦与病变的严重程度相一致。水肿型胰腺炎中,不仅有恶心,还常呕吐1~3次;在出血性胰腺炎时,则呕吐剧烈或为持续性频频干呕。

(3) 全身症状:可有发热、黄疸等,发热程度与病变严重程度多一致。水肿型胰腺炎,可不发热或仅有轻度发热;出血坏死型胰腺炎则出现高热。若发热不退,则可能有并发症出现,如胰腺脓肿等。黄疸的发生,可能为并发胆道疾病或为肿大的胰头压迫胆总管所致。这两种原因引起的黄疸需要结合病史、实验室检查等加以鉴别。

有极少数患者发病非常急骤,可能无明显症状或出现症状不久,即发生休克或死亡,称为猝死型或暴发性胰腺炎。

(二) 体征

1. 全身体征

(1) 体位:多平卧或侧位,但喜欢静卧。

(2) 血压、脉搏、呼吸:在水肿型胰腺炎时,多无明显变化;但在出血坏死型胰腺炎时,可有血压下降,脉搏及呼吸加快,甚至出现休克。值得提出的是,在急性出血坏死型胰腺炎时,可以出现急性呼吸窘迫综合征(ARDS),这是一种十分危险的综合征,需要根据病史、实验室检查等方法,做到早期诊断与治疗。

(3) 舌苔:舌质多淡红,伴有感染时多红或紫红;舌苔多薄白或白腻,严重患者则黄腻或黄燥。

2. 腹部体征

(1) 视诊:腹部多平坦,但出血坏死型胰腺炎可因肠麻痹而出现腹胀,并发胰腺囊肿或脓肿时,可有局限性隆起。

(2) 触诊:压痛、反跳痛与肌紧张可因病变程度和部位不同而各异。一般情况下,多在上腹部有程度不同的压痛,但压痛部位与病变部位有关。病变在胰头者,压痛在右上腹;病变在胰尾者,压痛在左上腹;病变累及全胰腺者,全上腹有压痛。若出血坏死型胰腺炎,腹腔积液多时,常为全腹的压痛,反跳痛和肌紧张。急性胰腺炎时,也常在上腹部发现肿块,肿块的原因可能有:肿大的胆囊,位于右上腹胆囊区;肿大的胰头,位于右上腹,但位置较深;胰腺囊肿或脓肿,多为圆形的囊性肿物;水肿的发炎组织,如大网膜、肠管或小网膜囊内的积液。

(3) 叩诊:有肠胀气时,叩诊呈鼓音;若腹腔有渗液时,叩诊呈浊音,并可测出移动性浊音。

（4）听诊：肠鸣音多减弱，当出现肠麻痹时，可呈"安静腹"。

急性胰腺炎的诊断主要依据临床表现及有关实验室检查及影像学检查，临床上不仅要求做出胰腺炎的诊断，还要对其病情发展，并发症和预后做出评估。

四、辅助检查

1. 实验室检查

（1）白细胞计数：轻型胰腺炎时，可不增高或轻度增高；但在严重患者和伴有感染时，白细胞计数常明显增高，中性粒细胞计数也增高。

（2）淀粉酶测定：这是诊断急性胰腺炎的重要客观指标之一，但并不是特异的诊断方法。在发病早期，胰腺血管有栓塞以及某些出血坏死型胰腺炎时，由于胰腺组织的严重破坏，则可不增高。有时休克、急性肾衰竭、肺炎、腮腺炎、溃疡病穿孔以及肠道和胆道感染的情况下，淀粉酶也可增高，因此，有淀粉酶增高时，还需要结合病史、症状与体征，排除非胰腺疾病所引起的淀粉酶增高，才能诊断为急性胰腺炎。淀粉酶增高与胰腺炎发病时间也有一定的关系，根据临床观察可有以下表现：发病后 24 h，血清淀粉酶达到最高峰，48 h 后尿淀粉酶出现最高峰；发病后短期内尿淀粉酶达到最高峰，而血清淀粉酶可能不增高或轻度增高；血清淀粉酶与尿淀粉酶同时增高，但以后逐渐恢复正常；淀粉酶的升降曲线呈波浪式或长期增高，提示已有并发症的发生。

（3）血液化学检查：重型胰腺炎时，二氧化碳结合力下降，血尿素氮升高，表明肾脏已有损害。胰岛素受到破坏时，可有血糖升高，但多为一过性。出血性胰腺炎时，血钙常降低，当低于 7 mg/dL 时，常提示预后不良。

（4）腹腔穿刺术：对于有腹腔渗液的患者，行腹腔穿刺术有助于本病的诊断，穿刺液多为血性，如淀粉酶测定增高，即可确诊为该病。

（5）淀粉酶同工酶检查：已确定的淀粉酶同工酶有两种，胰型同工酶和唾液型同工酶（STI）。急性胰腺炎时，胰型同工酶可明显增高，对高度怀疑胰腺炎而淀粉酶正常者，对高淀粉酶血症的淀粉酶是否来源于胰腺，测定同工酶则更有价值，国内有人采用电泳方法，从阴极到阳极端显示 PIA 有 P3、P2、P1 三种，其中 P3 为诊断急性胰腺炎的敏感、可靠指标。

（6）放射免疫胰酶测定（RIA）：因淀粉酶测定对胰腺类的诊断没有特异性。随着免疫测定技术的进步，许多学者寻找更为准确的诊断方法，即胰酶的放射免疫测定法。当前，测定的酶大致有以下几种。① 免疫活性胰蛋白酶（IRT）：急性胰腺炎时，胰腺腺泡损坏可释放大量胰蛋白酶及酶原，它是一种仅存在于胰腺内的蛋白酶，因此测定血清中胰蛋白酶及酶原的浓度，应具有一定的特异性。临床应用证明，血清 IRT 在重型胰腺炎时，升高的幅度大，持续时间久，对急性胰腺炎的早期诊断与鉴别轻重程度具有一定帮助。② 弹力蛋白酶Ⅱ（elastaseⅡ）：应用放射免疫法可测定血清免疫活性弹力蛋白酶（IRE），由于胰腺全切除后血清 IRE 可以消失，故对该酶的测定可有特异性。③ 胰泌性胰蛋白酶抑制物（PSTI）：PSTI 是由胰腺腺泡分泌，能阻抑胰内蛋白酶的激活，由于它是一种特异性胰蛋白酶抑制物，存在于胰液与血液中，测定其含量不仅能早期诊断急性胰腺炎，还能鉴别病情轻重程度，有利于病情观察。④ 磷脂酶 A2（PLA2）：PLA2 是一种脂肪分解酶，是引起胰腺坏死的重要因素之一，急性胰腺炎早期即可升高，且持续时间较长，对重型胰腺炎的诊断具有参考价值。

2. 影像学检查

（1）X 线检查。

① 腹平片可能见到以下征象：胰腺部位的密度增强（由于炎症渗出所致）；反射性肠淤张（主要在胃、十二指肠、空肠和横结肠）；膈肌升高，胸腔积液；少数患者可见胰腺结石或胆道结石；十二指肠环淤滞，其内缘有平直压迹；仰卧位腹平片，表现"横结肠截断"征，即结肠肝曲，脾曲充气，即使改变体位横结肠仍不充气，这是由于急性胰腺炎引起结肠痉挛所致。

② 上消化道钡餐造影。可能见到以下征象：胰腺头部肿大，十二指肠环有扩大；胃窦部受压；十二指肠有扩张、淤积现象；十二指肠乳头部水肿或由于胰头肿大所致倒"3"字征；胰腺假性囊肿时，可见胃肠受挤压现象。

（2）超声检查在急性胰腺炎的诊断占有愈加重要的位置，成为不可缺少的常规检查方法之一，但易受胃肠积气的影响，超声对胰腺炎的诊断可有以下发现。

① 胰腺体积增大：在水肿型胰腺炎时，胰腺体积增大者少，而在重型胰腺炎时则多有增大，且胰腺轮廓模糊，表面不光滑，胰腺深面与脾静脉分界不清，有时胰腺前后界难以辨认。

② 胰腺回声增强：在水肿型胰腺炎可见部分胰腺回声增强，但在重型胰腺炎时可见胰腺内部大幅度凹凸不平，多有强回声，间有不规则低回声区。

③ 腹腔渗液：在水肿型胰腺炎不多见，但在重型胰腺炎时多有之，其中多为弥漫性积液，也可为胰腺周围的局限性积液，经治疗之后也可发现胰腺脓肿及假性囊肿。

根据以上所述，结合临床特点，超声可以作为鉴别水肿型与重型胰腺炎的手段之一。

（3）CT 检查。CT 扫描也可显示胰腺及其周围组织从轻度水肿、出血到坏死和化脓的各种病理变化，CT 也能发现胰腺周围的积液和小网膜、肾周围间隙的水肿，有助于早期发现及追踪观察胰腺假性囊肿。因不受胃肠积气与肥胖的影响，CT 扫描较超声检查更具有优越性与准确性，但因检查费用较昂贵，尚不能常规使用。

（4）纤维内镜检查。

① 纤维胃镜检查没有直接的诊断价值，可能看到胃十二指肠黏膜的水肿与充血，胃后壁可能见到凸起的改变（肿大胰腺所致）。

② 纤维十二指肠镜除可看到胃十二指肠黏膜的病变外，还可观察到十二指肠乳头部的异常或病变，特别是在壶腹部结石嵌顿引起的胰腺炎时，可看到凸起的乳头或结石，从而直接找到病因。

③ 经内镜逆行性胆胰管造影术（ERCP）：只适合于急性症状控制后，作为了解胆道病变而使用，虽对胰管梗阻情况也能做出判断，但有造成胰腺炎再次发作，成为注入性胰腺炎的可能，故不宜常规使用。

（5）腹腔镜检查。对于诊断尚不十分清楚的急性上腹痛或重型胰腺炎，腹腔镜检查可有一定意义，通过腹腔镜可见到一系列的病变，可分为准确征象和相对征象。

① 准确征象：指镜下见到后即可肯定胰腺炎的诊断。病灶性坏死：是由于脂肪酶与磷脂酶活化造成脂肪坏死的结果，在发病早期的患者，这种坏死见于上腹部小网膜腔内，由于病变的扩散，可发现于大网膜、小网膜、横结肠、胃结肠韧带、肾周围脂肪囊、结肠旁等处，这种灰白色脂肪坏死的范围与病变的程度是一致的。渗出液：在重型胰腺炎中，可发现于 85.5％的患者，渗液量为 10～600 mL，最多的胰性腹水可达 6 L。有人测定渗出液的淀粉酶活力增加，略增高者病死率为 19％，淀粉酶高于 1024 U 者，病死率为 59.1％，渗出液的颜色与预后也有关。

② 相对征象：没有独立诊断意义，需结合准确征象与临床，才能做出正确的诊断。腹腔充血：常伴有腹腔渗出液，在上腹部发现较多。胃位置的抬高：这是由于腹腔充血肿大的胰腺、小网膜的炎症或囊肿将胃垫起所致，用纤维胃镜接触胃壁时，可感受出坚硬的胰腺。

（6）血管造影术。为了诊断急性胰腺炎的血管性或出血性并发症，有选择地对一些患者进行腹腔血管造影，也是近几年来的一项新进展。血管造影可显示出胰腺和胰腺周围动脉的血管病变（如动脉瘤和假性动脉瘤），从而有助于制订治疗方案，如能施行动脉插管栓塞术，就可能避免因控制出血而施行的开腹手术。

（7）核素扫描。发病早期多正常，但在重型胰腺炎时，可见不均匀或不显影或局限性放射性缺损区，由于这种检查方法需要一定的设备，故不能普遍使用。

（8）其他检查方法。心电图、脑电图等，对本病的诊断虽无直接帮助，但在重型胰腺炎时也多有改变，可作为诊断与治疗的辅助检查方法。

五、诊断及鉴别诊断

（一）诊断

（1）具有典型的临床表现，如上腹痛或恶心呕吐，伴有上腹部压痛或腹膜刺激征。

（2）血清、尿液或腹腔穿刺液发现胰酶含量增加。

（3）图像检查（超声、CT）显示有胰腺炎症或手术所见或尸解病理检查证实有胰腺炎病变。

（4）能除外其他类似临床表现的病变。

（二）鉴别诊断

急性胰腺炎的正确诊断率近年来有显著提高，但在非典型的患者中，往往易与其他急性腹部疾患相混淆，故应随时提高警惕，现将鉴别要点略述如下：

（1）急性胆囊炎胆石病：急性胆囊炎的腹痛较急性胰腺炎轻，其疼痛部位为右上腹部胆囊区，并向右胸及右肩部放射，血尿淀粉酶正常或稍高；如伴有胆道结石，其腹痛程度较为剧烈，且往往伴有寒战、高热及黄疸。

（2）胆道蛔虫病：胆道蛔虫病发病突然，多数为儿童及青年，开始在上腹部剑突下偏右方，呈剧烈的阵发性绞痛，患者往往自述有向上"钻顶感"，疼痛发作时，辗转不安，大汗，手足冷，痛后如常人。其特点为"症状严重，体征轻微"（症状与体征相矛盾），血尿淀粉酶正常，但在胆道蛔虫并发胰腺炎时，淀粉酶可升高。

（3）胃及十二指肠溃疡穿孔：溃疡病穿孔为突然发生的上腹部剧烈疼痛，很快扩散至全腹部，腹壁呈板状强直，肠音消失，肝浊音缩小或消失，腹平片有气腹存在，更可能帮助明确诊断。

（4）急性肾绞痛：有时应与左侧肾结石或左输尿管结石相鉴别，肾绞痛为阵发性绞痛，间歇期可有胀痛，以腰部为重，并向腹股沟部与睾丸部放射，如有血尿、尿频、尿急，则更有助于鉴别。

（5）冠心病或心肌梗死：在急性胰腺炎时，腹痛可反射性放射至心前区或产生各种各样的心电图改变，往往易混淆。然而，冠心病患者可有冠心病史，胸前区有压迫感，腹部体征不明显等，须仔细鉴别。

六、治疗

急性水肿型胰腺炎以姑息治疗为主，而出血坏死型胰腺炎应根据情况予以治疗。前者在急性胰腺中占 80%～90%，后者占 10%～20%。但急性水肿型胰腺炎与出血坏死型胰腺炎之间的界限是不能迥然分开的。急性水肿型胰腺炎可以转化为急性出血坏死型胰腺炎，据统计约有 10% 可以转化。因此，对急性水肿型胰腺炎在非手术治疗的过程中，需严密观察其病程的演变。

急性水肿型胰腺炎与急性出血坏死型胰腺炎的治疗观点比较一致，但对胰腺局限性坏死的治疗观点尚有所争议。一种意见认为应手术引流，另一种意见认为可以采取姑息治疗。从一些文献报道和我们治疗中的体会，我们认为对这一类型的胰腺炎应手术"清创",理由是:一方面坏死是不可逆的,而坏死组织难以吸收,即使可以吸收病程亦很长,长期毒素吸收临床症状如持续腹痛、发烧等经久不退。另一方面,在坏死组织中的毒性物质,如血管活性肽、弹力蛋白、磷脂酶 A 等将引起胰腺进行性自我消化,病变可能继续扩大,将导致全身中毒症状进一步加重,以至出现多器官功能损害而致衰竭。非手术治疗的一些方法,亦是出血坏死型胰腺炎的术前准备。

(一) 非手术疗法

急性胰腺炎的非手术疗法合理,可以治疗大部分急性水肿型胰腺炎,同时也为出血坏死型胰腺炎做了较好的术前准备。非手术疗法包括防治休克,改善微循环,解痉,止痛,抑制胰酶分泌,抗感染,营养支持,预防并发症的发生,加强重症监护的一些措施等。

(1) 防治休克改善微循环:应积极补充液体、电解质和热量,以维持循环的稳定和水电解质平衡。

(2) 抑制胰腺分泌:H2 受体阻断剂,抑肽酶,5-氟尿嘧啶(5-FU),禁食和胃肠减压。

(3) 解痉止痛:应定时给予止痛剂,传统方法是静脉内滴注 0.1% 的普鲁卡因用以静脉封闭。并可定时将哌替啶与阿托品配合使用,既止痛又可解除 Oddi 括约肌痉挛。禁用吗啡,以免引起 Oddi 括约肌痉挛。

(4) 营养支持:急性重型胰腺炎时,机体的分解代谢高、炎性渗出、长期禁食、高热等,患者处于负氮平衡及低血蛋白症,故需营养支持,而在给予营养支持的同时,又要使胰腺不分泌或少分泌。

(5) 抗生素的应用:抗生素对急性胰腺炎的应用,是综合性治疗中不可缺少的内容之一。急性出血坏死型胰腺炎时应用抗生素是无可非议的。治疗急性水肿型胰腺炎时,为了预防继发感染,应合理地使用一定量的抗生素。

(6) 腹膜腔灌洗:对腹腔内有大量渗出者,可做腹腔灌洗,将腹腔内含有大量胰酶和毒素物质的液体稀释并排出体外。

(7) 支持及监护:ICU 监护及肺、肾的保护;营养支持为试用阶段,用于重型胰腺炎。

(二) 手术治疗

虽有局限性区域性胰腺坏死合并渗出,若无感染,且全身中毒症状不十分严重者,不急于手术;若有感染则应予以相应的手术治疗。其与急性出血坏死型胰腺炎的诊断一旦建立需要立即手术有所不同。但必须认真、仔细地加强临床观察。

(三) 中医治疗

中医辨证论治,临床大体可分为肝胆郁结、肝胆湿热、热毒内结三型。

（1）肝胆郁结：胆腑不利，气机阻滞，肝失疏泄，脾失健运而发病。常见于急性水肿型胰腺炎早期。证见腹痛时作，痛连胸胁，腹胀呕恶，口苦，纳呆，苔薄，脉弦。治则为疏肝利胆解郁。方选柴胡疏肝散，常用药物有柴胡、芍药、香附、黄芩、虎杖、青皮、郁金等。

（2）肝胆湿热：肝胆疏泄不利，湿热内生，蕴结不散，熏蒸肝胆而发病。证见腹痛发热，黄疸，口苦，尿黄，便结，舌红苔黄腻，脉滑数。治则为清热化湿，疏肝利胆。方选大柴胡汤，常用药物有柴胡、大黄、黄芩、山栀、半夏、蒲公英、川朴等。

（3）热毒内结：肝胆湿热不散，热从火化，火毒内生，即可腐肉成脓，又可耗气动血，甚至阴阳离决。证见高热不退，腹痛拒按，持续不解，腹肌强直，口干唇燥，面目红赤，或全身深黄，大便秘结，小便黄赤，舌红苔燥黄或灰黑，脉细数。热入营血者可见皮肤瘀斑、齿龈出血等。热陷心包者可见神志昏迷或谵语狂躁。伤阴损阳、阴阳离决者，可见四肢厥冷、大汗淋漓等。治则为清热泻火解毒。方用黄连解毒汤加味，常用药物有黄连、黄芩、生地黄、牡丹皮、山栀等。大便秘结、腹痛拒按者，可加大承气汤。热入营血者可加清营汤。热陷心包者，可加安宫牛黄丸。亡阴亡阳者，可用参附汤、参脉散、独参汤等。

七、并发症

轻症急性胰腺炎极少有并发症发生，而重症急性胰腺炎则常出现多种并发症。

（一）局部并发症

（1）胰腺脓肿：指胰腺周围的包裹性积脓，由胰腺组织坏死液化继发感染形成，常于起病后2～3周出现，此时患者高热伴中毒症状，腹痛加重，可扪及上腹部肿块，白细胞计数明显升高，穿刺液为脓性，培养有细菌生长。

（2）胰腺假性囊肿：指胰腺周围液体积聚未被吸收，被纤维组织包裹形成假囊肿，多在起病后3～4周形成，体检常可扪及上腹部肿块，大的囊肿可压迫邻近组织产生相应症状。

（二）全身并发症

（1）脏器功能衰竭：可以发生一个至多个脏器不同程度的功能衰竭，严重者表现为多脏器功能衰竭（MOF），主要有循环衰竭，表现为休克；心律失常和心力衰竭；急性呼吸衰竭或急性呼吸窘迫综合征，表现为发展迅速的呼吸困难、发绀，常规氧疗法不能缓解；急性肾衰竭，表现为少尿、进行性血尿素氮和肌酐升高；消化道出血，表现为呕血、黑粪或血便，粪隐血试验阳性；弥散性血管内凝血；胰性脑病，表现为精神意识障碍甚至昏迷。

（2）感染：病情中可继发腹腔、呼吸道、泌尿道等感染，感染扩散可引起败血症,后期因机体抵抗力极低,加上大量使用抗生素,易发生真菌感染。

（3）少数可演变为慢性胰腺炎。

八、健康指导

急性胰腺炎有反复发作的趋势,预防措施包括去除病因和避免诱因,例如戒酒,不暴饮暴食,治疗高脂血症等。胆石症在急性胰腺炎的发病中起重要作用,因此有急性胰腺炎发作病史的胆石症患者应择期行胆囊切除和胆总管探查术。

第四节　肝　　炎

一、慢性乙型肝炎

（一）概述

慢性乙型肝炎（chronic hepatitis B,简称乙肝）是指乙肝病毒（hepatitis B virus,HBV）检测为阳性,病程超过半年或发病日期不明确而临床有慢性肝炎表现者。以乏力、食欲减退、恶心、呕吐、厌油、肝大及肝功能异常为主要临床表现。部分患者有发热和黄疸;少数患者病程迁延转为慢性,或发展为肝硬化甚至肝癌;重者病情进展迅猛,可发展为重型肝炎;另一些感染者则成为无症状的病毒携带者。

（二）病因

1. 医源性传播

由医疗过程中各种未经消毒或消毒不彻底的注射器、针头等引起感染或拔牙用具及其他创伤性医疗器消毒不严格而导致感染。另外,吸毒者因共用污染的针头和注射器也可能导致感染。

2. 母婴传播

患急性乙肝和携带乙肝病毒表面抗原阳性的育龄妇女,通过妊娠和分娩将乙肝病毒传给新生儿。母婴传播,主要是指胚胎内的婴孩通过产道或宫内感染上与母亲相同的疾病。

3. 性接触传播

个体在与乙肝患者或病毒携带者进行性接触或生活密切接触时可通过男性的精液、女性的阴道分泌物引起感染。

4. 血液传播

经血液或血制品传播乙肝病毒。

(三) 临床表现

1. 症状

急性 HBV 感染者临床上可表现为无黄疸型肝炎、黄疸型肝炎、超急性暴发型肝炎、急性及亚急性暴发型肝炎。慢性 HBV 感染者临床上可表现为无症状携带、慢性肝炎、肝硬化及肝癌等。急性 HBV 感染持续时间为 1～6 个月。无黄疸型及黄疸型肝炎，主要表现有厌食、恶心、呕吐、食欲下降、低热、疲倦、肌痛、肝区或上腹部不适或隐痛、皮肤瘙痒、尿黄、眼黄、大便颜色变浅或呈灰白或陶土样等。超急性、急性或亚急性暴发型肝炎患者还可出现嗜睡、睡眠颠倒、昏迷、精神异常等肝性脑病的表现，慢性 HBV 感染者 HBV 感染至少 6 个月。无症状携带者可无任何临床症状。部分活动性肝炎患者可表现与急性肝炎相似的症状，如厌食、食欲下降、疲倦、肝区或上腹部不适或隐痛，严重者可出现肝功能失代偿表现，如腹胀、呕血或黑便等。

2. 体征

急性 HBV 感染者可无任何体征，部分患者可出现低热，巩膜、皮肤黄染，肝、脾大及压痛，部分患者可有肝掌及蜘蛛痣。部分慢性乙型肝炎患者可无任何临床体征，有的则表现为肝掌及蜘蛛痣、脾大等。肝硬化患者可出现皮肤、巩膜黄染，腹水，下肢水肿，食管静脉曲张，腹壁静脉曲张，男性乳房增生、睾丸萎缩等。

(四) 辅助检查

1. 肝功能、血液常规及生化学检查

急性乙型肝炎患者血清谷丙转氨酶（ALT）及谷草转氨酶（AST）显著升高，最高可超过正常值上限的 100 倍，ALT 较 AST 升高显著。无黄疸患者血清总胆红素（TBIL）正常，黄疸患者血清 TBIL 升高，但不超过正常值上限的 10 倍。若 TBIL 超过正常值上限 10 倍，应警惕暴发型肝炎的发生。部分患者血清白蛋白（ALB）降低，碱性磷酸酶（ALP）升高，但不超过正常值上限的 3 倍（除外淤胆型肝炎）。凝血酶原时间延长。凝血酶原活动度（PTA）下降。当 PTA 低于 40% 时，应注意发生暴发型肝炎的可能。血氨升高时应注意肝性脑病的发生，多见于暴发型肝炎。急性乙型肝炎患者血白细胞正常或偏低，血小板及血色素正常，部分患者因饮食较差，可能会出现轻度贫血。慢性非活动型乙型肝炎患者血清 ALT 及 AST 正常，活动型肝炎患者血清 ALT 及 AST 轻、中度升高，升高值一般不超过正常值上限的 5 倍。若 ALT 及 AST 显著升高，则预示慢性肝炎急性发作，此时可伴有血清 TBIL 升高，ALB 下降，血清球蛋白升高，PTA 下降。慢性肝炎患者血白细胞及血小板可轻度下降，部分慢性乙型肝炎患者可出现自身抗体，如抗平滑肌抗体、抗核抗体、抗

甲状腺抗体及类风湿因子阳性等。早期肝硬化患者与慢性肝炎相似,中、晚期肝硬化患者血清 AST 常超过 ALT 水平,患者血清 TBIL 持续轻、中度升高,ALP 及谷氨酰转肽酶(GGT)升高,白蛋白下降,球蛋白升高,凝血酶原时间延长,白细胞及血小板减少。

2. 病毒学检查

急性乙型肝炎患者血清 HBsAg 及 HBeAg 最早出现,随后出现抗 HBc-IgM 及抗 HBc-IgG。随着病情好转,血清 HBeAg 及抗 HBe-IgM 最早消失,此后逐渐出现抗 HBe 及抗 HBs。血清 HBV-DNA 载量在肝脏炎症峰值期较低,甚至呈阴性。若血清 HBV-DNA 载量持续升高,可能预示病程向慢性期发展。若血清 HBsAg 持续阳性超过 6 个月,即意味着病情已进入慢性期。慢性乙型肝炎患者血清 HBsAg 及抗 HBe-IgG 阳性,血清 HBeAg 阳性或阴性。若 HBeAg 阴性,HBV-DNA阳性,则提示体内 HBV 前 C 基因突变。慢性乙型肝炎急性活动期血清抗 HBe-IgM 阳性,HBV-DNA 载量较高。

3. 影像学检查

急性及慢性肝炎期进行 B 超、CT 或 MRI 检查有助于排除肝内、外梗阻性黄疸及其他疾病。急性期肝炎患者可出现肝脏增大,慢性期肝炎患者 B 超检查可见肝区回声增粗及脾大。肝硬化患者主要表现为肝脏增大或缩小,肝脏表面不光滑,肝包膜不规整,肝脏内出现结节样改变,脾脏增大,腹水,胸腔积液,食道静脉曲张,门静脉增宽等。当肝脏出现较大结节时,最好采用超顺磁性氧化铁作为造影剂进行MRI 检查,可有效鉴别增生性肝结节与肝癌。

4. 病理学检查

急性乙型肝炎患者肝小叶内肝细胞有变性、坏死及增生,汇管区内有炎症细胞浸润。慢性乙型肝炎患者肝脏的 50%~70%肝细胞有毛玻璃样改变,汇管区有以淋巴细胞为主的炎症细胞浸润,免疫组化染色可见肝细胞内有 HBsAg 及 HBcAg。

(1) 根据肝组织炎症程度,可将肝脏损伤分为 5 级:0 级仅有个别汇管区有少量炎症细胞浸润;1 级表现为部分汇管区轻度炎症细胞浸润及淋巴细胞坏死,肝小叶内有点状肝细胞坏死;2 级表现为多个汇管区中度炎症细胞浸润及淋巴细胞坏死,肝小叶内有片状肝细胞坏死;3 级表现为所有汇管区明显炎症细胞浸润及淋巴细胞坏死,多个肝小叶内有片状肝细胞坏死及肝板破坏;4 级表现为多个汇管区大量炎症细胞浸润及淋巴细胞坏死,所有肝小叶内有明显肝细胞坏死及肝板破坏。

(2) 纤维化病理学分类标准:S0 期无纤维化;S1 期汇管区纤维化扩大,小叶内及局限窦周纤维化;S2 期汇管区周围间隔形成纤维化,小叶结构保留;S3 期纤维间隔伴组织结构紊乱,无肝硬化;S4 期出现早期肝硬化,肝脏有实质广泛性破坏,纤维弥漫增生。以病理组织学检查为判定肝纤维化和肝硬化的"金标准"。

（五）诊断

1. 急性乙肝

（1）近期出现无其他原因可解释的乏力和消化道症状,可有尿黄、眼黄和皮肤黄疸。

（2）肝脏生化检查异常,主要是血清 ALT 和 AST 升高,可有血清胆红素升高。

（3）HBsAg 阳性。

（4）有明确的证据表明 6 个月内曾检测血清 HBsAg 阴性。

（5）抗 HBc-IgM 阳性 1∶1000 以上。

（6）肝组织学符合急性病毒性肝炎改变。

（7）恢复期血清 HBsAg 阴转,抗 HBs 阳转。

疑似急性乙肝患者符合下列任何一项可诊断:① 同时符合（1）和（3）。② 同时符合（2）和（3）。

确诊急性乙肝患者符合下列任何一项可诊断:① 疑似患者同时符合（4）。② 疑似患者同时符合（5）。③ 疑似患者同时符合（6）。④ 疑似患者同时符合（7）。

2. 慢性乙肝

（1）急性 HBV 感染超过 6 个月仍 HBsAg 阳性或发现 HBsAg 阳性超过 6 个月。

（2）HBsAg 阳性持续时间不详,抗 HBc-IgM 阴性。

（3）慢性肝病患者的体征,如肝病面容、肝掌、蜘蛛痣、肝脾肿大等。

（4）血清 ALT 反复或持续升高,可有血浆白蛋白降低（或）球蛋白升高,或胆红素升高等。

（5）肝脏病理学有慢性病毒性肝炎的特点。

（6）血清 HBeAg 或可检出 HBV-DNA 除其他导致 ALT 升高的原因。

疑似慢性乙肝患者符合下列任何一项可诊断:① 符合（1）和（3）。② 符合（2）和（3）。③ 符合（2）和（4）。

确诊慢性乙肝患者符合下列任何一项可诊断:① 同时符合（1）、（2）和（6）。② 同时符合（1）、（5）和（6）。③ 同时符合（2）、（4）和（6）。④ 同时符合（2）、（5）和（6）。

3. 乙肝肝硬化

（1）血清 HBsAg 阳性,或有明确的慢性乙肝病史。

（2）血清白蛋白降低,或血清 ALT 或 AST 升高,或血清胆红素升高,伴有脾功能亢进（血小板或白细胞减少）,或明确食管、胃底静脉曲张,或肝性脑病伴或不伴腹水。

（3）腹部 B 型超声、CT 或 MRI 等影像学检查有肝硬化的典型表现。

（4）肝组织学表现为弥漫性纤维化及假小叶形成。

（5）符合下列任何一项可诊断：① 符合（1）和（2）。② 符合（1）和（3）。③ 符合（1）和（4）。

4. 乙肝病毒相关的原发性肝细胞癌

（1）血清 HBsAg 阳性，或有慢性乙肝病史。

（2）一种影像学技术（B 超、CT、MRI 或血管造影）发现＞2 cm 的动脉性多血管性结节病灶，同时 AFP≥400 μg/L，并能排除妊娠、生殖系胚胎源性肿瘤及转移性肝癌。

（3）两种影像学技术（B 超、CT、MRI 或血管造影）均发现＞2 cm 的动脉性多血管性结节病灶。

（4）肝脏占位性病变的组织学检查证实为肝细胞癌。

符合下列任何一项可诊断：① 符合（1）和（2）。② 符合（1）和（3）。③ 符合（1）和（4）。

（六）鉴别诊断

诊断乙型肝炎病毒感染，主要依据患者的流行病学史、临床表现、血清病毒学检查结果、肝功能及影像学检查等综合判断。在诊断乙型肝炎病毒感染时，应注意与其他病毒性肝炎，如甲型、丙型及戊型肝炎相鉴别。此外还应考虑其他原因导致的肝损伤，如酒精性肝炎、药物性肝炎、自身免疫性肝炎、胆管炎、原发性硬化性胆管炎、Wilson's 病、血色病、心源性肝硬化及肝癌等。

（七）治疗

1. 抗病毒治疗的适应证

抗病毒治疗的适应证主要根据血清 HBV-DNA 水平、血清 ALT 和肝脏疾病严重程度来决定，同时结合患者年龄、家族史和伴随疾病等因素，综合评估患者疾病进展风险后决定是否需要启动抗病毒治疗。动态的评估比单次的检测更加有临床意义。对 HBeAg 阳性患者，发现 ALT 水平升高后，建议观察 3～6 个月，如未发生自发性 HBeAg 血清学转换，才建议考虑抗病毒治疗。推荐接受抗病毒治疗的人群需同时满足以下条件。

（1）HBV-DNA 水平：HBcAg 阳性患者，HBV-DNA≥20000 U/mL（相当于 10^5 拷贝/mL）；HBeAg 阴性患者，HBV-DNA≥2000 U/mL（相当于 10^4 拷贝/mL）。

（2）ALT 水平：一般要求 ALT 持续升高≥2×ULN（超过 3 个月）；如用干扰素治疗，一般情况下 ALT 应≤10×ULN，血清总胆红素应＜2×ULN。对持续 HBV-DNA 阳性，但达不到上述治疗标准，又有以下情形之一者，疾病进展风险较大，可考虑给予抗病毒治疗：① 存在明显的肝脏炎症（2 级以上）或纤维化，特别是肝纤维化 2 级以上。② ALT 持续处于 1×ULN～2×ULN 范围，特别是年龄大于

40 岁者,建议行肝穿或无创性检查明确肝脏纤维化情况后给予抗病毒治疗。③ ALT持续正常(每 3 个月检查一次,持续 12 个月),年龄大于 30 岁,伴有肝硬化或肝癌家族史,建议行肝穿或无创性检查明确肝脏纤维化情况后给予抗病毒治疗。④ 存在肝硬化的客观依据时,无论 ALT 和 HBeAg 情况,均建议积极抗病毒治疗。特别需要提醒的是,在开始治疗前应排除并发其他病原体感染或药物、酒精、免疫等其他因素所致的 ALT 升高,也应排除应用降酶药物后 ALT 暂时性正常。对于一些特殊患者如肝硬化或服用联苯结构衍生物类药物的,其 AST 水平可高于ALT,此时可将 AST 水平作为主要指标。

2. 干扰素 α 治疗

我国已批准普通干扰素 α(IFN-α)和聚乙二醇干扰素(PegIFN-α)用于治疗慢性乙型肝炎。

(1) 干扰素 α 治疗的方案及疗效。

普通 IFN-α 治疗慢性乙型肝炎患者具有一定的疗效,PegIFN-α 相较于普通IFN-α 能取得更高的 HBeAg 血清学转换率、HBV-DNA 抑制及生化学应答率。多项国际多中心随机对照临床试验显示,HBeAg 阳性的慢性乙型肝炎患者,每周采用 PegIFN-α-2a 180 μg 治疗 48 周,停药随访 24 周时 HBeAg 血清学转换率为32%~36%,其中基线 ALT>(2~5)×ULN 患者停药 24 周 HBeAg 血清学转换率为4.8%,ALT>(5~10)×ULN 患者为 61.1%;停药 24 周时 HBsAg 转换率为2.3%~3%。国外研究显示,对于 HBeAg 阳性的慢性乙型肝炎,应用 PegIFN-α-2b也可取得类似的 HBV-DNA 抑制、HBeAg 血清学转换、HBsAg 清除率,停药 3 年HBsAg 清除率为 11%。

对 HBeAg 阴性慢性乙型肝炎患者(60% 为亚洲人)用 PegIFN-α-2a 治疗 48周,停药随访 24 周时 HBV-DNA<2000 U/mL 的患者为 43%,停药后随访 48 周时为 42%。HBsAg 消失率在停药随访 24 周时为 3%,停药随访至 3 年时增加至8.7%,停药 5 年增加至 12%。有研究显示延长 PegIFN-α 疗程至 2 年可提高治疗应答率,但考虑延长治疗带来的更多副作用和经济负担,从药物经济学角度考虑,现阶段并不推荐延长治疗。

(2) PegIFN-α 与 NAs 联合或序贯治疗。

同步联合 PegIFN-α 与 NAs 的治疗方案是否能提高疗效仍不确切。同步联合方案较 PegIFN-α 单药在治疗结束时 HBeAg 转换、HBsAg 清除、病毒学应答、生化学应答等方面存在一定优势,但未显著改善停药后的持久应答率。另有研究显示,在 PegIFN-α 基础上加用 ETV,并未提高 HBeAg 血清学转换率以及 HBsAg清除率。

使用 NAs 降低病毒载量后联合或序贯 PegIFN-α 的方案,较 NAs 单药在HBeAg 血清学转换及 HBsAg 下降方面有一定的优势。一项多中心随机开放研究显示,HBeAg 阳性慢乙肝患者使用 ETV 单药治疗 9~36 个月并达到 HBV-DNA<

1000 拷贝/mL 以及 HBcAg<100 PEIU/mL 的患者,序贯 PegIFN-α-2a 治疗 48 周的患者相较继续使用 ETV 单药治疗患者有较高的 HBeAg 血清学转换率(14.9% vs. 6.1%)和 HBsAg 清除率(8.5% vs. 0%)

(3) IFN-α 抗病毒疗效的预测因素。

① 治疗前的预测因素:HBcAg 阳性慢乙肝患者具有以下因素者接受 PeglFN-α 治疗 HBeAg 血清学转换率更高:① HBV-DNA<2×10^8 U/mL。② 高 ALT 水平(基因型为 A 型或 B 型)。③ 基线低 HBsAg 水平。④ 肝组织炎症坏死 G2 以上。在有抗病毒指征的患者中,相对年轻的患者(包括青少年患者)、希望近年内生育的患者、期望短期完成治疗的患者,初次接受抗病毒治疗的患者,可优先考虑 PegIFN-α 治疗。

② 治疗过程中的预测因素:HBcAg 阳性慢乙肝患者治疗 24 周 HbsAg 和 HBV-DNA 的定量水平是治疗应答的预测因素。接受 PegIFN-α 治疗,如果 24 周 HBsAg<1500 U/mL,继续单药治疗至 48 周可获得较高的 HBeAg 血清学转换率。对于基因型 A 型和 D 型患者,若经过 12 周 PegIFN-α 治疗未发生 HBsAg 定量的下降,建议停止治疗(阴性预测值 97%~100%)。对于基因型 B 型和 C 型患者,若经过 12 周 PegIFN-α 治疗,HBsAg 定量仍大于 20000 U/mL,建议停止治疗(阴性预测值 92%~98%)。无论哪种基因型,若经过 24 周 PegIFN-α 治疗,HBsAg 定量仍大于 20000 U/mL,建议停止治疗。

(4) 干扰素的不良反应及其处理。

① 流感样症候群表现为发热、头痛、肌痛和乏力等,可在睡前注射 IFN-α 或在注射的同时服用解热镇痛药。

② 一过性外周血细胞减少中性粒细胞绝对计数≤0.75×10^9/L 和(或)血小板<50×10^9/L,应降低 IFN-α 剂量,1~2 周后复查,如恢复,则逐渐增加至原量。中性粒细胞绝对计数≤0.5×10^9/L 和(或)血小板<25×10^9/L,则应暂停使用 IFN。对中性粒细胞明显降低者,可试用粒细胞集落刺激因子(G-CSF)或细胞粒巨噬细胞集落刺激因子(GM-CSF)治疗。

③ 精神异常可表现为抑郁、妄想、重度焦虑等精神病症状。对症状严重者,应及时停用 IFN,必要时会同精神心理方面的专科医师进一步诊治。

④ 自身免疫性疾病的一些患者可出现自身抗体,仅少部分患者出现甲状腺疾病、糖尿病、血小板减少、银屑病、白斑、类风湿关节炎和系统性红斑狼疮样综合征等,应请相关科室医师会诊共同诊治,严重者应停药。

⑤ 其他少见的不良反应包括肾脏损害、心血管并发症、视网膜病变、听力下降和间质性肺炎等,应停止干扰素治疗。

(5) IFN-α 治疗的禁忌证。

IFN-α 治疗的绝对禁忌证包括妊娠或短期内有妊娠计划、精神病史(具有精神分裂症或严重抑郁症等病史)、未能控制的癫痫、失代偿期肝硬化、未控制的自身免疫性疾病、伴有严重感染、视网膜疾病、心衰、慢性阻塞性肺部等基础疾病。

IFN-α 治疗的相对禁忌证包括甲状腺疾病、既往抑郁症史、未控制的糖尿病、高血压、治疗前中性粒细胞计数<$1.0×10^9$/L 和（或）血小板计数<$50×10^9$/L。

(八) 并发症

(1) 肝原性糖尿病：临床表现与 1 型糖尿病相似，不同点为肝原性糖尿病空腹时胰岛素明显增高而 C 肽正常，服糖后胰岛素明显升高而 C 肽峰值仍较正常稍低，是因为肝脏对胰岛素灭活能力减低，促使胰岛素升高；另外胰高糖素在肝脏灭活减少，加以肝细胞上胰岛素受体减少，对胰岛素产生抗力，因而虽胰岛素升高但血糖仍高；同时 C 肽受肝脏影响少，故 C 肽不高，提示 β 细胞的分泌功能无明显异常，为与 1 型糖尿病鉴别，可用胰岛素释放试验和 C 肽释放试验。

(2) 脂肪肝：机制尚不清，特点为一般情况良好，单项 ALT 轻、中度升高，血脂增高，B 型超声检查可见脂肪肝波形，确诊根据肝活检病理检查。

(3) 肝硬化：慢性肝炎发展为肝硬化，是肝纤维化的结果，发生机制尚未完全阐明，尚见于亚急性、慢性重型肝炎及隐匿起病的无症状 HBsAg 携带者。

(4) 肝癌：HBV、HCV 感染与之发病关系密切，以慢活肝、肝硬化发生肝癌者多见，也可见于慢性 HBV 感染未经肝硬化阶段发展为肝癌。其发生机制目前认为与 HBV-DNA 整合有关，尤其是 X 基因整合，HBxAg 反式激活原癌基因起着重要作用，此外黄曲霉素等致癌物质有一定协同作用。

(九) 健康指导

(1) 管理传染源：对于乙型肝炎患者可不定隔离日期，对于住院患者，只要肝功稳定就可以出院，对恢复期 HBsAg 携带者应定期随访。对直接接触入口食品的人员及保育人员，应每年定期做健康体检，急性期患者痊愈后半年内持续正常，HBsAg 转阴者，可恢复原工作。慢性患者应调离直接接触入口食品和保育工作，疑似患者未确诊前，应暂停原工作。按国家规定要求，严格筛选献血员。HBsAg 携带者是指 HBsAg 阳性，无肝炎症状体征，各项肝功能检查正常，经半年观察无变化者。此类人员不应按现症肝炎患者处理，除不能献血及从事直接接触入口食品和保育工作外，可照常工作和学习，但要加强随访。携带者要注意个人卫生和行业卫生，防止自身唾液、血液和其他分泌物污染周围环境，所用食具、修面用具、牙刷、盥洗用具应与健康人分开。

(2) 切断传播途径：加强卫生教育和管理工作。防止医源性传播，确保一人一针管一消毒，提倡一次性注射器，对带血污染物品彻底消毒处理。加强血液制品管理。

(3) 易感人群保护：乙肝疫苗高效安全，可按 0-1-6 月方案接种，三角肌肌注，血源疫苗每次 $10\sim30\,\mu g$，重组疫苗 $5\sim10\,\mu g$，产生的抗-HBs 效价与保护作用呈正相关关系,一般认为>10 U/L 才具有保护作用,对于血液透析患者和其他免疫损害者应加大接种剂量或次数。乙型肝炎免疫球蛋白(HBIg)主要用于 HBcAg 阳性母亲的新生儿,可与乙肝疫苗联合使用,国内生产的 HBIg 多数为 U/mL,用量应为 0.075~0.2 mL/kg。

二、慢性丙型肝炎

(一) 概述

慢性丙型肝炎(chronic hepatitis C,简称丙肝)是由丙肝病毒(hepatitis C virus,HCV)所引起的,以肝脏损害为主的一组全身性传染病,可以通过输血或血制品、血透析、单采血浆还输血细胞、肾移植、静脉注射毒品、性传播、母婴传播等传染引起。

(二) 病因

1. 发病原因

HCV 是经血源性传播的一类肝炎病毒。1989 年美国的 Chiron 公司应用分子克隆技术率先将(HCV)eDNA 克隆成功,HCV 是用分子生物学技术发现的第一个人类病毒。HCV 属披膜病毒科,其生物性状、基因结构与黄病毒、瘟病毒近似,目前已确认 HCV 为含有脂质外壳的球形颗粒,直径为 30~60 nm,HCV 基因组是一长的正链、单股 RNA,长约 9.5 kb,HCV 基因组有一大的编码 3010 个或 3011 个氨基酸的多元蛋白的开放阅读框架(ORF),编码的多元蛋白体与黄病毒有明显的共同结构,含结构蛋白(包括核心蛋白和包膜蛋白)和非结构蛋白(NS1-NS5)。

HCV 是 RNA 病毒,较易变异,不同地区的分离株只有 68.1%~91.8% 的核苷酸相同,根据 HCV 的基因序列差异可分成不同的基因型。目前 HCV 基因分型尚无统一标准、统一方法。Okamoto 将 HCV 分为 Ⅰ、Ⅱ、Ⅲ、Ⅳ 四个基因型,按其分型,大部分北美、欧洲 HCV 株属 Ⅰ 型;日本主要为 Ⅱ 型,亦有 Ⅲ 型及 Ⅳ 型;我国据王宇报道,北方城市以 Ⅱ、Ⅲ 型为主,南方城市则 90% 以上为 Ⅱ 型。

2. 发病机制

(1) HCV 感染的直接致病作用:许多研究显示,HCV 感染者肝组织炎症严重程度与其病毒血症有关,慢性丙型肝炎患者肝组织炎症严重程度与肝细胞内 HCV-RNA 水平的相关性比其与血清 HCV-RNA 水平的相关性更强,使用干扰素治疗后,随血清中 HCV-RNA 含量的减少,其血清中 ALT 水平也逐渐下降,以上结果提示 HCV 可能存在直接致病作用,然而,免疫组化研究未能充分证明肝组织 HCV 抗原的表达与肝病炎症活动有关。Groff 等研究发现,肝细胞 HCV 抗原的存在并不表示肝细胞内一定存在 HCV 颗粒,肝病炎症活动不一定与肝细胞 HCV

抗原表达有关,而肝组织炎症与肝细胞内 HCV 病毒颗粒的存在相关,也说明 HCV 具有直接细胞致病作用。HCV 的直接致病作用推测可能与 HCV 在肝细胞内复制,引起肝细胞结构和功能改变,或干扰肝细胞内蛋白合成造成肝细胞变性和坏死有关,HCV 无症状携带状态的存在,似乎暗示 HCV 无直接致病作用。但最近报告绝大多数 ALT 持续正常的"慢性 HCV 携带者"肝组织存在不同程度的病变和炎症,其肝组织炎症损伤程度与 HCV 复制水平有关,说明无症状携带状态较少见,并进一步支持 HCV 具有直接致病作用。

(2) 细胞介导的免疫性损伤:可能是 HCV 致肝脏病变的主要原因。丙型肝炎肝组织病理学的重要特征之一是汇管区淋巴细胞集聚,有时可形成淋巴滤泡,对比研究认为较乙型肝炎明显,淋巴细胞浸润无疑与免疫反应有关,一些学者证明慢性丙型肝炎中浸润的淋巴细胞主要是 $CD8^+$ 细胞,其中许多有活动性表位(epitope),显示为激活状态。电镜下观察到淋巴细胞与肝细胞密切接触,提示它对肝细胞的毒性损伤,Mondeli 等体外试验证实慢性非甲非乙型肝炎的细胞毒性 T 细胞对自体肝细胞的毒性增高,在慢性丙型肝炎中,细胞毒作用主要由 T 细胞所致。相反,在自身免疫性肝炎患者,免疫效应细胞仅限于非 T 淋巴细胞,慢性 HBV 感染中,非 T 和 T 淋巴细胞都参与肝细胞损伤作用,HCV 特异抗原能激活 $CD8^+$ 和 $CD56^+$ 细胞,提示 $CD56^+$ 细胞在慢性丙型肝炎发病机制中也起重要作用。慢性丙型肝炎患者肝内 T 细胞能识别 HCV 的 C 蛋白,E1 和 E2/NS1 蛋白的多个抗原决定簇,这种识别受 HLA-I 类限制,也说明 Te 细胞在慢性丙型肝炎发病机制中起一定作用,另有研究表明,绝大多数慢性 HCV 感染者外周血和肝组织内受 HLA-I 类分子限制的 $CD4^+$ 细胞(Th1 细胞)能攻击 HCV 特异的免疫抗原决定簇,$CD4^+$ 细胞对 HCV 核心抗原的反应与肝脏炎症活动有关,Th1 细胞在慢性丙型肝炎中起关键作用,HCV 特异的 Th 细胞表面抗原决定簇能增强 Tc 细胞对 HCV 抗原的特异反应,提示 Th 细胞能协助和增强 Te 细胞攻击破坏 HCV 感染的肝细胞。HCV-RNA 的 E1、E2/NS 为高变区,在体内很容易发生变异,并可导致 HCV 感染者肝细胞膜的靶抗原(E1、E2/NS 蛋白)决定簇的改变,Tc 细胞就会再次识别新出现的抗原决定簇,并攻击破坏肝细胞,这就是 HCV-RNA 变异率越高,其肝组织炎症越严重的原因,也说明免疫介导机制在慢性 HCV 感染者肝细胞损伤中起重要作用。

(3) 自身免疫 HCV 感染者常伴有以下特征:① 非特异性免疫障碍,例如混合性冷凝球蛋白血症、干燥综合征和甲状腺炎等。② 血清中可检出非特异性自身抗体,如类风湿因子,抗核抗体和抗平滑肌抗体。③ 部分 I 型自身免疫性肝炎[抗肝肾微粒体 I 型抗体(抗-LKM-1 抗体)阳性]可出现抗-HCV 阳性。④ 可出现抗-GOR。⑤ 肝脏组织学改变与自身免疫性肝病相似。故人们推测 HCV 感染的发病机制可能有自身免疫因素参与,但抗-HCV、抗-LKM-1 和抗-GOR 三者的关系,及其致病意义等均有待进一步研究。

(4) 细胞凋亡在丙型肝炎发病机制中的意义:细胞凋亡是由细胞膜表面的 Fas

抗原所介导,Hiramats 等证实 Fas 抗原在正常肝脏组织内无表达而在 HCV 感染时,Fas 抗原多见于伴活动性病变的肝组织,特别是汇管区周围,HCV 感染者 Fas 抗原的表达与肝组织坏死及炎症程度、肝细胞 HCV 核心抗原的表达密切相关,说明 Fas 介导的细胞凋亡是 HCV 感染肝细胞死亡的形式之一。HCV 感染的发病机制是复杂的,许多因素及其相互关系尚有待进一步研究和阐明。与其他类型肝炎相比,丙型肝炎具有其特征性病理改变,主要有以下几点:① 汇管区淋巴细胞团状集聚和 Poulsen-Christoffersen 型胆管炎(胆管上皮细胞变性,周围有大量淋巴细胞浸润)是其重要特征,具有诊断价值。② 早期患者可见血窦炎性细胞浸润,但不波及窦周固的肝细胞是其区别急性乙型肝炎的重要所在。③ 肝细胞坏死较轻,范围比较局限,而且出现较晚。④ 窦周及肝细胞间隙纤维化较乙型肝炎更为明显,并且出现较早,这可能是更易发展为肝硬化的原因之一。⑤ 肝细胞脂肪变性多见,脂肪空泡可为大泡性或小泡性。⑥ 肝细胞嗜酸性变呈片状,出现于非炎性反应区。

(三)临床表现

(1)潜伏期:本病潜伏期为 2~26 周,平均 7.4 周,血制品引起的丙型肝炎潜伏期短,一般为 7~33 d,平均 19 d。

(2)临床经过:临床表现一般较乙型肝炎为轻,多为亚临床无黄疸型,常见单项谷丙转氨酶升高,长期持续不降或反复波动,患者谷丙转氨酶和血清胆红素平均值较低,黄疸持续时间较短。但也有病情较重,临床难与乙型肝炎区别。丙型肝炎病毒感染较乙型肝炎病毒感染更易慢性化。据观察,40%~50%发展成为慢性肝炎,25%发展成为肝硬化,余为自限性经过,急性丙型肝炎发展成慢性者多为无黄疸型,ALT 长期波动不降,血清抗-HCV 持续高滴度阳性。因此,临床上应注意观察 ALT 及抗-HCV 的变化。虽一般丙型肝炎临床表现较轻,但亦可见重型肝炎的发生,HAV、HBV、HCV、HDV 和 HEV 五种肝炎病毒均可引起重型肝炎,但发生的背景和频率不同。欧美统计资料表明,急性、亚急性重型肝炎的病因以 HBV 居多,日本则以 HCV 居多,推测其原因可能是日本人群 HCV 感染率远高于欧美,其次是欧美的 HCV 基因型与日本的不同。我国尚无详尽资料,多数报道以 HBV 居多,HCV 致重型肝炎中又以慢性乙型肝炎并发 HCV 感染者居多。

(3)病毒血症的模式:对输血后丙型肝炎患者的随访研究表明,HCV 血症有如下几种模式。① 急性自限性肝炎伴暂时性病毒血症。② 急性自限性肝炎伴持续性病毒血症。③ 持续性病毒血症但不发生肝炎,呈 HCV 无症状携带者。④ 慢性丙型肝炎伴间歇性病毒血症。⑤ 慢性丙型肝炎伴持续性病毒血症。

(4)HBV 与 HCV 重叠感染:由于 HCV 与 HBV 有相似的传播途径,因此同时感染这两种病毒的可能性是存在的,但更多见的是在 HBV 持续性感染的基础上又感染了 HCV。在 HBsAg 阳性慢性肝病患者血清中抗-HCV 阳性率在轻型慢性肝炎（慢迁肝）为 0（0/14）、慢性活动型肝炎为 24.24%（8/33）、慢性重型肝炎为 33.33%（3/9），显示随乙型肝炎的进展和演变而阳性率增高，推测其原因可能是慢性乙型肝炎的进展过程中，接受输血等医源性感染的机会增多的缘故。另外，也有报告指出，HBV-HCV 重叠感染的重型肝炎与单纯 HBV 感染的重型肝炎的胆红素、AST/ALT 及病死率比较，有明显的差异，说明重叠感染组的肝细胞坏死远较单纯 HBV 感染的重型肝炎严重。

（5）HCV 感染与肝细胞癌（HCC）：HCV 感染与 HCC 的关系日益受到重视，从 HCV 感染发展到 HCC 平均约 25 年，也可不通过肝硬化而直接由慢性肝炎发展而来。各国 HCC 的抗-HCV 检出率报告不一。我国初步报告为 10.96%～59%，由于 HCV 具有广泛的异质性，HCC 的发生与不同基因型的 HCV 感染有一定的关系。日本和美国 HCV 流行情况基本相似，但在日本与 HCV 相关的 HCC 较多，而在美国较少。研究结果表明，Ⅱ型 HCV 具有复制水平较高及干扰素治疗反应差的特点，在造成肝病进行性发展和癌变过程中可能起着重要的作用，也为研究 HCV 致 HCC 机制提供了分子流行病学依据。

（6）HCV 感染与自身免疫性肝炎（AIH）：一般依自身抗体不同将自身免疫性肝炎分为四型，其中Ⅱ型 AIH 是指抗核抗体阴性而抗-LKM-1 阳性者。最近研究将Ⅱ型 AIH 分为两个亚型：① Ⅱa 型 AIH，年轻人多见，女性为主，有家族性自身免疫性疾病，免疫抑制剂治疗效果好，与 HCV 感染无关。② Ⅱb 型 AIH，多为老年人，男性，无家族性自身免疫性疾病，抗病毒治疗优于免疫抑制剂，与 HCV 感染相关，抗-HCV 阳性，抗-GOR 阳性，此类患者必要时应查 HCV-RNA。

（四）辅助检查

1. 丙型肝炎的实验室诊断

（1）血清生化学检测。

ALT、天冬氨酸氨基转移酶（AST）水平变化可反映肝细胞损害程度，但 ALT、AST 水平与 HCV 感染引起的肝组织炎症分度和病情的严重程度不一定平行，急性丙型肝炎患者的 ALT 和 AST 水平一般较低，但也有较高者。急性丙型肝炎患者的血清白蛋白、凝血酶原活动度和胆碱酯酶活性降低较少，但在病程较长的慢性肝炎、肝硬化或重型肝炎时可明显降低，其降低程度与疾病的严重程度成正比。慢性丙型肝炎患者中，约 30%ALT 水平正常，约 40%ALT 水平低于 2 倍正常值上限。虽然大多数此类患者只有轻度肝损伤，但有部分患者可发展为肝硬化。ALT 水平下降是抗病毒治疗中出现应答的重要指标之一。凝血酶原时间可作为慢性丙型肝炎患者病情进展的监测指标，但迄今尚无一个或一组血清学标志可对肝纤维化进行准确分期。

（2）抗-HCV 检测。

抗-HCV 酶免法（EIA）适用于高危人群筛查，也可用于 HCV 感染者的初筛。

但抗-HCV 阴转与否不能作为抗病毒疗效的指标。用第三代 EIA 法检测丙型肝炎患者，其敏感度和特异度可达 99%。但一些透析、免疫功能缺陷和自身免疫性疾病患者可出现抗-HCV 假阳性，因此，HCV-RNA 检测有助于确诊这些患者是否并发感染 HCV。

（3）HCV-RNA 检测。

在 HCV 急性感染期，在血浆或血清中的病毒基因组水平可达到 $10^5 \sim 10^7$ copies/mL。在 HCV 慢性感染者中，HCV-RNA 水平在不同个体之间存在很大差异，变化范围在 $5 \times 10^4 \sim 5 \times 10^6$ copies/mL，但同一名患者的血液中 HCV-RNA 水平相对稳定。

① HCV-RNA 定性检测：对抗 HCV 阳性的 HCV 持续感染者，需要通过 HCV-RNA 定性试验确诊。HCV-RNA 定性检测的特异度在 98% 以上，只要一次病毒定性检测为阳性，即可确证 HCV 感染，但一次检测阴性并不能完全排除 HCV 感染，应重复检查。

② HCV-RNA 定量检测：定量聚合酶链反应（Q-PCR）、分枝 DNA（bDNA）、实时荧光定量 PCR 法均可检测 HCV-RNA 病毒载量。国外 HCV-RNA 定量检测试剂盒有 PCR 扩增的 Cobas V2.0、LCx HCV-RNA 定量分析法等，但 bDNA 的 Versant HCV-RNA 2.0 和 Versant HCV-RNA 3.0 定量分析法应用较为广泛。国内的实时荧光定量 PCR 法已获得国家食品药品监督管理总局（SFDA）的正式批准。HCV 病毒载量的高低与疾病的严重程度和疾病的进展并无绝对相关性，但可作为抗病毒疗效评估的观察指标。在 HCV-RNA 检测中，应注意可能存在假阳性和假阴性结果。

（4）HCV 基因分型。

HCV-RNA 基因分型方法较多，国内外在抗病毒疗效考核研究中，应用 Simmonds 等 $1 \sim 6$ 型分型法最为广泛。HCV-RNA 基因分型结果有助于判定治疗的难易程度及制定抗病毒治疗的个体化方案。

2. 丙型肝炎的病理学检查

病理组织学检查对丙型肝炎的诊断、衡量炎症和纤维化程度、评估药物疗效以及预后判断等方面至关重要。急性丙型肝炎可有与甲型和乙型肝炎相似的小叶内炎症及汇管区各种病变，也可观察到其他的一些组织学特征。如单核细胞增多症样病变，即单个核细胞浸润于肝窦中，形成串珠状；肝细胞大泡性脂肪变性；胆管损伤伴汇管区大量淋巴细胞浸润，甚至有淋巴滤泡形成；胆管细胞损毁，叶间胆管数量减少，类似于自身免疫性肝炎；常见界面性炎症。慢性丙型肝炎肝组织中常可观察到汇管区淋巴滤泡形成、胆管损伤、小叶内肝细胞脂肪变性，小叶内库普弗细胞或淋巴细胞聚集，这些较为特征性的组织学表现，对于慢性丙型肝炎的诊断有一定的参考价值。

（五）诊断

（1）诊断依据：HCV 感染超过 6 个月，或发病日期不明、无肝炎史，但肝脏组织病理学检查符合慢性肝炎，或根据症状、体征、实验室及影像学检查结果综合分析，亦可诊断。

（2）病变程度判定：HCV 单独感染极少引起重型肝炎，HCV 重叠 HIV、HBV 等病毒感染，过量饮酒或应用肝毒性药物时，可发展为重型肝炎。HCV 感染所致重型肝炎的临床表现与其他嗜肝病毒所致重型肝炎基本相同，可表现为急性、亚急性和慢性经过。

（3）慢性丙型肝炎肝外表现：肝外临床表现或综合征可能是机体异常免疫反应所致，包括类风湿性关节炎、干燥性结膜角膜炎、扁平苔藓、肾小球肾炎、混合型冷球蛋白血症、B 细胞淋巴瘤和迟发性皮肤卟啉症等。

（4）肝硬化与 HCC：慢性 HCV 感染的最严重结果是进行性肝纤维化所致的肝硬化和 HCC。

（5）混合感染：HCV 与其他病毒的重叠、并发感染统称为混合感染。我国 HCV 与 HBV 或 HIV 混合感染较为多见。

（6）肝脏移植后 HCV 感染的复发：丙型肝炎常在肝移植后复发，且病程进展速度明显快于免疫功能正常的丙型肝炎患者。一旦移植的肝脏发生肝硬化，出现并发症的危险性将高于免疫功能正常的肝硬化患者。肝移植后丙型肝炎复发与移植时 HCV-RNA 水平及移植后免疫抑制程度有关。

（六）鉴别诊断

本病应与中毒性肝炎、胆囊炎、传染性单核细胞增多症、钩端螺旋体病、流行性出血热、脂肪肝、阿米巴肝病等引起的血清转氨酶或血清胆红素升高者相鉴别，淤胆型肝炎应与肝外梗阻性黄疸（如胰头癌、胆石症等）相鉴别。

（七）治疗

1. α-干扰素（αx-IFN）

治疗慢性丙型肝炎有一定疗效。治疗后血清 HCV-RNA 转阴率为 50%～80%，但停药后约半数 HCV-RNA 又转阳，再用 α-干扰素仍有效。在 HCV 复制指标转阴同时可见肝功能改善及肝脏病变好转。需要提示的是，干扰素对 HCV 有抑制作用，但不能完全清除病毒。复发时间多在治后 6～12 个月，若患者于治后 12 个月 ALT 持续正常，血清 HCV-RNA 阴性，则可能被治愈。其复发原因有以下几条：

（1）病毒基因型不同，一般 Ⅱ 型 IFN 疗效好，Ⅰ 型疗效较差。

（2）出现突变株。

（3）未完全清除病毒。

（4）耐抗病毒药物：有报告用干扰素治疗散发性丙型肝炎效果较输血后丙型肝炎好。急性丙型肝炎如 ALT 持续异常超过 6 个月，应用干扰素治疗。常用有干扰素 α-2b，用法为：先每次 300 万 U，肌肉注射，Qd，用 2 周；后改为每次 300 万 U，肌肉注射，隔日 1 次，用 14 周。一般疗程 3～6 个月。若增加干扰素剂量，延长治疗时间（12 个月或更长），可望提高疗效。近期疗效 50%。

2. 三氮唑苷（病毒唑，ribavirin）

病毒唑为一广谱抗病毒药，治疗慢性丙型肝炎疗效不如干扰素。对血清和肝 HCV-RNA 无明显降低作用。

3. 干扰素（interferon，IFN）

IFN 治疗输血后慢性丙型肝炎的持久应答率为 25%，可防止 30% 的急性丙肝向慢性化发展，到目前为止，IFN 仍是公认的治疗丙型肝炎病毒的药物。

（1）慢性丙型肝炎患者，具有下述指标者，亦可应用 IFN 治疗：血清 ALT 持续异常，肝组织学检查有慢性肝炎特征；既往有注射毒品史或从事医务工作者等；除外其他原因所致肝病，特别是自身免疫性肝病；HCV 血清指标阳性。IFN 剂量目前一般为 3～5 mV，每周 3 次，疗程 6 月。据报道，在干扰素治疗过程中，50% 以上慢性丙型肝炎患者的生化和组织学指标好转，但部分患者于 6～12 个月复发。如患者于治疗后 12 个月 ALT 持续正常，血清 HCV-IRNA 阴性，则可能被治愈。延长疗程可提高应答率。

（2）影响 IFN 疗效的因素除年龄、病程长短外，主要与下列因素有关：① 基因型：基因型 IFN 治疗效果差，Ⅰ 型治疗效果好。② 血清 HCV-RNA 含量：一般认为，患者初始 HCV-RNA 滴度与 IFN 疗效高度相关。HCV-RNA 初始滴度低者，IFN 治疗效果好。③ 病毒变异：有人提出 IFN 敏感性和耐受性 HCV 的理论。Enomoto 等分析了各感染 HCV-1b 株患者体内 HCV 全长基因序列和氨基酸序列，发现患者对 IFN 治疗反应与 HCV-1b 准种的变化有关。其中一名患者在 IFN 治疗前有两种 HCV 准种，一个准种在 IFN 治疗后不久即从患者体内消失，而另一个准种在整个 IFN 治疗期间均未发生变化。比较两个准种序列差异时发现，主要在 HCVNSSA 蛋白羟基端的密码子序列（2209～2248）间发生突变。把此区称为"IFN 敏感性决定区（ISDR）"，认为凡具有原型 HCV-1b 的准种，均对 IFN 耐受，而具有 ISDR 突变形的 HCV-1b 准种则对 IFN 敏感，后者 IFN 疗效明显高于前者。

4. 利巴韦林（三氮唑核苷，virazole，ribavirin）

当前国内外学者多数认为利巴韦林治疗慢性丙型肝炎，在改善肝功能、抗病毒方面显示一定疗效，但这种作用停药后不能维持，可与 IFN 或免疫调节剂并用，以提高疗效。

5. 肝移植

慢性丙型肝炎晚期可用肝移植治疗。但新移植的肝常发生 HCV 感染，系由肝外 HCV 传入所致，也可发生急性重型肝炎。

6. 中医治疗

（1）汤药。

① 毒蕴胃肠，犯及血脉：大黄甘草汤加减。大黄、甘草、白芍、金银花、牡丹皮、连翘。

② 毒侵气血，脏腑受损：清营汤合生脉散。水牛角、生地黄、麦冬、玄参、金银花、连翘、丹参、竹叶、五味子。

③ 毒损气血，脏腑虚衰：生脉散合四逆汤。制附子、干姜、人参、麦冬、五味子、炙甘草。

（2）中成药。

① 藿香正气丸（或水）或沉香化滞丸口服，适用于暑湿重者。

② 安宫牛黄丸或安脑丸口服，适用于高热者。

③ 生脉饮口服液口服，适用于气虚者，重者选用生脉注射液静脉点滴；阳虚重者选用参附注射液静脉点滴。

7. 其他治疗

（1）针灸实证：合谷、中脘、足三里、内关穴，腹痛者加刺气海穴，用泻法。

（2）针灸虚实夹杂证：内关、人中，灸关元；虚证艾灸神阙 15～20 min。

（八）并发症

常见并发症有关节炎（12％～27％）、肾小球肾炎（26.5％）、结节性多动脉炎等，应用直接免疫荧光法及电镜检查，发现关节滑膜上有 HBV 颗粒。血清 HBsAg 持续阳性的膜性肾小球肾炎患者，肾活检肾小球组织中曾发现有 HBcAg 沉积。肾小球肾炎患者做肾穿刺检查，发现肾内有 HBcAg 沉积者，并发结节性多动脉炎者的病变血管壁上可见 HBcAg、lgG、IgM、C3 等组成的免疫复合物沉积。少见的并发症有糖尿病、脂肪肝、再生障碍性贫血、多发性神经炎、胸膜炎、心肌炎及心包炎等，其中尤以糖尿病和脂肪肝值得重视，少数患者可后遗肝炎后高胆红素血症。

（九）健康指导

（1）对献血员进行抗 HCV 筛查是目前降低输血后丙型肝炎的重要措施。

（2）管理传染源：按患者肝炎类型进行隔离，采用一次性医疗用品，宣传丙型肝炎防治知识，遵守消毒隔离制度。

（3）保护易感人群：用免疫球蛋白预防丙型肝炎有效，用法为 0.06 mL/kg，肌肉注射。最终控制本病要依靠疫苗预防，HCV 分子克隆成功为本病的疫苗预防提供了条件。

三、急性黄疸型肝炎

(一) 概述

急性黄疸型肝炎是急性肝炎的一个临床分型,根据急性肝炎患者有无黄疸表现及血清胆红素是否升高,将急性肝炎分为急性黄疸型肝炎和急性无黄疸型肝炎。急性黄疸型肝炎是基于临床症状的诊断而不是病因诊断。

(二) 病因

急性黄疸型肝炎是各种原因导致的以胆红素代谢和排泄障碍为主要表现的肝脏损伤临床类型,包括药物引起的药物性肝炎,生物因素(如细菌性、病毒性)引起的各类肝炎,物理因素引起的放射性肝炎及酒精性肝炎和自身免疫性肝炎等。

(三) 临床表现

由于损肝因素不同,临床表现和病程不一。按病程可分为 3 期,总病程 2～4 个月。

1. 黄疸前期

有非特异的前驱症状,如低热、关节酸痛,常误诊为上呼吸道感染。同时有不适、疲乏,突出症状是食欲缺乏、恶心呕吐。黄疸前期可发生肝外病变和血清病样综合征,如关节痛、胰腺炎、关节炎、荨麻疹和血管神经性水肿、血管炎性病变、肾脏病变、紫癜、浆液膜炎、心肌炎等。文献中有详尽描述,但我国患者少见。黄疸前期症状的轻重和时间长短有很大不同,可数日至 2 周。也可无明显黄疸前期,而以黄疸为最早的症状。

2. 黄疸期

最初发现常是尿黄,反映血清直接胆红素浓度升高;继而巩膜和皮肤黄染,粪便颜色变浅。黄疸 1～2 周达高峰,此时大多热退、胃肠道症状明显好转。肝脏可轻度肿大、质软,有触痛和叩击痛。小部分患者肋下可触及脾脏。血清胆红素和谷丙转氨酶(ALT)明显升高。黄疸期 1～6 周。

3. 恢复期

随着黄疸的消退,症状逐渐好转。血清丙氨酸转氨酶(ALT)逐渐降低,急性乙型肝炎的胆红素下降常早于丙氨酸转氨酶(ALT)复常。绝大多数患者在 3～4 个月内恢复。小儿急性乙型肝炎恢复比成人要快。在恢复期中患者仍可有疲乏和不适。临床和血清学恢复后,肝组织病变减轻,但完全恢复须在半年以后。

(四) 辅助检查

1. 血象检查

白细胞总数正常或稍低,分类计数中性粒细胞可减少,淋巴细胞相对增多。

2. 尿液检查

急性黄疸型肝炎患者黄疸期尿胆红素及尿胆原均增加。

3. 肝超声波检查和心电图

有异常改变。

4. 肝功能试验

（1）血清胆红素：在黄疸期血清胆红素逐日升高，多在 1～2 周内达高峰。

（2）血清酶测定：① 血清丙氨酸转氨酶（ALT）在黄疸出现之前就开始上升，在疾病极期达峰值，急性肝炎可有极高的血清 ALT，恢复期随血清胆红素缓慢下降。② 天冬氨酸转氨酶 4/5 在线粒体（ASTm）、1/5 在细胞液（ASTs）中，线粒体损伤时，血清 AST 明显升高，反映肝细胞病变的严重性。③ 在病毒性肝炎时，ALT 值高于 AST 值，尤其在急性患者中，AST 增高幅度不及 ALT。

（3）低白蛋白（Alb）血症和高球蛋白血症：是诊断肝硬化的特征性血清学指征。

（4）蛋白代谢功能试验：① 低白蛋白（Alb）血症是肝脏疾病的一个重要指标，其降低程度取决于肝病的严重程度和发病时期。血清前 Alb 因其半衰期短，故在肝实质损害时，变化更为敏感，下降幅度与肝细胞损害程度相一致，其变化机制与 Alb 相似。② 甲胎蛋白（AFP）在急性病毒性肝炎、慢性肝炎和肝硬化（活动性）时可有短期低、中度升高，AFP 的增高标志肝细胞的再生活跃，在有广泛肝细胞坏死的患者中，AFP 增高时可能预后较好。

（五）诊断

可根据血象、黄疸指数、胆红素定量试验、血清酶测定等进行诊断。

1. 血象

白细胞总数正常或稍低，淋巴细胞相对增多，偶有异常淋巴细胞出现。血小板在部分慢性肝炎患者中可减少。黄疸指数、胆红素定量试验均明显升高。尿检查胆红素、尿胆原及尿胆素显著增加。

2. 血清酶测定

（1）转氨酶：谷丙转氨酶（ALT）及谷草转氨酶（AST）在肝炎潜伏期、发病初期及隐性感染者中均可升高，故有助于早期诊断。

（2）其他酶：γ-谷氨酰转肽酶（γ-GT）可轻度升高。

胆固醇、胆固醇酯、胆碱酯酶测定重症肝炎患者胆固醇、胆固醇酯、胆碱酯酶均可明显下降，提示预后不良。

3. 血清蛋白质及氨基酸测定

（1）蛋白电泳：慢性活动性肝炎，γ-球蛋白（9%～18%）时常＞26%，肝硬化时γ-球蛋白＞30%。

（2）血清蛋白电泳前白蛋白（由肝脏合成）：急性肝炎和慢性活动性肝炎患者

血清前白蛋白值降低者达 83%～92%,其随着病情的恢复而恢复正常。

（3）血浆支链氨基酸（BCAA）与芳香族氨基酸（AAA）的比值:如比值下降或倒置,则反映肝实质功能障碍,对判断重症肝炎的预后及考核支链氨基酸的疗效有参考意义。

（六）鉴别诊断

急性无黄疸型乙型肝炎与急性黄疸型乙型肝炎比较,临床表现有以下特征:

（1）起病较缓,病史不明确:在查体或验血中才发现肝功能异常。有的患者与肝炎患者或污物有密切接触史或半年内有输血、免疫接种、注射、针刺治疗史。

（2）常以消化道症状就诊:近期内乏力,出现消化道症状,如食欲减退、恶心厌油、腹胀便清、肝区胀痛、肝脏有动态性肿大压痛,但无其他原因可以解释。

（3）易误诊:未做肝功能等实验室检查前,因表现多样易被误诊。在未查血清丙氨酸氨基转移酶和检测乙肝核心抗体免疫球蛋白 M 前,有少数患者因乏力、头晕、失眠、健忘而误诊为神经衰弱;有的因腹胀、腹泻、消瘦被诊断为消化不良;有的因低热、疲乏在门诊以发热待查,疑为结核、风湿;有的女性患者以月经不调、水肿一直在妇科就诊;有的男患者被诊为性功能减退。直到抽血查肝功能和做乙肝特异免疫球蛋白 M 检查后,进行动态观察才确诊为急性无黄疸型乙型肝炎。

（4）疾病转归:多数患者在 3 个月内逐渐康复;恢复不良者,有 5%～10% 的急性无黄疸型肝炎会转为慢性。

（七）治疗

（1）休息:适当休息,症状较重且有黄疸症状的患者,应选择卧床休息。

（2）饮食:给予清淡、富含营养易消化吸收的饮食,注意蛋白质及维生素的摄入。因恶心呕吐而导致影响进食、热量不足者应每日输液补充营养。

（3）干预措施:针对不同的病因采取相应的干预措施,停止损肝因素的持续伤害,如停止服用引起药物性肝炎可能的损肝药物,停止放射性肝炎患者的放射线接触,以及针对乙肝和丙肝患者的规范抗病毒治疗等。

（4）其他:绝大多数的急性肝炎不需要抗病毒治疗,但是一旦出现黄疸提示肝脏损伤病情较重,建议最好安排住院进行有效护肝退黄治疗。常用的退黄药物包括 S-腺苷蛋氨酸及熊去氧胆酸等,联合其他保肝抗炎药物有利于促进黄疸的快速消退。

（八）健康指导

1. 管理传染源

（1）乙型肝炎患者可不定隔离日期,对于住院患者,只要肝功稳定就可以出院,对恢复期 HBsAg 携带者应定期随访。

（2）直接接触入口食品的人员及保育人员应每年定期作健康体检。急性期患者痊愈后半年内持续正常，HBsAg 转阴者，可恢复原工作。

（3）慢性患者应调离直接接触入口食品和保育工作。疑似患者未确诊前，应暂停原工作。按国家规定要求，严格筛选献血员。

2. 切断传播途径

加强卫生教育和管理工作。防止医源性传播，确保一人一针一管一消毒，提倡一次性注射器，对带血污染物品彻底消毒处理。加强血液制品管理。

3. 易感人群的保护

注射乙肝疫苗，乙肝疫苗高效安全，可按 0-1-6 个月程序，三角肌肌注。对于血液透析患者和其他免疫损害者应加大接种剂量或次数。

四、急性酒精性肝炎

（一）概述

酒精性肝炎（alcoholic hepatitis，AH）系指长期过量饮酒所致的一种肝脏疾病。其主要临床特征是恶心呕吐、黄疸、肝大和压痛，可并发肝功能衰竭和上消化道出血等。典型的发病年龄集中在 40～60 岁。男性多于女性。酒精性肝炎也是酒精性肝病的一个临床分型，是短期内肝细胞大量坏死引起的一组临床病理综合征，可发生在有或无肝硬化的基础上，主要表现为血清 ALT、AST 升高和血清总胆红素明显增高，可伴有发热、外周血中性粒细胞升高。重症酒精性肝炎是指酒精性肝炎患者出现肝衰竭的表现，如凝血机制障碍、黄疸、肝性脑病、急性肾衰竭、上消化道出血等，常伴有内毒素血症。酒精性肝炎的治疗，以戒酒为基础，可辅以保肝、降酶、支持治疗。如不能戒酒，有进展为肝硬化、肝细胞癌的风险。虽然常用"急性"一词描述，但这种形式的肝脏损伤通常是亚急性，经过数周或数月才出现明显的临床表现。急性酒精性肝炎的治疗包括戒酒和营养支持、药物治疗和手术治疗。

（二）病因

酒精性肝炎的发病率及肝损害的严重程度与酗酒的时间长短和剂量都存在线性正相关。欧美发达国家发病率明显高于我国，严重酒精性肝损害在女性中有增加的趋势。酗酒者中 10％～20％有不同程度的酒精性肝病。酒精进入人体后只有 10％自肠胃排出，90％则在肝脏中代谢。酒精的主要成分是乙醇，乙醇进入肝细胞后经氧化为乙醛。乙醇和乙醛都具有直接刺激、损害肝细胞的毒性作用，能使肝细胞发生脂肪变性，甚至坏死。酒精可直接对肠胃产生刺激，导致胃肠功能紊乱，影响胃肠对糖类等营养素的吸收，而对脂肪却加速吸收，使血清中甘油三酯含量增高，造成高脂血症。长期酗酒可增加常用药物、某些维生素、环境中肝毒性物质及致癌物的肝毒性作用。

（三）临床表现

（1）症状：患者常于近期内有大量饮酒史，可见食欲减退、恶心、呕吐、腹痛和体重减轻，并可有发热。症状的轻重常与肝脏组织学改变的程度一致，但有些患者可无任何症状。有文献报道 89 例经肝组织活检证实为酒精性肝炎的患者，血清总胆红素≤85.5 μmol/L 者，51％的患者无与肝脏相关的症状。

（2）体征：本病以黄疸、肝大和压痛力为特点。80％～100％的患者有肝大。10％～70％表现为腹水、发热、脾大、蜘蛛痣和神经精神症状。部分患者双侧腮腺呈中等度肿大。酒精性肝炎发病前近期内往往有较集中的大量饮酒史，有明显的腹胀、全身疲乏无力、食欲缺乏、腹泻、恶心呕吐、腹痛、体重减轻，部分患者有发热、白细胞增多（主要是中性粒细胞增多），酷似细菌性感染。

（四）辅助检查

（1）血液学检查：可有贫血、白细胞增多，并可出现异形红细胞，如靶形、刺形、口形和巨红细胞，平均红细胞体积（MCV）增加。

（2）生化检查：血清胆红素升高，门冬氨酸转氨酶（AST）活性明显升高，而丙氨酸转氨酶（ALT）活性仅轻度上升或正常。因此 AST/ALT 上升，若比值为 2 时，对酒精性肝病诊断的灵敏度为 68％，特异度达 91％，阳性预测值为 82％。碱性磷酸酶和 γ-谷氨酰转肽酶（γ-GT）活性增高。γ-GT 是一个敏感但不特异的指标。联合检测 MCV、γ-GT 和碱性磷酸酶是诊断酒精性肝病的理想实验室指标。

（3）肝脏 B 型超声和 CT 检查：有助于发现脂肪肝。确诊有赖于肝穿活组织检查，由于肝脏损害是弥漫性的，故可行非定位穿刺活检。

（五）诊断

根据患者有长期大量酗酒史，临床有发热、黄疸、肝大、压痛和白细胞增高，γ-GT 和碱性磷酸酶增加，AST/ALT＞2 均有助于酒精性肝炎的诊断，但确诊需行肝穿活组织病理检查。诊断错误常由于根据传统的化验结果推测肝脏组织学改变而致，因为酒精性肝病患者酶等改变与组织病理学的相关性极差。有报道 89 例肝穿证实为酒精性肝炎患者，49％血清胆红素正常，19％AST 正常，37％碱性磷酸酶无升高，59％具有正常水平的血清白蛋白。但是在 30 个月以后有 38％的患者发生肝硬化，病死率达 22％。

（六）鉴别诊断

鉴别诊断要明确是慢性酒精中毒还是酒精性肝病，若为酒精性肝病，则属于哪一个阶段，并与其他肝病相鉴别。其中血液酒精浓度测定和肝穿活检是最重要的鉴别诊断手段。本病应与肝脓肿、胆系疾病、转移性肝癌和败血症等相鉴别。

(七) 治疗

戒酒是首要方法,其疗效与肝病的严重度有关。对于普通的酒精性肝病,戒酒可使临床和病理表现明显改善;对严重的酒精性肝病,其则不一定有效;对于酒精性脂肪肝,戒酒是唯一有效的治疗方法。

(1)营养疗法:本病患者应摄取高维生素、高蛋白和富含热量及镁和锌的营养膳食。由于酒精性肝病患者肝糖原贮备降低,进食减少可导致蛋白质分解代谢增强。但病情严重者食欲减退,甚至恶心呕吐限制了热量的摄入,因此,可通过肠道外途径静脉滴注含有支链氨基酸的复方氨基酸、糖和少量脂类的溶液,可以改善营养状况、减轻负氮平衡。有报道显示营养疗法可提升血浆白蛋白、降低血清胆红素、降低病死率。

(2)皮质类固醇:近年来根据免疫机制研究认为,皮质类固醇可通过调节细胞因子,特别是白介素 2 和肿瘤坏死因子的生成和释放,改善酒精性肝炎的炎症反应。对重症患者有肯定疗效,对并发有肝性脑病患者可显著降低病死率,但对轻症患者效果不明显。以胆汁淤积为主的酒精性肝炎的女性患者,40 mg/d 强的松应用一个月后可见改善。但由于皮质类固醇可诱发上消化道出血和感染,因此,有败血症、糖尿病和活动性上消化道出血者应慎用。

(3)丙基硫氧嘧啶(propylthiouracil,PTU):有研究报道称乙醇代谢期间肝脏氧耗量增加。甲状腺切除和丙基硫氧嘧啶可以减轻缺氧对中央静脉周围的损伤。酒精性肝炎应用 PTU 可提高近期及远期生存率,但也有研究表明 PTU 并不能降低病死率,并且可致甲状腺机能减退症。因此,此疗法在广泛应用前尚需进一步研究加以证实。

(八) 并发症

可并发黄疸、肝性脑病、急性肾衰竭等。

(九) 健康指导

酒精性肝炎最有效的预防措施是戒酒或者控制饮酒量,尽量饮用低度酒或不含酒精的饮料。不能过多地依赖目前市场上的预防保健品,因为保健品的品牌繁多,治疗机理不清,疗效难以确定。如果有应酬实在不好推脱,要避免空腹饮酒,可以在饮酒前适量口服些牛奶、酸奶等,这样可以起到保护胃黏膜、减少酒精吸收的作用。切忌采用酒后催吐的方法,防止其误吸至肺内或者胃食道黏膜撕裂引起急性出血。

第五章　内分泌系统疾病

第一节　尿　崩　症

尿崩症是由于精氨酸加压素（AVP），又称抗利尿激素（ADH）严重或部分缺乏引起（中枢性尿崩症），或肾脏对 AVP 不敏感（肾性尿崩症），致肾小管吸收水的功能障碍，从而引起多尿、烦渴、多饮与低比重尿和低渗尿为主要症状的一组综合征。

一、病因及发病机制

（1）继发性尿崩症约占 60％，下丘脑-垂体部位的肿瘤、肉芽肿、炎症及手术和外伤造成的损伤均可引起。

（2）特发性尿崩症约占 30％，临床上找不到任何病因，但神经病理学研究发现患者下丘脑视上核与室旁核神经细胞明显减少甚至几乎消失。

（3）遗传性尿崩症为常染色体显性遗传，其室上核和视旁核细胞显著减少。出生后 1～2 岁开始出现症状，逐渐加重，从童年部分性尿崩症发展到成年后的完全性尿崩症。

二、临床表现

多尿、烦渴和多饮是本病的主要症状，起病常较急，24 h 尿量可达 5～10 L，最多不超过 18 L。患者烦渴而大量饮水，由于明显渴感不能进固体食物，营养热量摄入不足，且多尿多饮影响睡眠，故患者多消瘦，因肠道内缺水常便秘。如患者因神志障碍不能主动摄水时可出现严重脱水、高钠血症、血压下降，甚至死亡。如伴有腺垂体功能减退，则尿崩症患者的尿量可减少，糖皮质激素替代治疗后症状再现或加重。继发性尿崩症常伴有原发病的临床表现。

三、辅助检查

（1）尿液检查尿比重低，常在 1.005 以下，尿渗透压常在 200 mmol/L 以下。

（2）血生化检查血钠可在正常偏高水平，多高于 143 mmol/L，自由饮水时血浆渗透压＞295 mmol/L。

（3）血 AVP 检查低于正常水平，禁水后不增加或增加不多。

（4）禁水试验：正常人禁水后血浆渗透压上升，AVP 大量分泌，尿量减少（＜0.5 mL/min），尿比重≥1.020，尿渗透压上升至 800 mmol/L 以上，尿渗透压/血渗透压＞2.2。完全性尿崩症患者禁水后，尿量不减，尿比重＜1.010，尿渗透压不超过血浆渗透压，部分性尿崩症禁水后尿比重可超过 1.010，但＜1.015，尿渗透压可超过血浆渗透压，但比值＜1.5。禁水时间一般为 8～12 h，密切观察患者的一般情况、心率、血压及体重变化，体重下降 3%～5% 或血压明显下降时应终止试验。禁水期间每小时测体重、血压、尿量、尿比重，血、尿渗透压可每 2 h 测一次。

（5）高渗盐水试验目前仅用于个别难以诊断的患者，静脉滴注高渗盐水后尿量、尿比重和尿渗透压无明显变化。

（6）加压素试验在禁水试验或高渗盐水试验结束时皮下注射 AVPSU，注射后 1 h 及 2 h 测尿渗透压。中枢性尿崩症发生明显反应，尿量减少、尿比重增高、尿渗透压升高。AVP 缺乏程度越重，反应越好。

（7）病因检查确诊中枢性尿崩症后，必须尽可能明确病因。应测视野 X 线蝶鞍摄片、CT 或 MRI 以明确或除外下丘脑-垂体或附近的肿瘤。

四、治疗

（一）激素替代疗法

（1）去氨加压素（DDAVP）：商品名弥凝，是目前治疗尿崩症的首选药物，抗利尿作用强，心血管系统副作用几乎为零，不良反应少。DDAVP 有口服片剂、滴鼻剂或鼻喷雾剂及针剂，使用时应限制饮水，以免水潴留及低血钠，应定期监测血钠和血渗透压。

（2）鞣酸加压素油剂：即垂体后叶粉（长效尿崩停），该药难以混匀，吸收不均匀，慎防用量过大引起水中毒。小量开始 1～1.5 U 肌内注射，以后根据尿量逐步增加，可达每次 2.5～3.5 U，每 3～4 d 一次。

（3）加压素水剂：作用时间短（3～6 h），每日需要多次注射，一般不用于长期治疗，主要用于脑损伤或手术时出现的尿崩症。皮下注射，每次 5～10 U。

（二）其他抗利尿药物

（1）氢氯噻嗪：通过增加尿中排钠，使体内失钠，肾近曲小管重吸收增加，到达远曲小管原尿减少，从而减少尿量。每次 25～50 mg，每日 3 次，尿量可减少 30％～50％。同时应限制钠盐的摄入量，以免影响疗效。长期服用时应适当补充钾盐，注意监测血糖及尿酸。此药为非加压素药物中最常用的。

（2）氯磺丙脲：刺激 AVP 从神经垂体释放和增强 AVP 对肾小管的作用。每日 0.2 g，早晨一次口服，可使尿量减少 25％～75％，主要副作用为低血糖反应，应加以注意。

（3）卡马西平：可刺激 AVP 分泌，使尿量减少，每次 0.2 g，每日 2～3 次，其作用不及氯磺丙脲。

第二节　垂　体　瘤

垂体瘤是一组在垂体前叶和后叶及颅咽管上皮残余细胞发生的肿瘤，约占颅内肿瘤的 10％。可发生于任何年龄，多见于 40～50 岁。可分为有功能垂体瘤（包括催乳素瘤、生长激素瘤、ACTH 瘤、Nelon 综合征、促甲状腺激素瘤、混合型腺瘤）、无功能垂体瘤及分泌垂体前叶糖蛋白激素中 α 亚基过多的肿瘤。

一、病因及发病机制

在内分泌学历史上，关于垂体肿瘤有两种不同的学说。一种认为垂体肿瘤的基本病因在下丘脑，下丘脑功能紊乱使下丘脑促垂体释放激素产生过多，导致垂体细胞受到持续的、过度的刺激，引起相应的垂体细胞慢性增生，久之形成肿瘤；另一种学说则认为垂体肿瘤的原发病因在垂体本身，垂体细胞的内在异常（如体细胞突变）使其发生异常的克隆增殖，最后形成肿瘤。这两种学说都有一些支持的证据，但都不能完全解释全部现象。目前认为，这两种学说在垂体肿瘤的发生、发展中都有一定的作用。

二、病理

90％垂体瘤为良性腺瘤，少数为增生，极少数为癌。多数为单个，小的呈球形或卵圆形，表面光滑，有完整包膜；大的呈不规则结节状，亦伴有包膜，可侵蚀和压迫视神经交叉、下丘脑、第三脑室和附近脑组织与海绵窦。凡直径＜10 mm 者称为微小腺瘤，＞10 mm 者称为大腺瘤。按光镜检查约 80％为嫌色细胞瘤，10％～15％为嗜酸性细胞瘤。前者瘤体大者居多，后者则小腺瘤较多。电镜发现及免疫细胞化学检查为主要检查，由此可鉴定细胞分泌功能。

三、临床表现

（1）激素分泌异常综合征。激素分泌过多，如生长激素过多引起肢端肥大症；激素分泌过少，当无功能肿瘤增大，正常垂体组织遭受破坏时，以促性腺激素分泌减少而闭经。不育或阳痿常最早发生而多见。

（2）视力、视野障碍。早期垂体腺瘤常无视力、视野障碍。如肿瘤长大，向上伸展，压迫视交叉，则出现视野缺损，外上象限首先受影响，红视野最先表现出来。以后病变增大，压迫较重，则白视野也受影响，渐渐缺损可扩大至双颞侧偏盲。如果未及时治疗，视野缺损可再扩大，并且视力也有减退，以致全盲。因为垂体瘤多为良性，初期病变可持续相当长的时间，待病情严重时，视力、视野障碍可突然加剧，如果肿瘤偏于一侧，可致单眼偏盲或失明。

（3）其他神经症状和体征。如果垂体瘤向后上生长压迫垂体柄或下丘脑，可致多饮、多尿；如果肿瘤向侧方生长侵犯海绵窦壁，则出现动眼神经或展神经麻痹；如果肿瘤穿过鞍隔再向上生长致额叶腹侧部，有时出现精神症状；如果肿瘤向后上生长阻塞第三脑室前部和室间孔，则出现头痛、呕吐等颅内压增高症状；如果肿瘤向后生长，可压迫脑干致昏迷、瘫痪或去大脑强直等。

四、辅助检查

垂体前叶激素，如 ACTH、GnH（FSH、LH）、TSH、CH、PRL 及相应靶腺激素皮质醇性激素、甲状腺激素测定，有功能垂体瘤均增高，而无功能垂体瘤则可下降。但当肿瘤侵及垂体柄或垂体门脉系统，使下丘脑催乳素抑制因子（PIF）作用减弱，则血 PRL 可增高。如为 TSH 或 GnH、α 亚基分泌增高所致的肿瘤，TSH 或 LHFSH 虽降低，但 α 亚基水平增高。头颅 X 线摄片，部分患者可见蝶鞍扩大或骨质破坏。若蝶鞍正常，可进一步做 CI 或 MRI 检查，以发现垂体微小腺瘤。

五、定位诊断

（1）蝶鞍 X 线检查，垂体瘤较大时平片可见蝶鞍扩大、鞍底下移、鞍背骨质破坏。

（2）垂体 CT 扫描，能发现直径 3 mm 以上的微腺瘤。

（3）磁共振对垂体瘤定位十分精确。

六、鉴别诊断

垂体瘤蝶鞍扩大者应除外空泡蝶鞍,后者蝶鞍呈球形扩大,无骨质破坏等,CT可确诊。无功能性垂体瘤则需注意除外鞍旁多种疾病,如垂体外肿瘤、炎症、变性、血管瘤等。

七、治疗

治疗须根据腺瘤性质及瘤体大小,采用手术治疗、放射治疗及(或)药物治疗。

（1）手术治疗:除泌乳素瘤外,应首先考虑及早手术。

（2）放射治疗:适于瘤体小、无鞍上鞍外等侵蚀压迫,经手术治疗无效或不愿手术治疗者,也可用于术后辅助放疗。近年来应用 X 刀、γ 刀立体放疗。

（3）药物治疗:可用溴隐亭(多巴胺促效剂)治疗泌乳素瘤、肢端肥大症;赛庚啶(抑制血清素刺激 CRH)治疗库欣综合征;生长抑素类似物奥曲肽治疗肢端肥大症及 TSH 肿瘤,或于手术切除腺瘤后辅以放疗或药物治疗。

第三节　糖　尿　病

糖尿病是一种以高血糖为特征的内分泌代谢性疾病,其发生于胰岛素绝对(完全性)或相对(部分性)缺乏,胰岛素分泌不同程度减少,胰高血糖素分泌增加或(和)胰岛素作用强度减弱(胰岛素敏感性降低或通称胰岛素抵抗所致),使葡萄糖利用减少,肝脏葡萄糖产生过多,从而导致高血糖、尿糖增多。糖尿病患者中胰岛素分泌减少与胰岛素作用减弱又受遗传和环境因素尤其生活方式改变所影响。

一、临床表现

（一）1 型糖尿病

1 型糖尿病主要发生于儿童及青少年,起病较急,多数患者常因感染、情绪激惹或饮食不当而起病,通常有典型的多尿、多饮、多食和体重减轻,简称"三多一少"症状。婴儿多尿、多饮不易被发现,可很快发生脱水和酮症酸中毒。幼年期患儿因夜尿增多,可发生遗尿。部分儿童食欲正常或降低,而体重减轻或很快消瘦,出现疲乏无力、精神萎靡。如果有多尿、多饮,又出现恶心呕吐、厌食或腹痛、腹泻等症状,则可能并发糖尿病酮症酸中毒,如延迟诊断将危及生命。发热、咳嗽等呼吸道感染或皮肤感染,阴道瘙痒和结核病可与糖尿病并存。患儿一旦出现临床症状时,尿糖往往呈阳性,血糖明显升高,一般不需做糖耐量试验就可确诊。初诊 1 型糖尿病经治疗 1～3 个月后,往往有一临床缓解期,也有称其为蜜月期,此时胰岛素的需要量减少;但随着病程进展,患者最终都需要常规剂量的胰岛素治疗。

病程较久、糖尿病控制不良者,可发生生长落后、身材矮小、智能发育迟缓、肝大,称为糖尿病侏儒。晚期可出现白内障、视力障碍、视网膜病变,甚至双目失明。还可以有蛋白尿、高血压等糖尿病肾病的表现,以后导致肾衰竭。

(二) 2 型糖尿病

2 型糖尿病是一种慢性进行性疾病,病程漫长,很难估计其起病时日。该病可发生在任何年龄,但更见于中老年人,肥胖者较多。早期轻症患者无明显症状,到症状出现时往往发病已有较长时间,可达数年甚至 10 余年。部分患者可始终无症状,在常规体格检查时发现,也可因糖尿病慢性并发症就诊。

如果空腹及餐后血糖明显升高,可有下列典型"三多一少"症状,即多饮、多尿、多食和体重减少,还会有皮肤瘙痒。① 多饮、多尿:症状都较轻,其中喝水增多较为常见,但增多程度不大。多尿在老年人常被误认为是前列腺病、尿路感染、尿失禁或服利尿药所引起而被忽视。② 多食:进食明显增加的患者,血糖较难控制,已控制者又会明显升高。老年患者多食症状往往不明显,甚至可出现食欲明显下降,导致严重的营养不良。③ 体重减少:虽然 2 型糖尿病以肥胖多见,但长期和重症患者血糖控制不佳,大量尿糖排出,进食又无相应增加,可出现明显消瘦。患者感到疲乏、瘦弱无力。但部分患者经治疗后,在血糖控制、尿糖消失、进食增加的情况下,体重反而可增加。④ 皮肤瘙痒:尤其外阴瘙痒,是由于尿糖刺激局部所引起,常见于女性阴部。脱水以后皮肤干燥,也可以出现皮肤瘙痒,但比较少见。⑤ 反应性低血糖:2 型糖尿病可在较长时间内以反复的低血糖为主要表现,常导致误诊。患者空腹和餐后 2 h 血糖升高,但在餐后 4～5 h 因为胰岛素不适当地分泌过多而出现低血糖症状。此时患者有饥饿感、出冷汗、面色苍白、全身无力、心跳加快,并可有行为改变,严重时出现昏迷。

二、诊断

糖尿病以高血糖为特征,诊断无疑以血糖浓度升高为其依据,典型高血糖症状以三多(多饮、多尿、多食)一少(体重减轻)为其表现,但高血糖患者也可无任何症状,只在体检筛查时才发现有血糖升高。若有典型症状伴有随机血糖浓度≥11.1 mmol/L即可诊断为糖尿病。经 8 h 以上饥饿后空腹血浆葡萄糖浓度≥7.0 mmol/L,并经重复测定后仍然如此,也可诊断。若口服葡萄糖耐量试验

(OCTT) 2 h 血糖浓度≥11.1 mmol/L，只要操作步骤符合要求，也可作为诊断依据。

血糖浓度标准：是依据糖尿病视网膜病变的发生率逐渐增加而制订的，空腹血糖浓度≥7.0 mmol/L 和糖负荷后 2 h 血糖≥11.1mol/L 作为合理的切割点。虽然是人为的，但有一定的科学依据。空腹血糖浓度≥6.1 mmol/L 且<7.0 mmol/L 归属为 IFG；而糖负荷后 2 h 血糖≥7.8 mmol/L 且<11.0 mmol/L 称为 IGT。此两种均为糖尿病确诊的前期状态，但 IFG 和 IGT 并不等同，它们可独立存在或兼而有之，两者均预示有发展成为糖尿病的可能，在往后 5 年内发生糖尿病风险率为40%，且有较多可发生心血管病。大规模人群筛查时，测定空腹血糖是值得推崇的，因为大多数糖尿病患者并无症状，而且几乎半数患者明确诊断糖尿病时已有并发症存在，因而不宜失去早期筛查和防治的机会，45 岁以上者每 3 年应予筛查空腹血糖，以期早诊断、早防治。如果空腹血糖浓度≥5.6 mmol/L，建议做 OGTT，以便确定有无 IGT 及糖尿病的存在。尤其对于有较大糖尿病风险的可疑对象，例如：① 明确为糖尿病家族史的一级亲属。② 肥胖者。③ 高血压。④ 血脂异常、高甘油三酯血症、低高密度脂蛋白血症。⑤ 脂肪性肝炎。⑥ 明确心血管疾病史。⑦ 多囊卵巢综合征。⑧ 妊娠期糖尿病妇女。⑨ 分娩巨大儿(≥4 kg)。

近年较为重视的糖尿病前期即糖代谢处于边缘状态，有 IGR，它可发展成为糖尿病和心血管疾病，大约 37%IFG 可有 IGT，而约 24%IGT 可有 IFG，说明 IFG 和IGT 可单独存在，而且每年有 5%～8%可发展为糖尿病；若兼有 IFG 和 IGT，较多转变为糖尿病，故防治 IFG 和(或)IGT 是早期防治 2 型糖尿病的重要阶段和措施。

三、治疗

糖尿病是一种由遗传和环境因素共同作用，包含糖、脂肪、蛋白质全面代谢紊乱，具有慢性进展性、病残和死亡率高等特点的复合病。糖尿病治疗目标：① 消除高血糖相应的症状。实际上不少糖尿病患者并无症状，早期自我感觉良好。② 延缓或减少糖尿病慢性微血管、大血管与神经并发症，而并发症危害生命重要脏器，是致残、致死的主要原因。③ 尽可能提高患者的生命和生活质量，延年益寿而不至于缩短寿限。根据治疗指南，糖尿病患者的血糖(空腹、餐后 2 h 血糖)、HbA1c、血压血脂谱均应达到一定标准，而且多种因素全面长时期得到控制才能更好地控制和减少血管并发症，缓解危害人类健康的公共卫生问题。为此必须唤醒社会的防治意识，改善社会健康生活方式，加强医务卫生人员和患者及其家属的糖尿病教育并提高防治技能。所有糖尿病患者首先均应接受合理、科学的饮食和运动疗法，改善其生活方式，在不增加胰岛 β 细胞负担的基础上，尽可能保证各种代谢正常运行。要进行多学科协调配合，早防早治，治必达标；要教育患者自我血糖监测，记录饮食、运动、血糖变动情况、有关抗糖尿病药物及胰岛素等应用情况,经治医生与患者一起分析有关资料,若有低血糖或高血糖酮症更应详加分析,制订防治措施。

糖尿病的特征是高血糖、空腹高血糖与胰岛素显著缺乏而不能抑制肝糖产生和输出,而在白天大多数时间内机体是处于摄食状态和吸收后阶段,餐后高血糖与胰岛素缺乏使高血糖不能及时由肌细胞、脂肪细胞乃至肝细胞所处理,餐后高脂血症、FFA增高,又可削弱胰岛素作用的发挥,因此高血糖的波峰波动可以损害血管内皮细胞而导致功能异常。超重或肥胖者严格控制体重,减少热量摄入,增加运动量,使体重减低5%～10%,即可使血糖水平明显降低;故对2型糖尿病患者应限制热量摄入,减少脂肪摄入量,增加蔬菜粗粮量,增加纤维素含量,减轻体重,从而降低血糖、调整血脂和血压。运动对每个正常人和2型糖尿病患者都是必要的,其益处是多方面的,包括减轻体重、减少脂肪量、保持肌肉质量、降低血糖降低血压、消除各种心血管危险因素以及提高胰岛素敏感性,这些对解除高胰岛素血症都是有益的。但对老年久病患者应注意其心、脑、视网膜、肾脏功能以及骨关节、肌肉等功能状态。对1型糖尿病患者由于其有严重胰岛素缺乏和胰高血糖素增加,若血糖控制不满意,而又在应用胰岛素治疗中,则运动容易导致血糖波动,因此在运动前不应使血糖处于低水平。运动前如血糖偏高,因运动会刺激肾上腺素分泌增加,有可能导致血糖进一步增高,甚至出现酮症;若用过量胰岛素则可促发低血糖,不仅运动时,而且运动后可有迟发性低血糖发作,应予重视。运动前血糖>14 mmol/L或<5.5 mmol/L或有尿酮体阳性者,应暂缓运动,以避免带来不良后果;医疗运动应慎用于糖尿病病程>15年、有微血管和大血管病变或自主神经病变及老年患者;有增殖性视网膜病变者应避免剧烈运动,以防止玻璃体出血和视网膜脱离。

(一)饮食控制和运动

2型糖尿病患者首先必须接受非药物治疗,包括饮食和运动疗法,主要是改变生活方式使肥胖者体重降低,以提高胰岛素敏感性、降低胰岛素抵抗、提高β细胞分泌功能、改善葡萄糖刺激胰岛素分泌、减少肝糖产生降低血糖浓度。应用奥利司他可降低体重、降低血压、改善血脂谱。一般采用低热量、低脂肪、低胆固醇饮食,适当减少体重,降低心血管事件发生。经常运动也可起到良好作用,把多步行、少坐车列为增加运动的好习惯。

(二)口服降糖药

糖尿病防治指南强调血糖控制必须达标,并强调早期并长期达标以便防止并发症的发生。从OCTT及UKPDS终止试验后的长时间随访也证明,长期强化血糖控制、减少并发症的效果并不因血糖控制欠佳而丧失,提出了代谢记忆效应假说。因此,血糖控制应尽可能达标,例如空腹血糖<6.0 mmol/L,餐后血糖<8.0 mmol/L,HbA1c<6.5%;治疗应当个体化,应考虑到患者的年龄、认知和体力

活动状态,学习、工作强度和范围,有无严重并发症和伴发病,日常生活方式能否得到家属或他人的照顾与关怀。老年患者血糖控制可相应放宽,餐前血糖为 5.0~7.2 mmol/L(90~130 mg/dL),餐后血糖<10 mmol/L(180 mg/dL),HbA1c<7%,以避免发生低血糖及血糖过高,防止糖尿病并发症的快速发展。迄今尚未能制订防止并发症发生的血糖和 HbA1c 的确切阈值,对于糖尿病诊断明确前高血糖存在的时间也尚未得知。

1. 胰岛素促泌剂

(1)磺胺类(SU):和非 SU 促胰岛素分泌剂的作用机制都是通过受体及 ATP 敏感的 K$^+$ 通道使其关闭,使 p 细胞膜去极化,从而打开电压门控的 Ca^{2+} 通道,使细胞外 Ca^{2+} 进入细胞内,以提高细胞内 Ca^{2+} 浓度,进而使胰岛素分泌颗粒融合于细胞膜并胞吐,促进胰岛素分泌。根据其是否选择性作用于 SUR1、SUR2A 和 SUR2B,作用发挥快慢和强弱,持续作用时间和代谢排泄途径不同而各有其特色,目前尚难断定谁优谁劣,但一般对缺血性心脏病患者,尽可能不用甲磺丁脲(D860)、格列本脲和格列吡嗪,以免阻碍缺血性预适应对缺血性心肌的保护作用。磺脲类胰岛素促泌剂主要副作用为低血糖(与进食延迟、体力活动增加、饮酒过量或肾功能减退有关)和体重增加。

(2)格列奈类:非磺脲类胰岛素促泌剂为格列奈类,包括瑞格列奈和那格列奈,能快速刺激胰岛素分泌而降低餐后高血糖,且因胰岛素分泌依赖于血糖水平,所以不因高胰岛素血症而导致下一顿餐前低血糖,也少有引起体重增加。那格列奈具有促进 1 相胰岛素分泌,使餐后高血糖与胰岛素分泌相一致,且因不存在持久的高胰岛素血症而不会发生低血糖,故称为"胰岛素分泌调节剂"。

2. α糖苷酶抑制剂

α糖苷酶抑制剂作用在小肠上皮细胞刷状缘,抑制寡糖和双糖的分解,减少葡萄糖的吸收,降低餐后高血糖,使血糖升高缓慢而平坦,从而适应胰岛素延缓分泌曲线,减少低血糖反应。阿卡波糖的作用部位特殊,尤适用于以碳水化合物为主的饮食摄入者,因此可与其他抗糖尿病药甚至胰岛素制剂合用,达到较好的控制餐后高血糖的效果,其主要副作用在消化道。有严重肝、肾和肠道疾病者禁用。阿卡波糖可防止 IGT 转为糖尿病,且可减少心血管并发症,值得重视。

3. 胰岛素增敏剂噻唑烷二酮(罗格列酮、吡格列酮)

为 PPARγ 受体激动剂,可促进脂肪细胞分化,促进脂肪酸摄取和贮存,提高胰岛素敏感性,消除胰岛素抵抗。它们具有降糖、降 HbA1c、调脂、降压作用,尚有抗氧化应激、抗炎症、抗凝、促纤溶作用,对于防治动脉粥样硬化有益。噻唑烷二酮具有潴钠潴水、促进水肿、增加血容量、增加心血管负荷、促进心力衰竭发展的副作用,还可导致贫血。

4. 双胍类降糖药(二甲双胍)

双胍类降糖药主要通过 AMP 激酶而抑制肝糖产生和输出,并改善周围组织对葡萄糖利用,降低空腹血糖和胰岛素水平,改善血脂谱,具有一定程度的胰岛素增敏作用,可有降低体重作用。主要副作用发生在消化道,而在肾功能减退如血清肌酐浓度,男$>133~\mu mol/L(1.5~mg/dL)$,女性$>124~\mu mol/L(1.4~mg/dL)$时忌用,以免发生乳酸性酸中毒。忌用于慢性肝肾疾病、慢性阻塞性肺疾病和心力衰竭等有严重缺氧状态的患者。

(三) 胰岛素治疗

1 型糖尿病时胰岛 β 细胞被选择性破坏,胰岛素分泌大部分或完全缺乏,无论基础和餐后状态均有胰岛素分泌不足,需要外源性胰岛素调节糖原分解、糖异生、糖原合成、脂肪分解、酮体生成、脂肪和蛋白质合成。因此需要有多种发挥不同作用时间的胰岛素制剂联合使用(多种胰岛素成分,一日多次注射或胰岛素输注泵),以达到快速稳定血糖水平的效果。胰岛素治疗的适应证为 1 型糖尿病、不稳定型糖尿病、2 型糖尿病 β 细胞衰竭、DM 已接受肾移植者、防治微血管和大血管并发症、糖尿病孕妇减少胎儿畸形和巨大儿。

胰岛素是糖尿病控制血糖的主要激素,不同激素的相互搭配是为了控制血糖下降,但激素的作用高峰各不相同,饮食、运动和胰岛素作用峰值协调不一致,即有可能导致低血糖的发生,而胰岛素治疗的主要风险即为低血糖,尤其严重低血糖会挫伤患者及其亲人对胰岛素治疗的主动性和积极性。胰岛素还可导致体重增加、水钠潴留。

关于胰岛素治疗方案在 1 型糖尿病个体之间应用有一定差异,主要变动在峰值时间和作用持续时间。外源性皮下注射胰岛素为非生理途径,肝内胰岛素含量相对较低,一般胰岛素需要量为 $0.5\sim1.0~U/(kg \cdot d)$,而其中 $40\%\sim50\%$ 为基础用量。根据自测血糖水平,提供合适的胰岛素剂型与用量来控制血糖。

胰岛素制剂供皮下注射。普通胰岛素和快速胰岛素类似物可供静滴或静注,胰岛素泵治疗(皮下、腹腔)、胰岛素吸入治疗均已成功。新药层出不穷,如 GLP-1、GLP-1 类似物、DPP-IV 抑制剂、amylin 类似物、PKC 抑制剂。临床也已开展胰腺移植和(或)肾移植、胰岛移植。CGMS、GlucoWatch 进行持续血糖监测已应用于临床,微型闭环胰岛素泵仍在研究之中。

(四) 联合用药

联合用药种类不少,可用多种口服药或口服药与胰岛素联合应用,也有多种不同类型胰岛素制剂联合使用,如磺脲类(SU)+二甲双胍(Met)、胰岛素+Met 或噻唑烷二酮(TZD)、胰岛素+α-葡萄糖苷酶抑制剂(AGI)、TZD+AGI、预混短效胰岛素+中效胰岛素、SU+AGI、门冬胰岛素+赖脯胰岛素+甘精胰岛素(一日多次注射)、诺和锐 30 特充、TZD+Met、那格列奈+Met 或 TZD 等。

(五) 糖尿病并发症的治疗

1. 糖尿病酮症酸中毒

糖尿病酮症酸中毒确诊后应首先给予胰岛素,初次剂量为普通胰岛素 0.15 U/kg 静注或 0.4 U/kg 肌注,而后每小时 0.1 U/kg 静滴,直至血糖降低到 13.9 mmol/L 则可减少胰岛素滴注剂量并适当补充葡萄糖以防止低血糖的发生。若清醒并能进食,则可在普通或速效胰岛素基础上加用中效或长效基础胰岛素,以便空腹及餐后血糖浓度接近正常。整个抢救过程中纠正水和电解质平衡极为重要,尤其是及时补充钾盐。至于酸中毒,一般在糖、脂代谢改善后肝脏酮体产生减少,酮体利用和排泄增加并促进 HCO_3^- 形成,故轻度酸中度可望缓解;当有严重酸中毒,pH<7.0,应小量补充碳酸氢钠,逐渐逆转酸中毒,改善心血管功能和钾代谢,防止脑水肿或静脉血栓形成。

糖尿病酮症酸中毒处理步骤。① 明确诊断:血浆葡萄糖升高,血清酮体阳性,代谢性酸中毒。② 收入住院:进行重症监护(如 pH<7.0 或神志不清)。③ 评估:血清电解质(K^+、Na^+、Mg^{2+}、Cl^-、HCO_3^-、磷酸盐)、酸碱状态(pH、HCO_3^-、PCO_2)、β羟丁酸、肾功能(血肌酐、尿量)。④ 补液:初始 1~3 h,补充生理盐水 2~3 L[5~10 mL/(kg·h)];随后用 0.45% 氯化钠液以 150~300 mL/h 速度输液;当血浆葡萄糖降至 14 mmol/L 时,改为 5% 葡萄糖液和 0.45% 氯化钠液以 100~200 mL/h 速度输液。⑤ 注射胰岛素:静注 0.1 U/kg 或肌注 0.4 U/kg,然后以 0.10 U/(kg·h)持续静滴;如 2~4 h 内无反应,增量 2~10 倍;如起初血清钾<3.5 mmol/L,需先纠正至血清钾>3.5 mmol/L,再行胰岛素治疗。⑥ 评估患者是否有加重因素:顺应性差、感染、创伤、梗死、可卡因药用史等,并着手寻找相关证据,如进行有关病原培养、胸部 X 线检查、心电图检查等。⑦ 监测毛细血管血糖(每1~2 h 一次)、电解质(特别是 K^+、HCO_3^-、磷酸盐),最初 24 h 每 4 h 检查一次阴离子间隙。⑧ 监测血压、脉搏、呼吸、意识状态,每 1~4 h 计量液体进入与排出。⑨ 补充 K^+:如血清 K^+ 浓度>3.5 mmol/L,心电图正常,尿量及血清肌酐正常,补充K^+ 10 mmol/h;如血清 K^+ 浓度<3.5 mmol/L 或在碳酸钠补充时,补充 K^+ 40~80 mmol/h。⑩ 上述监护和治疗至患者稳定,血糖降至 8.4~13.9 mmol/L,酸中毒减轻,胰岛素剂量减至 0.05~0.1 U/(kg·h)。⑪ 患者恢复进食后,胰岛素改为短效和中效或长效结合皮下注射,注意与静注时间的过渡。

2. 高血糖高渗状态(HHS)

应积极控制高血糖,补充体液和电解质,解除各种触发因素和诱发疾患。根据患者心血管功能在 2~3 h 内补充生理盐水 1~3 L,快速大量补液反而导致神经病变,其发生机制不明;对于高血糖可给予小剂量胰岛素静滴,使高血糖平稳下降,减少细胞膜内外压差的急剧变动而损害细胞;当血钠>150 mmol/L 也可滴注 0.45% 氯化钠液,为防止低血糖可静滴 5% 葡萄糖液。如患者恢复进食,可换用皮下胰岛素注射,但要注意静脉与皮下胰岛素给药的时间衔接,部分患者以后可改换成口服降糖药进行治疗。

3. 糖尿病肾病(DN)

治疗 DN 时理所当然应以预防为首选,严格控制高血糖可以防治微血管病变。糖尿病控制与并发症试验(DCCT)研究证明 1 型糖尿病患者每日多次胰岛素注射治疗,严格控制血糖,可使无微量白蛋白尿(MAU)者不出现肾病,已有 MAU 者不使其进一步发展可达 54%,但是实际上仍有 16% 患者可以进展,显然与其他风险因素如高血压、食物中蛋白质含量、食盐、脂肪摄入、吸烟等有关。积极应用 ACEI(和)或 ARB 阻断 RAS,可以防止 MAU 的进展。所有糖尿病患者应将血压控制到 130/80 mmHg 以内,而 24 h 蛋白尿>1 g 者应降压到 125/75 mmHg 以下。延缓肾病,使 GFR 降低,一般需要 3 种或以上抗高血压药才能达标,宜采用袢利尿剂,加强降压作用;卡托普利、洛沙坦、厄贝沙坦缬沙坦均可对肾起保护作用,减少白蛋白尿,延缓其进入肾小球(glomerulus);亦有将 ACEI 和 ARB 联合应用,可在降压和减少蛋白尿、尿微量白蛋白与肌酐的比值(ACR)方面取得较上述两者单独使用更好的效果,但应防止发生高血钾,应勤查血钾和肌酐水平。控制血脂异常应用他汀类药,对 DN 也有益处。

DN 患者应给予优质蛋白质每日 0.6~0.8 g/kg,限制钠盐<2 g/d,摄钾<2 g/d,忌烟限酒,限制摄入高钾食品,如香蕉、橙子、干果、花生、土豆、巧克力。忌用二甲双胍防止乳酸性酸中毒,慎用噻唑烷二酮类药物防止水钠潴留而引发心力衰竭。DM 肾衰竭的治疗可采用血液透析,但应关注患者心血管病,如高血压、心力衰竭、动脉粥样硬化所致心肌梗死和脑卒中等的巨大风险。肾移植的存活率高于透析,5 年生存率分别为 70% 和 35%。1 型糖尿病患者亦有采用来源于同一供体的胰腺和肾脏同时移植的,近年来有采用胰岛细胞移植获得成功的,其问题也在于排斥和 β 细胞供量不足。

4. 糖尿病足

糖尿病患者的足应像脸一样加以保护,要早期识别各种危险因素,加强对患者的教育与具体指导,消除各种有害因素,防止足部溃疡发生。既要控制血糖,又要纠正血脂谱和血压并戒烟,且需要有关的多学科通力协作。神经病变按前面所述的治疗方法进行,而血管狭窄或闭塞可采用动脉搭桥手术以增加血液供应,促进创口愈合,并减少因严重缺血、干性坏疽而截肢。对于糖尿病下肢和脚的处理,ADA 提出 6 条干预措施:① 解除负荷。② 清创引流。③ 创口敷料选用。④ 合理应用抗生素。⑤ 血管重建沟通血流。⑥ 有限的截肢。近年来有采用存活的皮肤代用品或生长因子,如碱性成纤维细胞生长因子、重组血小板源生长因子等,可与上述干预措施合用。

糖尿病下肢并发症的基本病因为神经和血管病变,外伤为诱因,感染为加重因素,老年人为易患人群,且易出现危及生命的严重并发症,如栓塞和感染等,需及时处理。治疗上仍以基本病因治疗为主,综合治疗。随着我国糖尿病患者群基数大而且逐渐进入老年社会,其防治的重要性从卫生经济学和人口质量上不言而喻。

第六章　泌尿系统疾病

第一节　肾小球疾病

一、原发性急性肾小球肾炎

急性肾小球肾炎(primary acute glomerulonephritis,急性肾炎)是由免疫反应而引起的弥漫性肾小球损害,多数属于急性链球菌感染后肾炎。它是以急性发作的血尿、蛋白尿、水肿、高血压或伴短暂氮质血症为主要特征的一组综合征,又称为急性肾炎综合征,儿童及青少年多见。

(一) 病因

已知某些因素可能导致急性肾小球肾炎。其中最常见的是 β 型溶血性链球甲组,其次是其他致病菌,如葡萄球菌、肺炎双球菌、伤寒杆菌、白喉杆菌及病毒、疟原虫;另外脱氧核糖核酸抗原、肿瘤抗原、甲状腺球蛋白抗原均可引起肾小球肾炎。但有的急性肾炎患者可能找不到致病因素。

(二) 病理

大多数患者肾小球呈内皮细胞、系膜细胞弥漫性急性增殖,少数以渗出病变为主,另有少部分呈系膜毛细血管型病变(膜-增殖型病变),严重时增生的系膜可将肾小球分隔成小叶状。偶有球囊新月体形成。电镜可见上皮下电子致密物呈驼峰状沉积,为本病的特征。但这一变化消失较快,发病 3 个月后即不易见到,这些沉积物多在上皮侧,有时在内皮下。免疫荧光检查,内含有免疫球蛋白,主要是 IgG、IgM,IgA 也可见到,同时也可有 C_3 沉积,有时尚可见到链球菌抗原在系膜区沉积物中。

(三) 发病机理

急性肾小球肾炎不是病因直接对肾小球的损害,而是病因作为抗原所导致的一种免疫性疾病。现以链球菌感染后急性肾小球肾炎为例,加以说明。

当溶血性链球菌感染后,链球菌体作为抗原,刺激机体 B 淋巴细胞产生相应抗体;当抗原稍多于抗体,可形成可溶性循环免疫复合物,而沉积于肾小球内皮下面致肾炎。有人认为链球菌胞膜抗原与肾小球基底膜间有交叉抗原反应性,即链球菌胞膜的相应抗体,亦可与肾小球基底膜相结合,由此激活补体系统,诱集白细胞,促使血小板释放第 3 因子及氧自由基的产生,使肾小球内发生弥漫性炎症。

此外,一些非免疫因素参与了肾炎的发病过程:激肽释放酶可使毛细血管通透性增加,肾小球蛋白滤过增高,尿蛋白排出量增多;前列腺素可影响肾小球毛细血管通透性;血小板激活因子可诱导阳离子蛋白在肾小球沉积,促进尿蛋白排出增加。但肾炎的发病机理并不完全清楚,尚需进一步探讨。

(四)临床表现

1. 前驱症状

病前 1~3 周多有呼吸道或皮肤感染史,如急性咽炎、扁桃体炎、齿龈脓肿、猩红热、水痘、麻疹、皮肤脓疱疹等,部分患者可无前驱症状。

2. 血尿

肉眼血尿常为首发症状之一(占 40%~70%),尿色深,呈混浊棕红色或洗肉水样,一般在数天内消失,也可持续 1~2 周才转为镜下血尿,镜下血尿多在 6 个月内消失,也可持续 1~3 年才消失。

3. 水肿及少尿

以水肿作为首发症状者约占 70%,水肿多出现于面部、眼睑。眼睑、面部水肿及苍白,呈现所谓肾炎面容。水肿也可波及下肢,严重时有胸腹水及心包积液。少尿与水肿同时出现,起病时尿量较平时少,每日尿量可少于 400 mL,并随水肿加重而尿量减少,个别患者可无尿。水肿的发生是由于病变肾脏小球滤过率减少,而肾小管对水、钠重吸收功能尚好(即球-管失衡),引起水钠潴留;另因毛细血管通透性增高,血浆内水分渗向组织间隙,肾脏缺血,肾素分泌增加,通过肾素-血管紧张素系统,亦可导致水钠潴留。多数患者水肿可随病情好转而消退。

4. 高血压

血压可轻度至中度增高,一般成人为 20~21.3/12~14.7 kPa,随尿量增多,血压逐渐趋于正常,一般持续 2~4 周。少数患者可因血压急剧升高(>26.7／17.3 kPa)而致高血压脑病或左心衰竭,血压升高主要与水钠潴留、肾素分泌增加、前列腺素分泌减少有关。

5. 神经系统症状

神经系统症状主要为头痛、恶心、呕吐、失眠、思维迟钝,重者可有视力障碍,甚至出现黑蒙、昏迷、抽搐,这多与血压升高及水钠潴留有关。

(五) 实验室检查

1. 尿常规

(1) 蛋白尿为本病的特点,尿蛋白含量不一,一般为 $1\sim3$ g/24 h(尿蛋白定性 $+\sim+++$),数周后尿蛋白逐渐减少,维持在少量($\sim+$),多在一年转阴或极微量。

(2) 镜下血尿红细胞形态多皱缩,边缘不整或呈多形性,这是由于肾小球毛细血管壁受损,红细胞通过肾小球毛细血管基膜裂隙时发生变形,也与肾小管内的高渗环境有关。红细胞管型的存在有助于急性肾炎的诊断。

(3) 尿比重高,多在 1.020 以上,主要是球-管功能失衡的缘故。

2. 血常规

血红蛋白可有短暂轻度下降,与血液稀释有关,在无感染灶的情况下白细胞计数及分类正常。

3. 肾功能

大多数患者肾功能无异常,但可有一过性肾小球滤过功能降低,出现短暂氮质血症,常随尿量增多逐渐恢复正常。个别患者因病情严重,可出现肾衰竭而危及生命。

4. 血电解质

电解质紊乱少见,在少尿时,二氧化碳结合力可轻度降低,血钾浓度轻度增加及稀释性低血钠,此现象随利尿开始迅速恢复正常。

5. 血清补体浓度

$80\%\sim95\%$ 患者在起病后 2 周内可有血清总补体及 C_3 降低,4 周后开始复升,$6\sim8$ 周恢复到正常水平。

6. 抗链球菌溶血素"O"效价增高

提示有链球菌感染史,在链球菌感染后 $1\sim3$ 周开始增加,$3\sim5$ 周达峰值,继之逐渐降低,约 50% 患者在半年内恢复正常。链球菌感染后急性肾炎 $70\%\sim90\%$ 抗链球菌溶血素"O"效价增高。

7. 尿纤维蛋白降解产物(fibrin degradation products,FDP)

尿中 FDP 测定可以反映肾小血管内凝血及纤溶作用。正常尿 FDP<2 mg/L(2 μg/mL),肾炎时尿 FDP 值增高。

8. 其他

可有抗脱氧核糖核酸抗体、透明质酸酶抗体及血清免疫复合物阳性,血沉增速。

(六) 诊断

急性肾小球肾炎根据有先驱感染史,水肿、血尿,同时伴高血压和蛋白尿,诊断并不困难。急性期多有抗链球菌溶血素"O"效价增高,血清补体浓度下降,尿中FDP含量增高等更有助于诊断。个别患者以急性充血性心力衰竭或高血压脑病为起初症状,或病初只有水肿及高血压而仅有轻微或无尿常规改变。对不典型患者应详细询问病史,系统查体结合化验综合分析,才能避免误诊;对临床诊断困难者,必要时做肾活检方能确诊。

(七) 鉴别诊断

1. 热性蛋白尿

在急性感染发热期间,患者可出现蛋白尿、管型尿或镜下血尿,极易与不典型或轻型急性肾小球肾炎相混淆。但热性蛋白尿没有潜伏期阶段,无水肿及高血压,热退后尿常规迅速恢复正常。

2. 慢性肾小球肾炎急性发作

慢性肾小球肾炎常在呼吸道感染后 2~4 d 出现急性发作,其临床表现及尿常规变化与急性肾小球肾炎相似,但慢性者既往有肾炎的病史,可有贫血、低蛋白血症、高脂血症,血清补体浓度多正常或偶有持续性降低,尿量不定而比重偏低。据此进行鉴别并不困难,对有些患者能明确是急性或慢性肾小球肾炎,除了肾穿刺进行病理鉴别诊断之外,临床上可根据病程和症状、体征及化验结果的动态变化来加以判断。

3. 急性风湿病

急性风湿病以肾脏病变为突出表现者称为风湿性肾炎,肉眼血尿极少见,常有镜下血尿,尿蛋白少量至中量,血压一般不高,往往同时具有急性风湿热的其他表现,抗风湿治疗后尿蛋白明显好转,但镜下血尿持续时间较长。

4. 过敏性紫癜肾炎或系统性红斑狼疮(SLE)性肾炎

过敏性紫癜肾炎或系统性红斑狼疮肾炎均可出现急性肾炎综合征,但这二者多有明显皮肤、关节改变。过敏性紫癜束臂试验阳性。红斑狼疮可找到红斑狼疮细胞,抗 DNA 抗体及抗核因子阳性。SLE 往往伴有发热,因此只要详细询问病史及有选择性的全面检查就可以区别。必要时可做肾活检鉴别。

(八) 并发症

1. 急性充血性心力衰竭

严重患者由于水钠明显潴留及血压增高,出现心脏扩大、脉洪大,或有奔马律、肺水肿,这是高血容量的结果,与充血性心力衰竭的临床表现相似。不过这种情况继续下去,心脏负担加大,再加上高血压因素,终究可导致心力衰竭。

2. 高血压脑病

高血压脑病多认为是血压急剧增高,脑血管痉挛引起脑缺血及水肿。但也有认为是血压急剧增高,脑血管高度充血继之产生脑水肿。常表现为剧烈头痛及呕吐,继之出现视力障碍、意识模糊、嗜睡,并可导致惊厥或癫痫样发作。血压控制后,上述症状迅速好转。

3. 急性肾衰竭

重症急性肾小球肾炎在急性期可发生急性肾衰竭。除具有临床共性特征外,尿比重在 1.020 以上,尿钠小于 20 mmol/L,肾小管一般不受损害;如果受到损害,则尿比重降低,尿钠增加。急性肾衰经合理处理后有可能恢复正常。

(九) 治疗

本病治疗旨在改善肾功能,预防和控制并发症,促进机体自然恢复。

1. 卧床休息

卧床休息对急性肾炎的患者十分重要。卧床能增加肾血流量,改善尿异常改变,预防和减轻并发症,防止再感染。当患者的水肿消退、血压下降、尿异常减轻时,可适量进行散步这类轻体力活动,逐渐增加活动量,防止骤然增加活动量。

2. 饮食和水分

水分的摄入量以尿量、水肿、高血压程度及有无心衰综合来衡量,在急性期以限制水分为宜,以防止血容量骤然不足。盐的摄入量在有明显水肿和高血压时,以限制在 2 g/d 左右为宜。蛋白质的摄入:血尿素氮低于 14.28 mmol/L(40 mg/dL),蛋白可不限制;血尿素氮在 14.28~21.42 mmol/L(40~60 mg/dL)范围,蛋白质可限制到每日每千克体重 1.0 g;血尿素氮高于 21.42 mmol/L(60 mg/dL),则蛋白质每日每千克体重 0.5 g。蛋白质以高质量蛋白为佳,如蛋类、乳类、瘦肉等。但一般主张进低蛋白、高糖饮食持续到利尿开始,待症状基本缓解后,可恢复常规饮食。

3. 抗感染治疗

肾炎急性期在有感染灶的情况下要给以足够的抗感染治疗,无感染灶时,一般以不用为妥。使用抗生素来预防本病的再发往往无效。

4. 水肿的治疗

轻度水肿无须治疗,经过限制盐和休息即可消失。明显水肿者,可联合应用呋塞米、双氢克尿塞、安体舒通或氨苯喋啶,一般间断应用比持续应用要好。

5. 高血压及心力衰竭的治疗

高血压的治疗(参见高血压一节)。血压明显升高者,不宜使血压骤降甚至降到正常,以防止肾血流量突然减少,影响或加重肾功能不全。心力衰竭治疗(参见心力衰竭一节),因急性肾炎早期存在高血容量问题,应用洋地黄效果不一定理想,治疗重点宜在清除水钠潴留,减低血容量。

6. 抗凝疗法

根据发病机理,肾小球内凝血是个重要的病理改变,主要为纤维素沉积及血小板聚集。因此,在治疗时,可采用抗凝疗法,有助于肾炎缓解。具体方法:

(1) 肝素按 0.8~1.0 mg/kg 体重加入 5% 葡萄糖液 250 mL,静滴,1 次/天,

10～14 次为一疗程,间隔 3～5 d 再行下一疗程,共 2～3 个疗程。

(2) 潘生丁 50～100 mg,3 次/天。

(3) 丹参 20～30 g 静滴,亦可用尿激酶 2 万～6 万 U 加入 5% 葡萄糖液 250 mL 静滴,1 次/天,10 d 为一疗程,根据病情进行 2～3 个疗程。但要注意肝素与尿激酶不可同时应用。

7. 抗氧化剂应用

可应用超氧歧化酶(SOD)、含硒谷胱甘肽过氧化酶及维生素 E。

(1) 超氧歧化酶可使 O 转变成 H_2O_2。

(2) 含硒谷胱甘肽过氧化物酶,使 H_2O_2 还原为 H_2O。

(3) 维生素 E 是体内血浆及红细胞膜上的脂溶性清除剂,维生素 E 及辅酶 Q10 可清除自由基,阻断由自由基触发的脂质过氧化的连锁反应,保护肾细胞,减轻肾内炎症过程。

二、原发性急进性肾小球肾炎

(一) 概述

急进型肾小球肾炎(简称急进性肾炎)是一组病情发展急骤,伴有少尿、蛋白尿、血尿和肾功能进行性减退的肾小球疾病,预后差,如治疗不当,经数周或数月即进入尿毒症期,其病理特点为广泛的肾小球新月体形成。临床上可分 3 型:Ⅰ 型(抗肾小球基膜型)、Ⅱ 型(免疫复合物型)、Ⅲ 型(无免疫复合物)。多见于青壮年男性。

(二) 病因

临床表现极相似,而病因却有多种,半数以上患者有上呼吸道感染史,其中少数呈典型链球菌感染表现。有些患者可能与病毒或各种烃化物的污染有关。

(三) 病理

肾脏体积稍增大,肿胀,呈苍白色或暗灰色,可见到瘀点,切面皮质增厚,肾小球呈灰色点状。镜下见主要病理改变为肾小球上皮细胞增殖,广泛性上皮细胞新月体形成,充满肾小球囊腔,致使囊腔闭塞。肾小球周围有中性粒细胞。单核细胞、淋巴细胞浸润。肾小球系膜细胞及内皮细胞也可明显增生。另一少见类型为开始时肾小球毛细血管丛坏死病变,肾小球几乎完全破坏,继之被疤痕组织所代替,而肾小球囊腔的新月体数目和程度都较轻。应用免疫荧光检查,发现免疫沉积物呈线条状分布,其中主要含 IgG,说明是属于抗肾基底膜病;一小部分属于免疫复合物病;也有极小部分查不到任何免疫性病变证据。

（四）临床表现

1. 前驱症状

大多数患者在发病前一个月有先驱感染史,起病多突然,但也可隐性缓慢起病。

2. 起病

多以少尿开始,或逐渐少尿,甚至无尿。可同时伴有肉眼血尿,持续时间不等,但镜下血尿持续存在,尿常规变化与急性肾小球肾炎基本相同。

3. 水肿

约半数患者在开始少尿时出现水肿,以面部及下肢为重。水肿一旦出现难以消退。

4. 高血压

起病时部分患者伴有高血压,也有在起病以后出现高血压,一旦血压增高,呈持续性,不易自行下降。

5. 肾功能损害

呈持续性加重是本病的特点。肾小球滤过率明显降低和肾小管功能障碍同时存在。

（五）实验室检查

突出表现是血尿素氮及肌酐呈持续性增高,内生肌酐清除率明显降低,不同程度的代谢性酸中毒及高血钾,血钙一般正常,血磷也在正常范围,始终镜下血尿,尿纤维蛋白降解产物(FDP)多高于正常值,血清补体水平正常,常伴有冷球蛋白血症,血常规主要有贫血表现。血液免疫学检查,Ⅰ型患者可检出抗肾小球基膜抗体,Ⅱ型患者可有免疫复合物,冷球蛋白及类风湿因子阳性。血清总补体及 C3 在Ⅰ、Ⅱ型患者可降低,Ⅲ型患者上述检查均无特殊变化。

（六）诊断及鉴别诊断

青壮年男性,不明原因或一个月前有前驱感染史,突然或逐渐出现少尿、血尿、类似急性肾小球肾炎的起病,但肾功能呈进行性恶化,尿 FDP 含量增加,临床诊断原发性急进型肾小球肾炎即可成立。但准确诊断要靠肾穿刺。即发现 50% 以上的肾小球有阻塞性的新月体形成即可诊断。

在做出原发性急进型肾小球肾炎的诊断时,须排除有无继发性急进型肾小球肾炎的可能性。比较常见的是继发于系统性红斑狼疮、结节性多动脉炎、过敏性紫癜、进行性系统性硬化症。这些原发病的诊断在临床上多无困难,只要是在此基础上出现急进型肾炎表现,即可诊为继发性急进型肾小球肾炎。伴有急性肾衰竭的急性肾小球肾炎与急进型肾小球肾炎的临床表现极为相似,很难鉴别。肾穿刺做病理组织检查有助鉴别。回顾性诊断,即前者只要度过急性肾衰阶段,多可明显好转或治愈,而后者病情呈进行性加重,再结合血清补体含量。血清中冷球蛋白定性有助于鉴别诊断。与急性肾小管坏死的鉴别:急性肾小管坏死常有明确的发病原因,如肾中毒因素(药物、鱼胆中毒等)、休克、挤压伤、异型输血等,病变以肾小管功能损害为主,尿少、尿比重低、尿钠>30 mmol/L;而急进性肾炎,则因原尿生成少,尿比重一般不降低,尿钠排出亦少(<30 mmol/L)。

(七) 治疗

1. 一般治疗

卧床休息,进低盐、低蛋白饮食,每日每千克体重所给蛋白质量及水分可按急性肾炎原则处理。纠正代谢性酸中毒及防治高钾血症。

2. 皮质激素冲击疗法

甲基强的松龙 0.5~1.0 g 静滴,每日或隔日 1 次共 3~7 次;以后改为口服强的松,40~80 mg/d,3~6 个月后递减,全疗程一年左右。该法对Ⅰ、Ⅱ型患者疗效尚可。

3. 四联疗法

即皮质激素、环磷酰胺、肝素、潘生丁联合疗法。皮质激素用量及方法同上;环磷酰胺 150~200 mg/d,静注,1 次/天,10 次为一疗程,总 6~12 g;肝素 60~100 mg,1 次/天,静注、静滴或皮下注射(用量以凝血时间较用药前延长 1 倍为度);潘生丁 200~300 mg/d,分 3 次服。肝素与潘生丁 4 周为一疗程,间歇 7~10 d 可重复作用。总疗程 3 个月至半年,该法在临床上应用最多,其疗效尚难肯定。

4. 纤溶疗法

尿激酶 2 万~6 万 u/d,加入 5% 葡萄糖液 20 mL,静注,或加入 5% 葡萄糖液 250 mL 中静滴,10 次为一疗程,间隔 7 d 后,可行下一疗程,共计 3 个疗程。

5. 血浆置换疗法

目的在于清除血循环中抗原、抗体、免疫复合物及炎症性介导物质,目前多用血浆交换装置(经大孔径纤维膜超滤),将血浆与血球分离,去除血浆,每次 2~4 L,每日或隔日一次,然后补回等量健康人新鲜血浆或 4% 人体白蛋白林格氏液。应用该疗法常需伴用皮质激素及细胞毒类免疫抑制剂。如强的松 60 mg/d,环磷酰胺 3 mg/(kg·d),血浆置换疗法对Ⅰ、Ⅱ型患者疗效较好,但价格昂贵。

6. 抗氧化剂应用

因为氧自由基参与炎症损伤,目前有应用 SOD 及大剂量维生素 E(剂量为 1 g/m² 体表面积)治疗本病而取得疗效的。

第二节　肾盂肾炎

一、概述

肾盂肾炎是病原微生物侵入肾盂、肾间质和肾实质所引起的炎症性病变。是常见病、多发病,好发于女性,男:女为1:10,其中育龄妇女发病率最高,老年妇女及婴儿患者亦不少。尿道炎和膀胱炎合称为下尿路感染,而肾盂肾炎则称为上尿路感染。下尿路感染可单独存在,而上尿路感染一般都伴有下尿路感染,由于临床上二者不易分开,常统称为尿路感染,但二者的治疗原则不同,预后亦异,需进行区分。

(一)病因及发病机理

肾盂肾炎是由各种病原微生物感染直接引起肾小管、肾间质和肾实质的炎症。有报告表明,一些肾盂肾炎,特别是慢性期病灶和肾疤痕组织中,存在某些病原体的抗原成分,有些还可寻到免疫复合物沉积,结合致病菌有抗体包裹以及肾组织中有淋巴细胞和单核细胞浸润等事实,表明肾盂肾炎的发病机理中存在着免疫反应性损害。

1. 病原体

致肾盂肾炎的病原体,主要为非特殊性细菌,其中以大肠埃希氏杆菌为最多(占60%~80%),其次为变形杆菌、葡萄球菌、粪链球菌、产碱杆菌,少数为绿脓杆菌,偶为真菌、原虫、衣原体或病毒感染。

2. 感染途径

(1)上行感染:是肾盂肾炎的主要感染途径。正常情况下尿道口及其周围有不同数量的病原体寄居,但不致病,在某些诱因(如机体抵抗力降低、尿流不畅、性生活等)存在时,病原体可侵入并沿尿道,经膀胱、输尿管侵犯肾盂黏膜,后经肾盏、肾乳头上行抵达肾实质而致病。男女均可发生,但女性尿道短而宽,女婴尿道口易被粪便所污染,老年妇女尿道口常有肉阜致排尿不畅,均易发生上行感染。

(2)血行感染:病原体从肾外任何部位的感染灶,而经血循环播散到肾脏而致肾盂肾炎,如疖、痈、骨髓炎或败血症等并发的肾盂肾炎。

(3)淋巴道感染:下腹部和盆腔器官的淋巴管与肾的淋巴管有多数的交通支,结肠肝曲与两肾之间有淋巴管沟通,当盆腔感染或结肠有病变时,细菌可沿淋巴道感染肾脏。

(4)邻近组织感染的直接蔓延:如阑尾脓肿、腹腔或盆腔脓肿直接蔓延,导致肾盂肾炎。

3. 诱发因素

(1) 尿流不畅:可助长病原体繁殖而致上行感染,如多囊肾、肾结石、肾肿瘤、肾下垂、输尿管或下尿道结石、肿瘤、妊娠、神经性膀胱、前列腺肥大、尿道狭窄等均易诱发本病。

(2) 膀胱-输尿道反流:指排尿时尿液从膀胱经输尿道反流至肾盂的反常,如膀胱三角及输尿管下端的肌肉张力较低,正常膀胱过度充盈或炎症均可致膀胱输尿管反流,诱发感染。

(3) 机体抵抗力降低:全身性疾病如糖尿病,易并发本病。

(4) 尿路手术或器械操作:尿路手术如尿道扩张术、膀胱镜检查、导尿,尤其留置导尿管 4 d 以上者,可高达 90%。

(5) 性生活:性生活时由于女性尿道口受压内陷、创伤或尿道过短,前尿道的细菌易被直接挤入膀胱而致感染。

(二) 病理

病理解剖可见肾盂、肾盏黏膜充血、膨胀、表面脓性分泌物,黏膜下有白细胞浸润,有些则形成细小脓肿。一个或多个肾乳头部可见大小不一,伸向皮质楔形炎症病灶,楔形的尖顶指向肾乳头。病灶内的肾小管腔中有脓性分泌物,肾小管的上皮细胞肿胀、坏死、脱落,间质内有多数白细胞浸润和小脓肿形成。炎症剧烈时,可发生广泛性出血,肾小球一般无形态改变,但其周围常有不同程度的白细胞浸润。这些炎症病灶,小的可痊愈,但较大的病灶愈合后会留下疤痕。

慢性肾盂肾炎的病理改变,除上述肾盂、肾盏黏膜和肾实质的炎症外,尚有肾盂、肾盏黏膜和乳头部的疤痕形成,以及因疤痕收缩而造成的肾盂肾盏变形、狭窄,在肾实质内有明显的纤维增生,镜下见肾小管上皮萎缩、退化,管腔内有渗出物,肾小球周围亦有不同程度的纤维增生和白细胞浸润。随着炎症的发展与肾实质损害的加重,纤维不断增生,肾脏体积逐渐缩小、变硬、表面凹凸不平,肾包膜不能剥离,最后成为"肾盂肾炎固缩肾"。

二、急性肾盂肾炎(acute pyelonephritis)

(一) 临床表现

(1) 全身表现起病大多数急骤:常有寒战或畏寒、高热,体温可达 39 ℃以上,全身不适,头痛、乏力、食欲减退,有时恶心或呕吐等。

(2) 尿路系统症状:最突出的是膀胱刺激症状即尿频、尿急、尿痛等,每次排尿量少,甚至有尿淋漓,大部分患者有腰痛或向会阴部下传的腹痛。体格检查有上输尿管(腹直肌外缘平脐处)或肋腰点(腰大肌外缘与第十二肋骨交叉处)压痛,肾区叩击痛。

轻症患者可无全身表现,仅有尿频、尿急、尿痛等膀胱刺激症状。

(二) 实验室及其他检查

1. 尿常规

脓尿(每高倍视野≥5 个白细胞)为其特征性改变,若平均每高倍视野中有 0～3 个白细胞,而个别视野中可见成堆白细胞,仍有诊断意义。尿中白细胞也可间歇性出现。红细胞数目多少不一,常提示并发其他肾脏疾患的可能。如发现白细胞管型。特别是粘有细菌者,尤有诊断意义。

2. 尿的细菌学检查

尿细胞培养及菌落计数是确诊的重要指标。目前多采用新鲜清洁中段尿培养法。尿细胞培养阳性,菌落计数$>1\times10\%$/L(10 万/mL),即有诊断价值;1×10^7～10×10^7/L(1 万～10 万/mL)为可疑,应重复培养,若培养为阴性,诊断有怀疑时,需进一步排除多种因素的影响,如已用或正在应用抗菌药物治疗。大量饮水、补液后尿液过度稀释。尿液 pH<5.0 或 pH>8.5。泌尿系统功能异常、畸形或有梗阻。粪链球菌感染因其繁殖力低,菌落计数为 0.5×10^7/L(5000 /mL)即有诊断意义。需用其他特殊培养基方能生长的病原体。亦可采用耻骨上膀胱穿刺尿培养法,如有细菌生长即可确诊。新鲜中段尿直接涂片,用革兰氏染色后镜检,找到细菌,或新鲜中段尿 10 mL 离心后取沉渣直接涂片找细菌,每高倍视野细菌数 15～20 个以上,均具有诊断意义。

3. 其他检查

尿沉渣抗体包裹细菌检查,阳性时有助诊断,膀胱炎为阳性,有鉴别诊断价值。急性肾盂肾炎一般不出现肾功能损害。X 线及肾盂造影检查可了解尿路系统有无结石、梗阻、畸形、肾下垂等情况,以利根治。

(三) 治疗

1. 一般治疗

急性期有高热者应卧床休息,鼓励多饮水、勤排尿,促使细菌及炎性渗出物迅速排出。

2. 抗菌药物

应根据菌株及药敏结果针对性用药。常选用抗革兰氏阴性杆菌药物,如复方新诺明 2 片,2 次/天口服;呋喃咀啶 0.1 g,3 次/天口服;新诺明 1.0 g,2 次/天口服;头孢菌素 V 0.25～0.5 g,每日 4 次;氟哌酸 0.2 g,3 次/天。体温高,全身症状显著,可用庆大霉素 8 万 U,2 次/天,肌注;氨苄青霉素 50～100 mg/kg,分 4 次/天口服或肌注。绿脓杆菌及变形杆菌感染者可用羧苄青霉素或磺苄青霉素。如细菌培养阳性,选用的抗菌药物 48～72 h 后无效时,应另选它药或采取联合用药措施,疗程为 2 周,疗程结束后每周复查尿常规及细菌培养,共 2～3 次,6 周后再复查一次,均为阴性者方可认为治愈。

三、慢性肾盂肾炎(chronic pyelonephritis)

慢性肾盂肾炎是指尿路感染病史超过一年并有肾盂、肾盏黏膜和间质纤维化瘢痕变形,或经治疗后仍有肾小管功能减退者。

(一)临床表现

慢性肾盂肾炎的临床表现与急性相似,只是慢性期全身表现一般较轻,甚至无全身表现,膀胱刺激症状及尿改变也不如急性期典型。当炎症广泛损害肾实质,可因肾缺血而出现高血压,也可因肾实质严重破坏而发展至尿毒症。

有些慢性肾盂肾炎患者(多见于女性),其临床表现呈隐匿状态,仅有低热、头昏、疲乏无力等全身症状,而腰痛、尿改变常不显著,尿培养细菌有时需反复 2～3 次才能获得阳性结果。

(二)实验室及其他检查

1. 尿常规

尿蛋白一般为微量或少量。若尿蛋白>3.0 g/24 h,则提示非本病的可能。尿沉渣可有少量红细胞及白细胞。若发现白细胞管型有助于诊断,但非本病所特有。

2. 尿培养

同急性肾盂肾炎,但阳性率较低,有时需反复检查方可获得阳性结果。阴性尿细菌培养患者中约有 20% 可找到原浆型菌株,此系致病菌在抗菌药物、抗体等作用下,为了适应不良环境而求得生存的一种变异能力,胞膜虽破裂,但原浆质仍在,一旦环境有利即可重新繁殖,做高渗培养,可获阳性结果。膀胱灭菌后尿培养及尿液抗体包裹细菌检查阳性时,有助本病诊断,据此可与膀胱炎相鉴别。

3. 肾功能检查

通常有肾小管功能减退(尿浓缩功能减退、酚红排泄率降低等),可有尿钠、尿钾排出增多,代谢性酸中毒,尿少时血钾可增高。晚期出现肾小球功能障碍,血尿素及肌酐增高,并导致尿毒症。

4. X 线造影

可见肾盂肾盏变形,肾影不规则甚至缩小。

(三)诊断及鉴别诊断

1. 急性肾盂肾炎的诊断

根据全身表现、尿路系统症,尿白细胞数增多,尿细胞检查阳性,诊断不难确定。但需与急性下尿路感染特别是膀胱炎相鉴别,因二者的治疗原则不同,预后也不同,下述可资鉴别:尿中抗体包裹细菌检查阳性者,多为肾盂肾炎,阴性者多为膀胱炎;膀胱灭菌后的尿标本细菌培养阳性者为肾盂肾炎;阴性者多为膀胱炎;参考临床症状,有发热(>38 ℃)或腰痛,肾区叩击痛或尿中有白细胞管型者,多为肾盂肾炎;经治疗症状消失后,6 周内复发者多为肾盂肾炎,抑或经单剂量抗菌药治疗无效或复发者多为肾盂肾炎。

2. 慢性肾盂肾炎的诊断

尿路感染病史在 1 年以上,而且持续有细菌尿或频繁复发者;经治疗症状消失后,仍有肾小管功能减退者(如肾浓缩功能差、尿比重低、酚红排泄率下降等);X 线造影证实有肾盂肾盏变形,肾影不规则甚至缩小。若缺乏这些明显的证据,要确诊则比较困难。慢性肾盂肾炎还须与下列疾病相鉴别:

(1)肾、泌尿道结核:肾、泌尿道结核是结核杆菌引起的肾脏和泌尿道感染。症状、体征、尿改变都可与慢性肾盂肾炎相似,其区别点是肾、泌尿道结核时尿路刺激症状明显,尿沉渣涂片可找到抗酸杆菌(要除外尿垢杆菌污染),尿普通细菌培养阴性而结核杆菌培养阳性,尿亚硝酸还原试验阴性。X 线检查有时可见肾区有结核病灶钙化影或有虫蚀样组织缺损区(干酪坏死灶)。部分肾结核患者可找到肺、肠及腹腔、骨、前列腺、附睾或盆腔结核病灶。

(2)尿道综合征(urethral syndromc):是女性常见的下尿路疾病,有明显的尿频、尿急、排尿困难等尿路刺激症状,但多无全身表现,无腰痛,无上输尿管点、肋腰点压痛,无肾区叩痛,中段尿检查白细胞数不增多或稍增多(一般<10 个/HP)多次尿细菌培养菌落数<10×10^7/L(10^5/mL),症状经 2~3 d 后逐渐消失,但却容易复发。该综合征有一部分可能为病原体感染,另一部分可能为非感染性疾病。

(3)慢性肾小球肾炎:无明显尿路刺激症状,尿沉渣中白细胞数增多不明显,无白细胞管型,尿细菌检查阴性,而尿蛋白含量较多,易引起低蛋白血症,肾小球功能损害较明显。肾盂肾炎的尿蛋白量较小,一般在 1~2 g/24 h 以下,而肾小管功能损害较明显。根据这些特点,两者鉴别不难。但晚期患者两者皆可以尿毒症为主要表现,鉴别有时困难,特别当慢性肾小球肾炎并发尿路感染时,更是如此。这时需详询病史和过去表现,结合两病各自的临床特点,加以分析、才能判定。若是慢性肾小球肾炎并发感染,经过治疗将感染控制后,肾小球肾炎的特点可明显地表现出来。

(4)其他在急性肾盂肾炎或慢性肾盂肾炎急性发作而以血尿为突出表现者,当血块通过输尿管时,可引起肾绞痛,这时须与泌尿道结石鉴别,通过询问病史,尿细菌学检查,必要时做腹部 X 线照片或静脉肾盂造影,可鉴别。

(四)治疗

(1)应针对致病菌及药敏选择有效药物,如尿培养阳性,应审慎筛选药物,观察疗效。对于有尿路梗阻及感染原因(如尿路结石、膀胱颈梗阻、盆腔感染等)者,应及时排除并针对病因治疗。

(2)抗菌药物多采用联合用药方法,如 SMZ＋TMP、呋喃旦啶加庆大霉素,亦可选用氟哌酸、羧苄青霉素、妥布霉素、先锋必等,疗程一般为 2 周,间隔 5～7 d 后再进行下一疗程。直至尿常规及培养阴转时为止。有时总计疗程需时 2～4 个月。在抗菌疗法无效时,可用抑菌疗法。具体方法:每晚睡前排空膀胱后服复方新诺明 2 片(或呋喃旦啶 0.1 g,萘啶酸 0.5 g,氟哌酸 0.2 g)连续 3～6 个月,约 60％患者尿培养可阴转。此法费时长,应注意药物的毒副作用。

第三节 肾功能不全

一、急性肾衰竭

急性肾衰竭是肾脏本身或肾外原因引起肾脏泌尿功能急剧降低,以致机体内环境出现严重紊乱的临床综合征。主要表现为少尿或无尿、氮质血症、高钾血症和代谢酸中毒。根据发病原因的不同和各自的病理生理特点,病因可分为:肾前性如失血、休克、严重失水、电解质平衡紊乱、急性循环衰竭等;肾性如急性肾小球肾炎、急性肾小管坏死、大面积挤压伤等;肾后性如完全性尿路梗阻等。其中以急性肾小管坏死最为常见,也最具特征性,而且肾前性衰竭持续发展也会转化为急性肾小管坏死。因此,本节着重介绍急性肾小管坏死。

(一)病因及发病机理

引起急性肾小管坏死的病因多种多样,可概括为两大类:

1. 肾中毒

对肾脏有毒性的物质,如药物中的磺胺、四氯化碳、汞剂、铋剂、双氯非那胺,抗生素中的多黏菌素,万古霉素、卡那霉素、庆大霉素、先锋霉素 I、先锋霉素 II、新霉素、两性霉素 B,以及碘造影剂、甲氧氟烷麻醉剂等,生物毒素如蛇毒、蜂毒、鱼蕈、斑蝥素(cantharidin)等,都可在一定条件下引起急性肾小管坏死。

2. 肾缺血

严重的肾缺血如重度外伤、大面积烧伤、大手术、大量失血、产科大出血、重症感染、败血症、脱水和电解质平衡失调,特别是并发休克者,均易导致急性肾小管坏死。此外,血管内溶血(如黑尿热、伯氨喹所致溶血、蚕豆病、血型不合的输血、氧化砷中毒等)释放出来的血红蛋白,以及肌肉大量创伤(如挤压伤、肌肉炎症)时的肌红蛋白,通过肾脏排泄,可损害肾小管而引起急性肾小管坏死。少尿期后为多尿期,肾小管上皮开始新生,此时由于致病因素已经解除,缺血和毒性物质已消除,血循环已经恢复;新生的小管上皮细胞仍缺乏浓缩尿液的能力,尿比重仍低于1.015;氮质血症和潴留的代谢产物,起渗透性利尿作用,故尿量增多,称为多尿期。

(二) 病理

肉眼见肾脏体积增大,质软,切面肾皮质苍白,缺血,髓质呈暗红色。镜下见肾小管上皮变平,有些呈混浊肿胀、变性、脱落,管腔内有管型及渗出物。肾中毒引起者,上皮细胞的变性、坏死集中在近曲小管,其下的基膜保护完整;肾缺血所致者,上皮细胞呈灶性坏死,分散在肾小管各段中,其下的基膜往往断裂、溃破,肾间质内可见小圆形细胞浸润及水肿;有一部分死于急性肾小管坏死的患者肾脏,在光学显微镜下肾小管的形态并无改变,故肾小管坏死的命名是不很恰当的,但这些患者的肾脏,在电子显微镜下,有时仍可见到有肾小管上皮细胞的线粒体变形,内质网消失,微纤毛脱落,有些部位基膜也有微裂口。肾小球和肾小动脉一般无改变,只有发生播散性血管内凝血时,才会见到肾小球毛细血管中有纤维素性血栓。到病期的第5～6 d,坏死的肾小管上皮细胞开始新生。若基膜完整,则新生的上皮细胞很快覆盖在基膜上,使肾小管形态恢复正常。基膜有破坏者,则上皮细胞多不能再生,缺损处由结缔组织代替。

(三) 临床表现

1. 少尿期

大多数在先驱症状12～24 h后开始出现少尿(尿量50～400 mL/d)或无尿。一般持续2～4周;可有厌食、恶心、呕吐、腹泻、呃逆、头昏、头痛、烦躁不安、贫血、出血倾向、呼吸深而快,甚至昏迷、抽搐;代谢产物的蓄积、血尿素氮、肌酐等升高。出现代谢性酸中毒、电解质紊乱,可有高血钾、低血钠、高血镁、高血磷、低血钙等,尤其是高钾血症。严重者可导致心搏骤停、水平衡失调,易产生过多的水潴留;严重者导致心力衰竭、肺水肿或脑水肿,易继发呼吸系统及尿路系统感染。

2. 多尿期

少尿期后尿量逐渐增加,当尿量超过500 mL/d时,即进入多尿期。此后,尿量逐日成倍增加,最高尿量3000～6000 mL/d,甚至可达到10000 mL/d以上。在多尿期初始,尿量虽增多,但肾脏清除率仍低,体内代谢产物的蓄积仍存在。4～5 d后,血尿素氮、肌酐等随尿量增多而逐渐下降,尿毒症症状也随之好转。钾、钠、氯等电解质从尿中大量排出可导致电解质紊乱或脱水,应注意少尿期的高峰阶段可能转变为低钾血症。此期持续1～3周。

3. 恢复期

尿量逐渐恢复正常,3～12个月肾功能逐渐复原,大部分患者肾功能可恢复到正常水平,只有少数患者转为慢性肾衰竭。

（四）实验室检查

（1）尿液检查：尿少，尿量≤17 mL/h 或<400 mL/d，尿比重低，<1.014 甚至固定在 1.010 左右，尿呈酸性，尿蛋白定性＋～＋＋＋，尿沉渣镜检可见粗大颗粒管型，少数红细胞、白细胞。

（2）氮质血症：血尿素氮和肌酐升高。但氮质血症不能单独作为诊断依据，因肾功能正常时消化道大出血患者尿素氮亦可升高。血肌酐增高，血尿素氮/血肌酐≤10 是重要诊断指标。此外，尿/血尿素<15（正常尿中尿素 200～600 mmol/24 h，尿/血尿素>20），尿/血肌酐≤10 也有诊断意义。

（3）血液检查：红细胞及血红蛋白均下降，白细胞增多，血小板减少。血中钾、镁、磷增高，血钠正常或略降低，血钙降低，二氧化碳结合力亦降低。

（4）尿钠定量>30 mmol/L。滤过钠排泄分数（FENa）测定，该法对病因有一定意义。其值>1 者，为急性肾小管坏死，非少尿型急性肾小管坏死及尿路梗阻；其值<1 者，为肾前性氮质血症及急性肾小球肾炎。

（5）纯水清除率测定：该法有助于早期诊断。纯水清除率＝尿量（1 h）×（1－尿渗透压/血渗透压），其正常值为－30，负值越大，肾功能超好；越接近 0，肾功能损害越严重。－30～－25 说明肾功能已开始有变化。－25～－15 说明肾功能轻、中度损害。－15～0 说明肾功能严重损害。

（五）诊断及鉴别诊断

急性肾衰竭可以根据原发病史，少尿和尿改变的特点做出诊断。但需与功能性（肾前性）少尿相鉴别，上述血、尿检查可资鉴别，但在实际工作中，多借助液体补充或甘露醇、呋塞米利尿试验来协助判定。在 30～40 min 内静脉输入 10%葡萄糖 500 mL，如尿量增加（>39～50 mL/h），系功能性少尿（有心功能不全者忌用该法）；如血容量不足以纠正或无尿路梗阻者，可用 20%甘露醇 100～125 mL 静脉注入，15 min 注完，或静注呋塞米 80～320 mg，若 2 h 内尿量仍<40 mL，则可认为急性肾衰已形成。有条件者，应做中心静脉压（CVP）测定，如 CVP<588.42 Pa，应先补足血容量，才可注射甘露醇或呋塞米。

（六）治疗

（1）积极治疗原发病、去除病因。

（2）少尿期的治疗：早期可试用血管扩张药物如罂粟碱 30～40 mg，2 次/天，肌注，或酚妥拉明 10～20 mg，如无效，可用呋塞米 800～1000 mg 加入 5%葡萄糖 250 mL 内静滴，有时可达到增加尿量的目的。在血容量不足情况下，该法慎用。保持液体平衡，一般采用"量出为入"的原则，每日进水量为一天液体总排出量加 500 mL。具体每日进水量计算式为：不可见失水量（981 mL±141 mL）－内生水

(303 mL±30 mL)—细胞释放水(124 mL±75 mL)+可见的失水量(尿、呕吐物、创面分泌物、胃肠或胆道引流量等),体温每升高 1 ℃,成人酌情加入水量 60~80 mL/d。饮食与营养:每日热量应>6277 J,其中蛋白质为 20~40 g/d,以牛奶、蛋类、鱼或瘦肉为佳,葡萄糖不应<150 g/d,据病情给予适量脂肪,防止酮症发生,重症可给全静脉营养疗法。注意钾平衡:重在防止钾过多,要严格限制食物及药品中钾的摄入,彻底清创,防止感染。如已出现高钾血症应及时处理:可用 10%葡萄糖酸钙 10 mL,缓慢静注,以拮抗钾离子对心肌及其他组织的毒性作用,25%葡萄糖液 300 mL 加普通胰岛素 15 U,静滴,以促进糖原合成,使钾离子转入细胞内;钠型离子交换树脂 20~30 g 加入 25%山梨醇 100~200 mL 做高位保留灌肠,1 g 钠型树脂约可交换钾 0.85 mmol;纠正酸中毒,促使细胞外钾向细胞内转移。重症高钾血症应及时做透析疗法。此外,对其他电解质紊乱亦应做相应处理。纠正酸中毒,根据血气、酸碱测定结果,可按一般公式计算补给碱性药物。积极控制感染,急性肾衰患者易并发肺部、尿路或其他感染,应选用针对性强、效力高而无肾脏毒性的抗生素,如羧苄青霉素、氨苄青霉素、红霉素、林可霉素等。中药治疗:大黄 10 g,牡蛎 30 g,蒲公英 20 g,水煎至 200~300 mL,高位保留灌肠,1~2 次/天,保持患者每日腹泻 3 次左右,促进粪便排出增加,有助于度过少尿期,应用该法须注意水、电解质平衡及营养问题。血液净化疗法是救治急性肾衰的主要措施,可选用血液透析、腹膜透析、血液滤过或连续性动静脉血液滤过,疗效可靠。血液净化法指征为:急性肺水肿,高钾血症,血钾达 6.5 mmol/L 以上;无尿或少尿达 4 d 以上;二氧化碳结合力在 15 mmol/L 以下,血尿素氮 28.56 mmol/L(80 mg/dL),或每日上升、10.7 mmol/L(30 mg/dL)无尿或少尿 2 d 以上,而伴有下列情况之一者:持续呕吐,体液过多,出现奔马律或中心静脉压持续高于正常,烦躁或嗜睡,血肌酐>707.2 μmol(8 mg/dL)及心电图提示高钾图形者。

(3) 多尿期的治疗:头 1~2 d 仍按少尿期的治疗原则处理。尿量明显增多后要特别注意水及电解质的监测,尤其是钾的平衡。尿量过多可适当补给葡萄糖、林格氏液,用量为尿量的 1/3~2/3,并给予足够的热量及维生素,适当增加蛋白质,以促进康复。

(4) 恢复期的治疗:除继续病因治疗外,一般无须特殊治疗,注意营养,避免使用损害肾脏的药物。

近年来,对肾衰的治疗着重于防治肾小管细胞损伤及促进其细胞的修复。如应用腺嘌呤核苷酸,可使肾小管细胞内 ATP 含量增加,减轻肾小管细胞肿胀与坏死;谷胱甘肽、过氧化物歧化酶及别嘌呤醇可消除机体内活性氧(O_2^-、H_2O_2、OH^-),防止因脂肪过氧化损伤肾小管细胞膜;钙离子阻滞剂(异搏定、心痛定)、可阻止 Ca^{2+} 向细胞内转移,防止 Ca^{2+} 在细胞线粒体内堆积,使细胞内 ATP 含量增多,有助于损伤细胞的修复。但这些防治措施尚处于探索阶段,仍需进一步在临床实践中加以总结。

二、慢性肾衰竭(chronic renal failure)

慢性肾衰竭是指各种慢性肾脏病晚期,肾实质已严重毁损,致使氮质代谢产物潴留,水、电解质及酸碱平衡失调,内分泌紊乱等所表现的一种临床症候群,发病率约占人群万分之 0.5。

(一) 病因

(1) 各型原发性肾小球肾炎,如膜增殖性肾炎、急进性肾炎、膜性肾炎、局灶性肾小球硬化症等。

(2) 继发于全身性疾病,如高血压及动脉硬化、系统性红斑狼疮、过敏性紫癜肾炎、糖尿病、痛风等。

(3) 慢性肾脏感染性疾患,如慢性肾盂肾炎。

(4) 慢性尿路梗阻,如肾结石、双侧输尿管结石、尿路狭窄、前列腺肥大、肿瘤等。

(5) 先天性肾脏疾患,如多囊肾、遗传性肾炎及各种先天性肾小管功能障碍等。

(二) 发病机理

目前以"健存"肾单位、矫枉失衡和肾小球过度滤过学说来解释:

(1) 当肾脏病变严重时,大部分肾单位毁损,残存的肾单位则需加倍工作,以补偿被毁坏了的肾单位功能,随着病变的进展,"健存"的肾单位越来越少,即使加倍工作亦无法代偿时,就出现肾衰竭的症状。

(2) 当肾衰竭时,机体会出现某些代谢异常(不平衡),为了矫正这种异常,却又引起机体新的失衡现象,如肾小球滤过率下降,尿磷排出减少,血磷升高,随之钙降低,导致甲状旁腺素分泌增多,这种情况持续下去,就会引起继发性甲状旁腺功能亢进,随之而来,可产生肾性骨病、周围神经病变、皮肤瘙痒及转移性钙化等一系列失衡症状。

(3) 当健存肾单位为了代偿被毁坏的肾单位功能时,不得不增高肾小球血液灌注及滤过率,如长期过度负荷,便可导致肾小球硬化。至于尿毒症的毒素,传统上公认的有尿素、胍类、酚类、吲哚类、芳香酸、肌酐、尿酸、脂肪酸、中分子物质等,近年来提到的尚有细胞代谢产物,从肠道吸收的聚胺类、腐肉素、血浆中高甲状旁腺素及尿毒症时体内微量元素的变化(如铝蓄积可产生尿毒性脑病及肾性骨病等)等。总之,尿毒症的毒素种类繁多,并与尿毒症症状的关系及产生机理十分复杂,随着科技的进步,必将揭开其全貌,为防治对策提供依据。

（三）临床表现

在肾功能不全早期，仅有原发病的症状，只在检查中可发现内生肌酐清除率下降，尿浓缩功能及酚红排泄率减退。这些肾功能代偿期的患者常在应激情况下，肾功能急剧恶化，并可出现尿毒症症状，临床上称为可逆性尿毒症，一旦应激因素去除，肾功能可恢复至原来水平。若病情发展至"健存"肾单位不能适应机体最低要求时，即使没有应激因素，尿毒症症状也会逐渐表现出来。尿毒症的症状相当复杂，累及全身各个脏器和组织，主要有：

1. 消化系统表现

厌食、恶心、呕吐、腹泻、舌炎、口有尿臭味、口腔糜烂、消化道出血等。

2. 精神神经系统表现

精神萎靡不振、疲乏、头晕、头痛、记忆力减退、失眠、四肢麻木、手足灼痛，有时出现下肢痒痛或"不安腿"综合征（下肢有蚁爬、发痒感，需移动双腿或行走后才舒适），可有嗅觉异常、神经性耳聋、咽部及舌部肌肉无力、排尿困难、尿潴留等。晚期出现嗜睡、烦躁、谵语、肌肉颤动，甚至抽搐、昏迷。致精神神经症状的原因可能是代谢产物潴留、电解质平衡失调、代谢性酸中毒、"中分子物质"潴留等对神经系统作用的结果。

3. 心血管系统表现

常有高血压、心肌损害、心力衰竭、心律失常，并可有小动脉、视网膜小动脉硬化，可影响视力及视网膜出血。严重者可出现心包摩擦音（纤维素性心包炎），少数可有心包积液，甚至发生心包填塞。

4. 造血系统表现

严重贫血为主要症状，晚期患者多有出血倾向，常伴有皮下瘀斑、鼻衄、牙龈出血，甚或发生呕血、便血、血尿、颅内出血、月经过多症，少数可有心包出血。

5. 呼吸系统表现

呼出的气体有尿味，易患支气管炎、肺炎、胸膜炎。严重代谢性酸中毒时，可出现库司玛大呼吸。

6. 皮肤表现

干燥、脱屑、无光泽。部分患者皮肤较黑，系弥漫性黑色素沉着所致。尿毒从汗腺排出后，会凝成白色结晶，称为"尿素霜"，刺激皮肤而引起尿毒症性皮炎和皮肤瘙痒（皮肤痒感与继发性甲状旁腺素增多也有关）。

7. 电解质平衡紊乱

（1）低钠血症和钠潴留。

尿毒症患者对钠的调节功能差，容易产生低钠血症，其原因包括：过分限制食盐的摄入；肾小管回收钠的功能减退；容易腹泻而丢失含钠碱性肠液；应用利尿剂而致钠丢失。低钠血症[血钠在 130 mmol/L（130 mEq/L）以下]时，患者疲乏无力、表情淡漠、厌食,严重时恶心、呕吐、血压下降,使尿毒症加重;反之,钠的摄入过多,则会潴留体内,引起水肿、高血压,严重时易发生心力衰竭。

（2）低钙血症和高磷血症。

肾功能障碍时,尿磷排出减少,导致血磷升高。磷从肠道代谢排出而与钙结合,限制了钙的吸收,加上厌食和肾病时的低蛋白血症,以及肾脏患病后 $1,25-(OH)_2D_3$ 生成障碍等,都会使血钙减少。高血磷和低血钙刺激甲状旁腺,引起继发性甲状旁腺功能亢进,导致骨质钙化障碍,这在幼年患者会产生佝偻病,成年患者则出现尿毒症性骨病,如纤维性骨炎、骨软化症、骨质疏松、骨硬化症等。尿毒症时血钙虽然降低,常在 2.0 mmol/L(8 mg/dL)左右,但在酸中毒情况下,血浆中钙的离子化比例较高,游离钙的浓度还可以接近正常水平,故一般不会出现低钙性抽搐。但在纠正酸中毒的补碱过程中,由于游离钙的减少,则低钙搐搦就可发生,应加以注意。

8. 代谢性酸中毒

尿毒症患者都有轻重不等的代谢性酸中毒,轻者二氧化碳结合力在 22～16 mmol/L(50～35 vol/dL)范围,严重者可降至 4.5 mmol/L(10 vol/dL)以下。引起代谢性酸中毒的原因:酸性代谢产物的潴留;肾小管生成氨、排泌氢离子功能减退,肾小管回收重碳酸盐的能力降低;常有腹泻导致碱性肠液丢失。重症酸中毒时患者疲乏软弱,感觉迟钝,呼吸深而长,甚至进入昏迷状态。

9. 骨骼系统表现

可出现肾性骨病,包括肾性骨软化症、纤维性骨炎、骨硬化症及转移性钙化等,多见于病程较长或长期透析者,这与继发性甲状旁腺机能亢进、活性维生素 D 合成障碍、慢性酸中毒有关。

（四）实验室及其他检查

1. 血液检查

尿素氮、肌酐增高;血红蛋白一般在 80 g/L 以下,终末期可降至 20～30 g/L,可伴有血小板降低或白细胞偏高;动脉血液气体,酸碱测定;晚期常有 pH 下降,AB、SB 及 BE 均降低,$PaCO_2$ 代偿性降低;血浆蛋白可正常或降低;电解质测定可出现异常。

2. 尿液检查

尿常规改变可因基础病因不同而有所差异,可有蛋白尿、红细胞、白细胞或管型,也可以改变不明显;尿比重多在 1.018 以下,尿毒症时固定在 1.010～1.012 范围,夜间尿量多于日间尿量。

3. 肾功能测定

肾小球滤过率、内生肌酐清除率降低,酚红排泄试验及尿浓缩稀释试验均减退;纯水清除率测定异常;核素肾图、肾扫描及闪烁照相亦有助于了解肾功能。

4. 其他检查

泌尿系 X 线平片或造影,肾穿刺活检,有助于病因诊断。

(五) 诊断

根据慢性肾脏病史,有关临床表现及尿、血生化检查,可确诊。肾功能异常程度可根据肾小球滤过率(GFR)、血尿素氮(BUN)及血肌酐(Cr)水平分为三期:

1. 肾功能不全代偿期

GFR 介于 50~70 mL/min 范围,血 BUN 介于 7.14~8.93 mmol/L 范围,血 Cr 介于 132~177 μmol/L 范围,临床上除有原发疾病表现外,尚无其他症状。

2. 肾功能失代偿期或氮质血症期

GFR<50 mL/min,血 BUN>8.93 mmol/L,血 Cr>177 μmol/L,有轻度乏力,食欲减退和不同程度贫血等症状。

3. 尿毒症期

有 GFR<25 mL/min,血 BUN>21.42 mmol/L,血 Cr>442 μmol/L,已有明显尿毒症临床症状。如 GFR<10 mL/min,为尿毒症晚期;GFR<5 mL/min,则为尿毒症终末期。慢性肾衰竭一旦确诊,应明确原发病因及恶化的诱因,以便采取有效的治疗措施。

(六) 治疗

1. 积极治疗原发病

不使用损害肾脏的药物,及时去除诱发因素(如感染、发热、出血、高血压等),常可使病情恢复到原有水平。

2. 延缓慢性肾衰的疗法

(1) 饮食疗法:蛋白质摄入量应根据患者的肾功能加以调整,一般采用低蛋白饮食,但以不产生负氮平衡为原则。应给优质蛋白,如蛋类、乳类、鱼、瘦肉等。限制植物性蛋白质的摄取;高热量,每日不少于 125.5 kJ/kg;补充维生素;饮水量应视具体情况而定,尿量在 1000 mL/d 以上,又无水肿者不应限水;钠盐不必过分限制,因储钠功能减退,尿中有钠盐丢失,少尿者应严格限制含磷、钾的食物。

(2) 必需氨基酸疗法:口服或静脉点滴必需氨基酸液,成人 9~23 g/d。凡用该法应忌食含非必需氨基酸丰富的食物,并进食低量优质蛋白(每日 0.3 g/kg),以促进机体利用尿素合成非必需氨基酸,继而与必需氨基酸合成人体蛋白质,从而达到降低血尿素氮的目的。

(3) 钠扩容后利尿疗法:即先服碳酸氢钠 3 g/d(如患者已有水钠潴留,不必先服碳酸氢钠);然后给予呋塞米,开始用量为 100 mg/d,静注,使尿量达 2000 mL/d 左右,否则,呋塞米量每日加倍,直至达到上述尿量为止,但呋塞米总剂量不宜超过 1000 mg/d,如呋塞米每次超过 200 mg,应加入葡萄糖液内静滴。

（4）血管活性药物的应用：多巴胺 20 mg，酚妥拉明 10 mg 加入 5％葡萄糖液 250 mL 中静滴，滴速为 1 mL/min，1 次/天，共 7 次。可改善肾血流，尿量增加，促进尿素氮排出。

（5）口服氧化淀粉 20～40 g/d，可使肠道中尿素与氧化淀粉相结合而排出体外，1～2 周后，血尿素氮可下降 30％左右。因其有头晕、恶心、腹泻等副作用，目前多用 DASC（白蛋白涂饰氧化淀粉制剂），该制剂副反应轻微。

（6）中药：大黄 10 g，牡蛎 30 g，蒲公英 20 g，水煎至 300 mL，高位保留灌肠 1～2 次/天，患者腹泻控制在 3～4 次/天为宜，促进粪氮排出增加。

3. 纠正水、电解质平衡失调

（1）脱水和低钠血症：尿毒症患者容易发生脱水和低钠血症，特别是长期食欲缺乏、呕吐和腹泻者，更是如此，一旦发生，应及时补充。但要注意对水、钠耐受的特点，补充不应过量，以免引起高钠血症和水中毒。

（2）低钾血症和高钾血症：尿毒症患者的血钾一般处在正常的低值，但使用利尿剂后，则极易发生低钾血症。这时应口服氯化钾或枸橼酸钾补充，只有在紧急情况下，才需要静脉滴注补钾。无尿或使用保钾利尿剂后，则可引起高钾血症，其紧急处理方法：① 伴代谢性酸中毒者可给 5％碳酸氢钠 250 mL 静脉滴注。② 10％葡萄糖酸钙 10 mL 静脉注射，以拮抗钾离子对心肌的毒性作用。③ 25％葡萄糖液 500 mL 加胰岛素 16～20 U 静脉滴注，可促使葡萄糖和钾离子等转移至细胞内合成糖原。④ 钠型或钙型离子交换树脂 15～20 g 加入 25％山梨醇溶液 100 mL 口服，3～4 次/天。由于离子交换树脂作用较慢，故不能作为紧急降低血钾的治疗措施，对预防和治疗轻度高钾血症有效。1 g 树脂可吸附 1 mmol 钾离子。此外，防治高钾血症的措施还有限制高钾的食物、纠正酸中毒、不输库存血，并及时清除体内坏死组织，尤其对挤压伤患者，如出现难以控制的高钾血症，应细心检查深部坏死肌肉部位，只有清除坏死组织，才能控制高钾血症。上述措施无效，血钾仍＞6.5 mmol/L 时应透析治疗。

（3）低钙血症和高磷血症：口服葡萄糖酸钙或乳酸钙可以使低血钙改善。当发生低钙搐搦时，应静脉注射 10％葡萄糖酸钙或 5％氯化钙 10～20 mL，加以纠正。口服 4％氢氧化铝凝胶 15～30 mL，3～4 次/天，可抑制磷从肠道吸收使血磷降低。维生素 D［特别是活性高的 1,25-$(OH)_2D_3$］可帮助提高血钙水平和改善肾性骨营养不良症。

4. 对症处理

有高血压者，应限制钠盐摄入，并适当给予降压药物，控制高血压。伴有严重贫血者应补充铁剂，并输少量鲜血，以静注或皮下注射促红细胞生成素为最佳，一般使用 50 U/kg；6～8 周后，当红细胞压积上升 30％～40％后，改为维持量（25 U/kg）。在应用过程中，可因红细胞增加，而使血液黏稠度增加，血管阻力增加，使血压升高，宜注意。并发肾性骨病者，应适量补充钙剂及维生素 D 或 1,25-$(OH)_2D_3$（罗钙全),如血钙升高而病情无好转,应探查甲状旁腺,如有腺瘤应切除。

5. 血液净化疗法

血液净化疗法是用人工方法部分代替失去功能的肾脏,以维持患者生命。常用方法有血液透析和腹膜透析。

6. 肾脏移植

肾脏移植是将异体的健康肾脏移植给尿毒症患者,是一种理想的治疗方法,随着免疫抗排异研究的不断进展,肾移植将成为一种有效的治疗措施。

第四节　间质性肾炎

一、概述

间质性肾炎,又称肾小管间质性肾炎,是由各种原因引起的肾小管间质性急慢性损害的临床病理综合征。临床常分为急性间质性肾炎、慢性间质性肾炎。急性间质性肾炎以多种原因导致短时间内发生肾间质炎性细胞浸润、间质水肿、肾小管不同程度受损伴肾功能不全为特点,临床表现可轻可重,大多数患者均有明确的病因,去除病因、及时治疗,疾病可痊愈或使病情得到不同程度的逆转。慢性间质性肾炎肾炎病理表现以肾间质纤维化、间质单个核细胞浸润和肾小管萎缩为主要特征。

二、病因

(一) 急性间质性肾炎病因

(1) 药物:抗生素、非甾体类消炎药、止痛剂、抗惊厥药、利尿剂、质子泵抑制剂等其他药物。

(2) 感染:细菌、病毒、寄生虫及支原体、衣原体等。

(3) 自身免疫性疾病:系统性红斑狼疮、结节病、混合性冷球蛋白血症、ANCA相关性血管炎等。

(4) 恶性肿瘤:淋巴瘤、白血病、轻链沉积病、多发性骨髓瘤。

(5) 代谢性疾病:糖尿病、高尿酸血症。

(6) 特发性急性间质性肾炎。

（二）慢性间质性肾炎病因

（1）遗传性疾病：如家族性间质性肾炎、多囊肾、髓质囊性病变及遗传性肾炎。

（2）药物性肾病：非甾体抗炎药、马兜铃酸类药物、环孢素及顺铂等引起的肾损伤。

（3）尿路疾病：梗阻性肾病、反流性肾病、肾盂肾炎。

（4）重金属中毒：如铅、镉、锂中毒。

（5）物理性损害：如放射性肾病。

（6）系统性疾病：免疫性疾病（系统性红斑狼疮、干燥综合征、冷球蛋白血症、慢性移植排斥反应）、代谢性疾病（尿酸性肾病、高钙血症肾病、低钾性肾病）、血液病（多发性骨髓瘤、轻链沉积病）等系统性疾病可引起慢性间质性肾炎。

三、临床表现

免疫性肾炎小管间质性肾炎恶心无力、夜尿增多、面部蝶形红斑、多尿、血尿，间质性肾炎可以发生在任何年龄，以中老年人多见，儿童相对少见，其中慢性间质性肾炎以男性为多，男女比例约为 1.34∶1。

（一）急性间质性肾炎表现

急性间质性肾炎因其病因不同，临床表现各异，无特异性。主要突出表现为少尿性或非少尿性急性肾功能不全，可伴有疲乏无力、发热及关节痛等非特异性表现。肾小管功能损失可出现低比重及低渗透压尿、肾小管性蛋白尿及水、电解质和酸碱平衡紊乱，部分患者表现为 Fanconi 综合征。

药物相关的急性间质性肾炎常有较为典型的病程：在使用致病药物数日或数周后出现肾功能损伤，尿量可减少或无变化，尿检异常，部分伴有肉眼血尿、无菌性白细胞尿、腰痛，一般无高血压和水肿，常伴有全身过敏症状如发热、皮疹、嗜酸细胞增多三联征，多数患者伴有恶心、呕吐等消化道症状。不同药物导致的急性间质性肾炎临床表现不完全一样。一些患者即使原先对某种药物耐受，再次使用该药物亦可出现急性间质性肾炎。非甾体抗炎药所致的急性间质性肾炎可出现大量蛋白尿。

感染相关性急性间质肾炎：患者多伴有感染的征象，如发热、寒战、头痛、恶心、呕吐、败血症表现，甚至可伴有其他器官系统症状，如肺炎、心肌炎、肝损害等。其中急性肾盂肾炎并发肾实质感染最为常见。大多数肾实质感染继发于尿道及膀胱的细菌感染，其临床表现多样，从轻度不适到脓毒症症状均可出现。多急骤起病，常有畏寒、高热、肋脊角压痛、尿路刺激症状等表现。不典型患者表现为乏力、腰痛、体重减轻、反复发作的膀胱炎（排尿困难、尿频、尿急、耻骨弓上疼痛）等。约

1/3 的老年患者可没有发热,20％的老年患者以消化道症状或肺部症状为主要表现。尿液检查可见白细胞尿、脓尿和菌尿,尿培养阳性。对于男性而言,前列腺炎和前列腺肥大导致的尿路梗阻是其重要原因。血源性感染所致的急性间质性肾炎好发于老年人、糖尿病患者及长期服用免疫抑制剂或 NSAIDs 的患者。

特发性急性间质性肾炎:多见于青年女性,临床表现为乏力、发热、皮疹、肌肉疼痛、眼葡萄膜炎,部分患者伴淋巴结肿大,尿检显示轻至中度的蛋白尿,肾小管损伤明显,非少尿性肾功能不全。约 1/3 的患者可并发眼部症状,眼部症状可在肾脏病出现之前数周、同时或之后数月内出现。80％主要局限于前色素膜,但也有后色素膜受累的报道。临床可没有症状,但也可出现眼痛、畏光、流泪、视力损害等表现。体检可发现睫状充血或混合性充血、房水浑浊出现角膜后沉积物及虹膜粘连。20％的患者可出现虹膜后粘连、眼内压改变等并发症。实验室检查可有贫血、嗜酸细胞增多、血沉快、CRP 及球蛋白升高。

其他临床表现:系统性疾病所致的急性间质性肾炎可同时出现该系统疾病所特有的临床表现,如系统性红斑狼疮患者可有面部红斑、关节痛、光过敏、脱发、频发口腔溃疡等,干燥综合征可出现口干、眼干、多发龋齿等。

(二) 慢性间质性肾炎表现

慢性间质性肾炎常为隐匿、慢性或急性起病,因肾间质慢性炎症改变,主要为纤维化组织增生、肾小管萎缩,故常有其共同临床表现。

患者常表现为逐渐出现的多尿或夜尿增多,并伴有不同程度的纳差、乏力、消瘦等非特异症状,一般无水肿,一些患者可无任何临床症状,只在体检或因其他疾病就诊时发现轻度尿改变、肾功能减退、贫血、肾性骨病而怀疑本病。部分患者经询问病史可发现用药史或理化因素接触史。部分由系统性疾病所致者可有原发病的表现。

尿常规通常表现为轻度蛋白尿(定性微量～＋,定量一般<0.5 g/d),尿蛋白常为小分子的肾小管性蛋白尿。尿沉渣中可有少量白细胞,一般无红细胞和管型。实验室检查可出现低比重尿、糖尿、氨基酸尿、磷酸盐尿、碱性尿及低磷血症、高钙血症、低钠血症、高钾或低钾血症及肾小管酸中毒。

若伴有肾乳头坏死,可在病程中出现高热、腰痛、肉眼血尿及尿路刺激征等,常见原因为糖尿病、肾盂肾炎、止痛剂肾病、尿道梗阻或血管炎。急性肾乳头坏死可出现急性肾衰竭,尿沉渣中可找到坏死的组织碎片,肾盂造影可见环状阴影或充盈缺损,慢性者可见肾髓质及肾乳头部钙化阴影,临床尿浓缩功能减低。

慢性间质性肾炎可波及肾小球和血管,导致相应功能受损,早期为内生肌酐清除率下降,其后血清肌酐可升高。晚期肾小球和血管受累严重时,可出现慢性肾功能不全的症状,如恶心、呕吐、厌食等,贫血常很严重。约一半患者发生高血压,但程度往往不及肾小球肾炎引起的高血压严重。

四、辅助检查

（一）尿液检查

一般为中少量低分子量蛋白尿，尿蛋白定量多在 $0.5\sim1.5$ g/24 h，极少 $>$ 2 g/24 h；尿沉渣检查可有镜下血尿、白细胞及管型尿，偶可见嗜酸细胞。肾小管功能异常根据累及小管的部位及程度不同而表现不同，可有肾性糖尿、肾小管酸中毒、低渗尿、Fanconi 综合征等。

（二）血液检查

部分患者可有低钾血症、低钠血症、低磷血症和高氯性代谢性酸中毒等表现。血尿酸常正常或轻度升高。慢性间质性肾炎贫血发生率高且程度较重，常为正细胞正色素性贫血。急性间质性肾炎患者外周血嗜酸细胞比例升高，可伴 IgE 升高，特发性间质性肾炎可有贫血、嗜酸细胞增多、血沉快、CRP 及球蛋白升高。

（三）影像学检查

急性间质性肾炎 B 超可显示肾脏呈正常大小或体积增大，皮质回声增强。慢性间质性肾炎 B 超、放射性核素、CT 等影像学检查通常显示双肾缩小、肾脏轮廓不光整。影像学检查还有助于判断某些特殊病因，如尿路梗阻、膀胱输尿管反流、肾脏囊性疾病等。静脉尿路造影（IVU）可显示止痛剂肾病特征性的肾乳头坏死征象。由于造影剂具有肾小管毒性，因此，在肾小管损伤时应慎用。

（四）肾活检病理

病理检查对确诊有重要意义。除感染相关性急性间质性肾炎外，其他类型均应积极行肾穿刺，以区别肾间质浸润细胞的类型及纤维化程度，从而有助于对治疗方案制定后的预后的判断。

1. 急性间质性肾炎

肾小管间质病变突出表现为间质弥漫炎细胞浸润伴间质水肿。药物所致急性间质性肾炎浸润细胞常呈片状分布，病初主要位于皮髓交界处，在严重的急性间质性肾炎可见浸润细胞弥漫分布。浸润细胞主要为 T 细胞、单核细胞、巨噬细胞，可伴有浆细胞、嗜酸细胞及中性粒细胞。一些特殊患者中，在间质或破坏的小管周围可见肉芽肿样病变。不同原因导致的急性间质性肾炎浸润细胞的种类有所差别，β-内酰胺类抗生素相关急性间质性肾炎以 $CD4^+$ 细胞为主，西咪替丁及 NSAIDs 患者中 $CD8^+$ 细胞多于 $CD4^+$ 细胞。超过 50% 的患者肾组织内巨噬细胞为 $CD14^+$ 细胞，肉芽肿以 $CD4^+$ 细胞及巨噬细胞为主。药物过敏性间质肾炎伴较多嗜酸细胞浸润,还可见嗜酸细胞性小管炎。感染相关性急性间质肾炎间质较多中性粒细胞浸润,此时小管炎的浸润细胞多为中性粒细胞。

2. 慢性间质性肾炎

基本的病理表现为光镜下间质呈多灶性或大片状纤维化,可伴淋巴细胞及单核细胞浸润,肾小管萎缩、变性、管腔扩大,肾小管基膜肥厚,肾小球出现缺血性皱缩或硬化,小动脉和细动脉内膜可有不同程度增厚、管腔狭窄或闭锁,但无血管炎表现。免疫荧光阴性。电镜检查对诊断慢性间质性肾炎的意义不大。电镜下再生的肾小管可见新生、基底膜样物质,导致 TBM 分层。免疫性疾病所致的慢性间质性肾炎,电镜下可见致密物沉积,轻链沉积病可见 TBM 有成簇的针尖样致密物沉积。

五、诊断及鉴别诊断

（一）诊断

感染或药物应用史、临床表现、一些实验室及影像学检查有助于诊断,但肾脏病理仍然是诊断间质性肾炎的金标准。临床出现不明原因的急性肾功能不全时要考虑急性间质性肾炎的可能。具有下列临床特征者应考虑慢性间质性肾炎:

（1）存在导致慢性间质性肾炎的诱因,如长期服用止痛剂、慢性尿路梗阻等,或有慢性间质性肾炎家族史。

（2）临床表现有小管功能障碍,如烦渴、多尿、夜尿增多、肾小管性酸中毒等,或肾功能不全但无高血压、无高尿酸血症等。

（3）尿液检查表现为严重小管功能受损。少量小分子蛋白尿（<2.0 g/24 h）、尿视黄醇结合蛋白质（RBP）、溶菌酶、尿 β2-微球蛋白、N-乙酰-β-葡萄糖苷酶（NAG）升高,可有糖尿、氨基酸尿。慢性间质性肾炎还须根据病史和临床病理特征进一步明确病因。

（二）鉴别诊断

急性间质性肾炎主要与急性肾小球肾炎、急进性肾小球肾炎、其他原因的急性肾衰竭相鉴别。相应疾病的特殊临床表现、实验室检查、影像学检查有助于提供诊断线索,但鉴别困难时应及时考虑肾活检。慢性间质性肾炎应该考虑与以下疾病鉴别,鉴别困难时可以肾穿刺。

（1）高血压肾损害:临床表现类似慢性间质性肾炎,但长期高血压病史,伴有心脏、眼底等靶器官有助于鉴别。

（2）慢性肾小球肾炎:常有显著的蛋白尿、血尿、水肿及高血压,肾小球功能损害先于肾小管。

六、治疗

（一）对症治疗

慢性间质性肾病的自然病程各不相同,如能在早期治疗原发病因,常可延缓疾病的进展,有时肾功能也可获得某种程度的改善,最突出的例子是尿路梗阻的解除。如不能除去病因或疾病进展至晚期,在肾功能不全水平相当时,本病进展至终末期的速度要比慢性肾小球肾炎慢。通过适当地治疗低容量、酸中毒、高血钾或高血压,常可使急剧恶化的肾功能逆转。终末期肾衰可用透析和肾移植疗法。

（二）病因治疗

1. 尿路感染

对于细菌感染引起的慢性间质性肾炎,应用抗生素抗感染。用药时注意细菌敏感性的变化、用量和疗程,并根据肾功能状态调整药物用量,尽量选择对肾脏毒性小的药物。

2. 镇痛剂性肾病

早期诊断至为重要,做出诊断后即应停止服用有关药物。减少非那西汀投放量有助于预防本病的发生。

3. 梗阻性肾病

根据梗阻的病因解除梗阻,同时控制感染,保存肾功能。

4. 中毒性肾病

药物引起的中毒性肾病,应停用该药。重金属引起的中毒性肾病,应减少接触并用解毒药。

5. 其他原发病

其治疗可参阅有关疾病的治疗。

第七章　女性生殖系统炎症

女性生殖系统炎症是妇产科最常见的病症,外阴、阴道、子宫及其周围结缔组织输卵管、卵巢及盆腔腹膜均可感染,炎症可局限于一个部位,也可同时累及多个部位。按感染方式可分为性接触传染、非性接触传染,或两种途径均可传染。按感染病程及程度可分为急性、亚急性及慢性。感染的病原体主要有细菌、螺旋体、病毒、衣原体、支原体、原虫、真菌、寄生虫。对感染的病原体过去多重视需氧菌如葡萄球菌、乙型溶血性链球菌、大肠杆菌、淋菌等,而现代检查发现阴道分泌物中除上述细菌外,又常出现消化球菌、消化链球菌、放线菌属、脆弱类杆菌等厌氧菌,尤以脆弱类杆菌最多见。女性生殖系统炎症可由全身感染累及局部,但多为直接逆行感染。因此,外阴、阴道、宫颈炎症治疗不及时可导致盆腔感染,急性炎症严重时可危及生命,慢性炎症反复发作,除产生临床不适症状外,可导致不孕。而且,孕产妇的感染还可以通过胎盘、产道、哺乳等环节感染胎儿及新生儿,不仅影响妇女健康、生活及工作,也造成家庭和社会的负担,因此,既要重视治疗,更要重视预防。

第一节　外阴炎与前庭大腺炎

一、病因病理

(1) 外阴炎:多量的阴道分泌物、卫生巾、卫生垫、尿液等刺激及外阴皮肤不洁等,均易引起外阴炎。

(2) 前庭大腺脓肿:前庭大腺位于两侧大阴唇下 1/3 深部,其直径为 0.5~1.0 cm,出口管长 1.5~2.0 cm。腺管开口于小阴唇内侧靠近处女膜处,在性交、流产、分娩或其他情况污染外阴部时,病原体易侵入腺体而引起炎症。本病多发生于生育年龄妇女。病原体通过前庭大腺开口侵入而发生感染,病原体国内主要为葡萄球菌、大肠杆菌、链球菌、肠球菌、沙眼衣原体、淋菌等,国外以淋菌为常见。本病常为混合感染。急性炎症发作时,病原体首先侵犯腺管,腺管呈急性化脓性炎症,腺管口往往因肿胀或渗出物凝聚而阻塞,脓液不能外流而积存形成脓肿。

(3) 前庭大腺囊肿:其因前庭大腺管阻塞,分泌物积聚而成。在急性炎症消退后,脓液逐渐转为清液而形成囊肿;或在分娩时阴道及会阴外侧损伤发生较严重的瘢痕组织,或做会阴部侧切开,损伤前庭大腺管,使之阻塞,形成囊肿;有时腺腔内的黏液浓稠或先天性腺管狭窄排液不畅,也可形成囊肿。若有继发感染则形成脓肿反复发作。

二、临床表现

(一) 症状

(1) 外阴炎主要症状有外阴皮肤瘙痒、疼痛或烧灼感,于活动、性交、排尿时加重。

(2) 前庭大腺脓肿多发生于一侧前庭大腺。急性炎症发作时,患者可有全身发热,外阴一侧灼热、疼痛、肿胀,甚至不能走路。当脓肿内压力增大时,表面皮肤变薄,脓肿自行破溃。若破孔大,可自行引流,炎症较快消退而痊愈;若破孔小,引流不畅,则炎症持续不消退,并可反复急性发作。

(3) 前庭大腺囊肿多为单侧,其大小不等,或如枣大,或如鸡蛋大,可持续数年不增大,若囊肿小且无感染,患者无自觉症状,往往于妇科检查时偶被发现;若囊肿大,则患者感到外阴有胀坠感或有性交不适。如继发感染,有局部炎症表现及全身症状。

(二) 体征

(1) 外阴炎急性炎症可见外阴充血,或肿胀,或有溃疡,分泌物较多,色黄;慢性炎病可见外阴皮肤增厚、粗糙、皲裂。

(2) 前庭大腺脓肿局部压痛明显,当脓肿形成时,可触及波动感,脓肿直径可达 5～6 cm。常伴有腹股沟淋巴结肿大。

(3) 前庭大腺囊肿肿物有囊性感,无压痛,与大小阴唇及基底部均无粘连,扪之有一定游离性。若破溃,其内容物为清亮透明的黏液,有时混有少量血液,呈棕红色。反复感染可使囊肿增大。

三、辅助检查

(1) 白带常规检查或查见滴虫或霉菌,清洁度 Ⅱ～Ⅳ。
(2) 血常规检查正常值范围,或 WBC>1 万,N>70%。

四、鉴别诊断

(1) 外阴疖肿:位于大阴唇后半部时很像前庭大腺脓肿,但疖肿初期时位置较浅,逐渐在根部形成硬结,由顶端开始化脓,脓排出后,脓腔不大,炎症迅速减轻。

（2）前庭大腺癌:与前庭大腺脓肿部位相同,但前庭大腺癌无炎性征群,局部为无痛的实质性肿块。

（3）大阴唇腹股沟疝:需与前庭大腺囊肿鉴别。疝与腹股沟环相连,咳嗽时肿块有冲动感,推压后可以复位,肿块消失,向下屏气时肿块增大。

五、治疗

（一）外阴炎

（1）外洗治疗:① 1∶5000 高锰酸钾液。② 聚维酮碘液。③ 洁尔阴洗液,外洗或坐浴,每天 1 次,每次 15～30 min,连续 5～7 d。

（2）抗菌治疗:金霉素软膏或百多邦软膏外搽,每日数次。

（3）理疗:紫外线、超短波微波局部治疗。

（二）前庭大腺脓肿

急性炎症时需卧床休息,感染严重时可入院治疗。注意外阴卫生,保持外阴清洁,勤换内裤,忌食辛辣,宜清淡而富营养之品。

（1）药物局部治疗:① 1∶5000 高锰酸钾液坐浴,1～2 次;② 百多邦软膏,外搽,每日数次;③ 复方新霉素软膏,外涂患处,每日数次。

全身治疗:① 青霉素,每次 80 万 U 肌注,每日 2～3 次,皮试阴性后用;② 安必仙胶囊,每次 0.5 g,每日 3 次口服;③ 阿莫西林胶囊,每次 0.5 g,每日 3 次口服;④ 复方磺胺甲噁唑,每次 2 片,每日 2 次口服;⑤ 青霉素罗钾片,每次 0.5 g,每日 3～4 次;⑥ 先锋霉素Ⅳ或Ⅵ,每次 0.5 g,每日 3 次;⑦ 喹诺酮类药物如环丙沙星或氟哌酸 0.2 g,每日 3 次。

（2）手术治疗:脓肿形成,应切开引流并做造口术,单纯切开引流只能暂时缓解症状,切口闭合后,仍可以形成囊肿或反复感染。切开排脓后,腔内填塞浸有青霉素 20 万～40 万 U 的生理盐水纱布条,每日用新洁尔灭棉球擦净 2 次,或 1∶8000 呋喃西林坐浴,每日 1～2 次,并更换纱条。

（三）前庭大腺囊肿

囊肿小者可定期检查,暂不处理,如慢性炎症急发时可参见前庭大腺脓肿有关治疗,如囊肿较大而反复急性发作者可手术治疗。手术治疗期间禁止性生活,注意保持外阴清洁、干燥,勿食刺激性食物。

（1）囊肿造口术是在小阴唇内侧鼓胀最明显处纵向切开,放出囊液,切口要够大,切缘全层间断缝合 6～8 针,保持切口开放,以防闭合。术后用 1∶5000 高锰酸钾液坐浴,并注射抗生素或口服磺胺药。

(2)二氧化碳激光囊肿造口术效果良好,手术无出血,无需缝合,术后不用抗生素,局部无疤痕形成,并可保留腺体功能。

第二节 阴 道 炎

一、概述

正常健康妇女,阴道由于解剖组织的特点对病原体的侵入有自然防御功能。如阴道口的闭合,阴道前后壁紧贴,阴道上皮细胞在雌激素影响下的增生和表层细胞角化,阴道 pH 保持在 4～5,使适应碱性的病原体的繁殖受到抑制,而颈管黏液呈碱性,使适应酸性环境的病原体的繁殖受到抑制等。当阴道的自然防御功能受到破坏时,病原体易于侵入,导致发生阴道炎症。阴道炎症是妇科最常见疾病,各年龄组均可发病。生育年龄妇女性活动较频繁,且外阴及阴道又是分娩、宫腔操作的必经之道,容易受到损伤及外界病原体的感染;绝经后妇女及婴幼儿雌激素水平低,局部抵抗力下降,也易发生感染。

正常阴道内有病原体寄居形成阴道正常微生物群,包括:① 革兰氏阳性需氧菌及兼性厌氧菌:乳杆菌棒状杆菌、非溶血性链球菌、肠球菌及表皮葡萄球菌。② 革兰氏阴性需氧菌及兼性厌氧菌:加德纳菌(此菌革兰氏染色变异,有时呈革兰氏阳性)、大肠埃希菌及摩根菌。③ 专性厌氧菌:消化球菌、消化链球菌、类杆菌、动弯杆菌、梭杆菌及普雷沃菌。④ 支原体及假丝酵母菌。

虽然正常阴道内有多种细菌存在,但由于阴道与这些菌群之间形成生态平衡,并不致病。在维持阴道生态平衡中,乳杆菌、雌激素及阴道 pH 起重要作用。生理情况下,雌激素使阴道上皮增生变厚并富含糖原,阴道上皮细胞分解糖原为单糖,阴道乳杆菌将单糖转化为乳酸,维持阴道正常的酸性环境(pH≤4.5,多在 3.8～4.4),抑制其他病原体生长,称为阴道自净作用。正常阴道菌群中,以产生过氧化氢(H_2O_2)的乳杆菌为优势菌,乳杆菌除维持阴道的酸性环境外,其产生的 H_2O_2 及其他抗微生物因子可抑制或杀灭其他细菌。阴道生态平衡一旦被打破或外源病原体侵入,即可导致炎症发生。常见的影响因素有:① 雌激素水平:月经期前后雌激素水平下降导致阴道内 pH 上升,有利于细菌的生长。妊娠期因受体内高雌激素的影响,有利于加德纳菌及一些厌氧菌的生长。② 避孕工具:避孕药膏,如杀精子的避孕药膏对乳杆菌有毒性作用,使其产生的过氧化氢减少,有利于细菌的生长。③ 药物:许多种药物影响阴道内的环境,如广谱抗生素、抗癌药物及免疫抑制剂等。④ 感染:病原菌的干扰导致阴道内原有菌群失调。外阴阴道假丝酵母菌病。

（一）病因

外阴阴道假丝酵母菌病（VVC）是由假丝酵母菌引起的常见外阴阴道炎症。国外资料显示，约75％的妇女一生中至少患过一次外阴阴道假丝酵母菌病，45％的妇女经历过2次或2次以上的发作。

80％～90％VVC病原体为白假丝酵母菌，10％～20％为光滑假丝酵母菌、近平滑假丝酵母菌、热带假丝酵母菌等。白假丝酵母菌为双相菌，有酵母相及菌丝相，酵母相为芽生孢子，在无症状寄居及传播中起作用；菌丝相为芽生孢子伸长成假菌丝，侵袭组织能力加强。白假丝酵母菌为条件致病菌，广泛分布于土壤、医院环境，可经尘埃污染用品传播。也可寄生于人体，正常人群主要部位带菌率：肠道50％、阴道20％～30％，并可互相自身传播，10％～20％非孕妇女及30％孕妇阴道中有此菌寄生，但菌量极少，呈酵母相，并不引起症状。只有在全身及阴道局部细胞免疫能力下降，假丝酵母菌大量繁殖，并转变为菌丝相，才出现症状。酸性环境适宜假丝酵母菌的生长，有假丝酵母菌感染的阴道pH多在4.0～4.7，通常小于4.5。假丝酵母菌对热的抵抗力不强，加热至60℃1 h即死亡；但对干燥、日光、紫外线及化学制剂等抵抗力较强。

常见发病诱因：应用广谱抗生素、妊娠、糖尿病、大量应用免疫抑制剂。长期应用抗生素，抑制乳酸杆菌生长，从而利于假丝酵母菌繁殖。妊娠及糖尿病时机体免疫力下降，阴道组织内糖原增加，酸度增高，有利于假丝酵母菌生长。大量应用免疫抑制剂或免疫缺陷综合征，机体抵抗力降低。其他诱因有胃肠道假丝酵母菌、应用含高剂量雌激素的避孕药、穿紧身化纤内裤及肥胖等，后者可使会阴局部温度及湿度增加，假丝酵母菌易于繁殖引起感染。

其传染途径主要为内源性传染，假丝酵母菌除作为条件致病菌寄生于阴道外，也可寄生于人的口腔、肠道，一旦条件适宜可引起感染。这3个部位的假丝酵母菌可互相传染。少部分患者可通过性交直接传染。极少通过接触感染的衣物间接传染。

（二）诊断

外阴及阴道瘙痒，白带增多，是主要症状。外阴唇肿胀，伴有烧灼感、尿痛、排尿困难，有10％～15％的患者没有自觉症状。妇科检查时可见外阴抓痕，表皮剥脱，外阴肿胀潮红，阴道黏膜红肿、小阴唇内侧及阴道黏膜上附有白色块状物，擦除后露出红肿黏膜面，急性期还可能见到糜烂及浅表溃疡。分泌物由脱落上皮细胞和菌丝体、酵母菌和假丝酵母组成，其特征为白色稠厚呈凝乳或豆腐渣样。根据其流行情况、临床表现、微生物学、宿主情况，治疗效果分为单纯性外阴阴道假丝酵母菌病VVC和复杂性外阴阴道假丝酵母菌病VVC。单纯性VVC多见于免疫功能正常患者,由白色假丝酵母菌引起,散发或非经常发作,症状轻到中度。复杂性 VVC 多见于免疫力低下或应用免疫抑制剂或糖尿病、妊娠患者,由非白色假丝酵母菌引起,往往复发或经常发作,症状较重。一年内 VVC 发作 4 次或以上称为复发性外阴阴道假丝酵母菌病(RVVC)。

对有阴道炎症状或体征的妇女,若在阴道分泌物中找到假丝酵母菌的芽孢或菌丝即可确诊。可用生理盐水湿片法或 10%KOH 湿片法或革兰氏染色检查分泌物中的芽孢和菌丝。若有症状而多次湿片检查为阴性,或为顽固病例,可采用培养法确诊是否为非白假丝酵母菌感染。

(三) 诊疗纵观

外阴阴道假丝酵母菌病以往误称为霉菌性阴道炎。VVC 的病原体并不是霉菌,而是以白假丝酵母菌为主的酵母菌。自然界中真菌至少有 10 万种以上,按菌落形态可分为霉菌、酵母菌和双相菌。霉菌为多细胞结构,有菌丝和孢子。可表现为各种颜色、质地和形态的毛样菌落;酵母菌为单细胞结构,只有孢子子囊,发芽时形成假菌丝。

VVC 的发生可以是由于假丝酵母菌的数量增多或毒性加强所致,也可以是由于阴道防御机制的降低,平衡被破坏,假丝酵母菌在局部生长、繁殖,从酵母相转化成菌丝相,导致感染。发病时菌体首先通过表面糖蛋白与宿主细胞的糖蛋白受体结合,使菌体黏附于宿主细胞,之后菌体出芽,形成芽管及假菌丝。菌丝的生长是假丝酵母菌有效获取营养的方式,它沿皮肤黏膜的沟隙生长,借机械力穿过表皮或上皮细胞,再行繁殖。白假丝酵母菌能分泌多种蛋白溶解酶,如碱性磷酸酶、磷脂酶、门冬酰蛋白酶等。该酶类有辅助孢子黏附以及芽管穿透上皮细胞和组织损伤作用。另外白假丝酵母菌还可通过激活补体旁路途径,产生补体趋化因子与过敏毒素,使局部血管扩张肿胀和炎性细胞浸润。

VVC 的治疗既往时间较长,多为 7 d 疗法。对 812 名 VVC 患者的用药习惯研究显示:56% 的患者没有按照医嘱坚持 7 d 疗程,超过半数的患者最多能坚持用药 3~4 d。抗真菌药物治疗中依从性差及疗程不足,导致用药不规范,疗效不好,复发率高,阴道用药依从性影响 VVC 治疗效率。为此在药物的用法及剂量上进行了改进,现多为 3 d 或 1 d 疗法,缩短了用药时间,增加了患者的依从性。

VVC 的治疗中是否常规使用阴道冲洗,一直有争论,目前多数学者认为如有较多乳酪样分泌物,应进行阴道冲洗,以免过多分泌物影响药物的效果。若分泌物不多,不提倡常规阴道冲洗,以免破坏阴道的菌群和内环境。另外一些医用碳纤维栓,其不含任何药物成分,可通过"微孔效应"吸附疗法,吸附异味,调节阴道内环境,恢复正常生理状态,以利 VVC 的治疗。乳酸杆菌活菌制剂也可通过调整阴道菌群失调,改善恢复阴道原有的酸性微生态环境(pH 为 4.5 左右),而达到抑制致病菌的目的。

(四) 治疗

消除诱因,规范化应用抗真菌药,根据患者情况选择局部或全身应用抗真菌药物。

1. 消除诱因

患者若有糖尿病,应给予积极治疗;及时停用广谱抗生素、雌激素及皮质类固醇激素;提高机体免疫力,忌酒及辛辣或过敏食物,服用含乳酸菌制剂(如酸奶、乳酶生、双歧因子),使肠道及阴道菌群恢复正常比例;保持良好卫生习惯,勤换内裤,穿宽松、透气好的内裤,用过的内裤、盆及毛巾均应用开水烫洗。

2. 抗真菌药的分类

抗真菌药包括:① 多烯类:两性霉素、制霉菌素。② 丙烯胺类:特比奈芬。③ 核苷-肽类:氟胞嘧啶。④ 唑类:克霉唑、益康唑、咪康唑、酮康唑、氟康唑、伊曲康唑。其中唑类抗真菌药物是临床应用最广泛的抗真菌制剂。

3. 单纯 VVC 的治疗

可局部用药也可全身用药,以局部短疗程抗真菌药物为首选。局部用药安全、全身吸收低(1.4%)、孕期可用、对肝功无影响。全身用药与局部用药的疗效相似,治愈率为 80%～90%;唑类药物的疗效高于制霉菌素。

(1) 局部用药:可选用下列药物放于阴道内:① 咪康唑栓剂:每晚 1 粒(200 mg),连用 7 d;或每晚 1 粒(400 mg),连用 3 d;或 1200 mg,单次用药。② 克霉唑栓剂:每晚 1 粒(150 mg),塞入阴道深部,连用 7 d,或每日早晚各 1 粒(150 mg),连用 3 d;或 1 粒(500 mg),单次用药。③ 制霉菌素栓剂:每晚 1 粒(10 万 U),连用 10～14 d;④ 益康唑栓剂:每晚 1 粒(100 mg),连用 7 d。

阴道药物使用注意事项:① 以晚间用药为宜,取仰卧位姿势操作最佳。② 药栓应放入阴道深处。③ 如有较多乳酪样分泌物,可进行局部的冲洗。

(2) 全身用药:对不能耐受局部用药者,月经期、未婚妇女及不愿采用局部用药者可选用口服药物。全身用药的优点是方便,可同时治疗深部与全身性感染;缺点是有消化道反应、肝损害,妊娠期禁用。

常用药物:① 氟康唑:150 mg,顿服。② 伊曲康唑:每次 200 mg,每日 1 次,连用 3～5 d;或采用 1 日疗法,每日口服,400 mg,分 2 次服用。抗菌谱广,对非白假丝酵母菌也有效。③ 酮康唑:200～400 mg,每日 1 次,连用 5 d。副作用重,肝炎患者禁用,主要对白假丝酵母菌有效。

(3) 其他治疗:外阴瘙痒、红肿可外用:① 低浓度糖皮质激素软膏:2%苯海拉明软膏外搽。② 唑类霜:达克宁霜、克霉唑霜外搽。③ 1∶5000 高锰酸钾液坐浴或复方明矾散外洗。④ 症状严重者可口服苯海拉明 25 mg。

(4) 性伴侣治疗:无需对性伴侣进行常规治疗,对有症状男性应进行假丝酵母菌检查及治疗,预防女性重复感染。

（5）治愈标准：治疗结束后 7～14 d 和下次月经后进行随访，症状好转，两次真菌学检查阴性。

4. 复杂性 VVC 的治疗

（1）严重 VVC：无论局部用药还是口服药物，均应延长治疗时间。若为局部用药，延长至 7～14 d；若为口服氟康唑 150 mg，则 72 h 后加服 1 次。

（2）RVVC 的治疗：抗真菌治疗分为初始治疗及维持治疗。初始治疗若为局部治疗，延长治疗时间至 7～14 d；若口服氟康唑 150 mg，则 72 h 后加服一次。常用的维持治疗：氟康唑 150 mg，每周一次，共 6 个月；或克霉唑栓剂 500 mg，每周一次，连用 6 个月；伊曲康唑 400 mg，每月一次，连用 6 个月。在治疗前应做真菌培养确诊，治疗期间定期复查监测疗效及药物副作用，一旦发现副作用，立即停药。

RVVC 应同时治疗性伴侣；寻找诱因，积极处理；用广谱抗生素期间，适当预防性用抗菌药。

（3）妊娠合并 VVC 的治疗：以局部用药为宜，禁用口服抗真菌药。可选用：① 咪康唑栓剂：每晚 1 粒（200 mg），连用 7 d；或每晚 1 粒（400 mg），连用 3 d。② 克霉唑栓剂：1 粒（500 mg），单次用药。③ 制霉菌素栓剂：每晚 1 粒（10 万 U），连用 7 d。

二、滴虫性阴道炎

滴虫性阴道炎由阴道毛滴虫引起，是常见阴道炎。

（一）病因

滴虫性阴道炎由阴道毛滴虫引起。阴道毛滴虫适宜在温度为 25～40 ℃、pH 为 5.2～6.6 的潮湿环境中生长，在 pH 为 5 以下或 7.5 以上的环境中则不生长。滴虫的生活史简单，只有滋养体而无包囊期，滋养体生命力较强，能在 3～5 ℃生存 21 d，在 46 ℃生存 20～60 min，在半干燥环境中约生存 10 h；在普通肥皂水中也能生存 45～120 min。月经前、后阴道 pH 发生变化，经后接近中性，故隐藏在腺体及阴道皱襞中的滴虫于月经前、后常得以繁殖，引起炎症发作。滴虫能消耗或吞噬阴道上皮细胞内的糖原，阻碍乳酸生成，使阴道 pH 升高。滴虫阴道炎患者的阴道 pH 为 5～6.5。滴虫不仅寄生于阴道，还常侵入尿道或尿道旁腺，甚至膀胱、肾盂以及男方的包皮皱襞或前列腺中。主要通过性交直接传播和间接传播两种方式。由于男性感染滴虫后常无症状，易成为感染源；公共浴池的浴盆、浴巾、游泳池、坐式便器、衣物、污染的器械及敷料等也是重要的感染源。

（二）诊断

主要症状是阴道分泌物增多及外阴瘙痒,间或有灼热、疼痛、性交痛等,若合并尿道染,可有尿频、尿痛,有时可见血尿。阴道毛滴虫能吞噬精子,并能阻碍乳酸生成,影响精子在阴道内存活,可致不孕。潜伏期为 4～28 d。25%～50%的患者感染初期无症状。检查见阴道黏膜充血,严重者有散在出血点,甚至宫颈有出血斑点,形成"草莓样"宫颈,后穹窿有大量白带,呈灰黄色、黄白色稀薄液体或黄绿色脓性分泌物,常呈泡沫状。带虫者阴道黏膜无异常改变。

最简便的检查方法是生理盐水湿片法。在阴道侧壁取典型分泌物混于生理盐水中,立即在低倍光镜下寻找滴虫,若在阴道分泌物中找到滴虫即可确诊。显微镜下可见到呈波状运动的滴虫及增多的白细胞被推移。此方法的敏感性为 60%～70%。对可疑患者,若多次悬滴法未能发现滴虫时,可送培养,准确性达 98%左右。取分泌物前 24～48 h 避免性交、阴道灌洗或局部用药,取分泌物时窥器不涂润滑剂,分泌物取出后应及时送检并注意保暖,否则滴虫活动力减弱,造成辨认困难。

（三）治疗

因滴虫阴道炎可同时有尿道、尿道旁腺、前庭大腺滴虫感染,治愈此病需全身用药,主要治疗药物为甲硝唑及替硝唑。

(1) 全身用药:初次治疗可选择甲硝唑 2 g,单次口服;或替硝唑 2 g,单次口服;或甲硝唑 400 mg,每日 2 次,连服 7 d。口服药物的治愈率为 90%～95%。服药后偶见胃肠道反应,如食欲减退、恶心、呕吐。此外,偶见头痛、皮疹、白细胞减少等,一旦发现应停药。甲硝唑用药期间及停药 24 h 内,替硝唑用药期间及停药 72 h 内,禁止饮酒。哺乳期用药不宜哺乳。

(2) 性伴侣的治疗:滴虫阴道炎主要由性行为传播,性伴侣应同时进行治疗,治疗期间禁止性交。

(3) 随访治疗后无症状者无需随访。对甲硝唑 2 g,单次口服治疗失败并且排除再次感染者,增加甲硝唑疗程及剂量仍有效。若为初次治疗失败,可重复应用甲硝唑 400 mg,每日 2 次,连服 7 d;或替硝唑 2 g,单次口服。若治疗仍失败,给予甲硝唑 2 g,每日一次,连服 5 d;或替硝唑 2 g,每日一次,连服 5 d。

(4) 注意事项:有复发症状的病例多数为重复感染。为避免重复感染,内裤及洗涤用的毛巾,应煮沸 5～10 min 以消灭病原体,并应对其性伴侣进行治疗。因滴虫阴道炎可合并其他性传播疾病,应注意有无其他性传播疾病。

三、细菌性阴道病

（一）病因

细菌性阴道病（BV）为阴道内正常菌群失调所致的一种混合感染，但临床及病理特征无炎症改变。细菌性阴道病为阴道内正常菌群失调所致的一种混合感染。正常阴道内以产生过氧化氢的乳杆菌为优势。细菌性阴道病时，阴道内产生过氧化氢的乳杆菌减少而其他细菌大量繁殖，主要有加德纳菌、厌氧菌（动弯杆菌、普雷沃菌、紫单胞菌、类杆菌、消化链球菌等）以及人型支原体，其中以厌氧菌居多，厌氧菌数量可增加 100～1000 倍。促使阴道菌群发生变化的原因仍不清楚，推测可能与频繁性交、多个性伴侣或阴道灌洗使阴道碱化有关。

（二）诊断

主要表现为阴道分泌物增多，有鱼腥臭味，尤其性交后加重，可伴有轻度外阴瘙痒或烧灼感。10%～50%患者无临床症状。本病常与宫颈炎、盆腔炎同时发生，也常与滴虫同时发生，有报道滴虫培养阳性妇女中有 86%的妇女合并本病。检查见阴道黏膜无充血的炎症表现，分泌物特点为灰白色、均匀一致、稀薄，常黏附于阴道壁，但黏度很低，容易将分泌物从阴道壁拭去。细菌性阴道病的诊断，下列 4 项中有 3 项阳性即可诊断：

（1）匀质、稀薄、白色的阴道分泌物，常黏附于阴道壁。

（2）线索细胞阳性，取少许分泌物放在玻片上，加一滴生理盐水混合，高倍显微镜下寻找线索细胞，在严重病例，线索细胞可达 20%以上，但几乎无白细胞。线索细胞即阴道脱落的表层细胞，于细胞边缘贴附颗粒状物即各种厌氧菌，尤其是加德纳菌，细胞边缘不清。

（3）阴道分泌物 pH>4.5。

（4）胺臭味试验阳性，取阴道分泌物少许放在玻片上，加入 10%氢氧化钾 1～2 滴，产生一种烂鱼肉样腥臭气味，这是由于胺遇碱释放氨所致。细菌性阴道病为正常菌群失调，细菌培养在诊断中意义不大。

（三）治疗

治疗原则为选用抗厌氧菌药物，主要有甲硝唑、克林霉素。甲硝唑抑制厌氧菌生长，而不影响乳杆菌生长，是较理想的治疗药物，但对支原体效果差。

1. 口服药物

（1）甲硝唑：首选，400 mg，每日 2 次，共 7 d。

（2）克林霉素：300 mg，每日 2 次，连服 7 d。

　　(3) 氨苄西林:500 mg,每 6 小时 1 次,连服 7 d。

　　(4) 匹氨西林:700 mg,每日 2 次,连服 7 d。

　　2. 局部药物治疗

　　口服药物与局部用药疗效相似,治愈率 80% 左右。

　　(1) 甲硝唑阴道泡腾片:200 mg,每晚 1 次,连用 7~10 d。

　　(2) 2% 克林霉素软膏:阴道涂布,每次 5 g,每晚 1 次,连用 7 d。

　　3. 性伴侣的治疗

　　本病虽与多个性伴侣有关,但对性伴侣给予治疗未能显著改善治疗效果及降低其复发,因此,性伴侣不需常规治疗。

　　4. 妊娠期细菌性阴道病的治疗

　　本病与不良妊娠结局,如羊膜绒毛膜炎、胎膜早破、早产有关,任何有症状的细菌性阴道病孕妇及无症状的高危孕妇(有胎膜早破、早产史)均需治疗。多选择口服用药:甲硝唑 200 mg,每日 3 次,连服 7 d;或克林霉素 300 mg,每日 2 次,连服 7 d。

　　5. 随访治疗后无症状患者无需随诊

　　对症状持续或症状复现者,应复诊并接受治疗,可选择与初次治疗不同的药物。

四、老年性阴道炎

(一) 病因

　　老年性阴道炎见于自然绝经及卵巢去势后妇女,因卵巢功能衰退,雌激素水平降低,阴道壁萎缩,黏膜变薄,局部抵抗力降低,致病菌容易入侵繁殖引起炎症。老年性阴道炎常见于绝经前、后的妇女。因此时期卵巢功能减退,雌激素水平降低,阴道黏膜失去雌激素的支持与保护作用,逐渐萎缩变薄、皱襞消失、弹性减退,阴道上皮内糖原含量减少,致使乳酸杆菌产生乳酸的能力下降,阴道内的 pH 由育龄期的 4 升至 6~7,这种偏碱性的环境,反而有利于阴道内其他细菌的生长繁殖,从而导致阴道感染。此外,不注意外阴的清洁卫生,性生活频繁,营养不良,尤以维生素 B 缺乏等也易患此病。

(二) 诊断

　　主要症状为阴道分泌物增多及外阴瘙痒、灼热感。分泌物常呈水样,由于感染的病原菌不同,而可呈泡沫状,或呈脓性,也可带有血性。由于阴道黏膜萎缩,可伴有性交痛。还可侵犯尿道而有尿频、排尿痛等泌尿系统的症状。检查见阴道呈老年性改变,上皮皱襞消失、萎缩、菲薄。阴道分泌物稀薄,呈淡黄色,感染严重者呈脓血性白带。阴道黏膜充血,有散在小出血点或点状出血斑,严重者也可形成浅表溃疡,如不及早治疗,溃疡部可有瘢痕收缩致使阴道狭窄或部分阴道闭锁导致分泌物引流不畅,形成阴道积脓。

根据绝经、卵巢手术史或盆腔放射治疗史及临床表现,诊断一般不难,但应排除其他疾病才能诊断。应取阴道分泌物检查,显微镜下见大量基底层细胞及白细胞而无滴虫及假丝酵母菌。对有血性白带者,应与子宫恶性肿瘤鉴别,需常规做宫颈刮片,必要时行分段诊刮术。对阴道壁肉芽组织及溃疡需与阴道癌相鉴别,可行局部活组织检查。

(三) 诊疗纵观

老年性阴道炎在绝经后妇女中很常见,它严重影响妇女的生活质量。阴道干涩瘙痒可通过一般的止痒剂给药和阴道润滑剂给药。对于反复发作的阴道炎,上述疗效多不能持久。许多研究证明 HRT 疗效明显优于对症治疗或安慰剂治疗,同时辅以广谱抗生素,兼顾针对厌氧菌的抗生素,才能取得比较好的疗效。

长期单用雌激素治疗可使子宫内膜增生,甚至可能发展为子宫内膜癌,同时增加患乳腺癌的危险性。雌激素联合用药还可引起突破性出血或周期性阴道出血,还会引起恶心、呕吐、头晕、乳房胀痛、情绪改变、体重增加等副作用。这使全身给药受到限制。一项荟萃分析文章总结了不同给药途径对于老年性阴道炎症状的疗效,发现与口服给药相比,经阴道给药患者症状改善明显,细胞学检查也有很大的提高。阴道对于雌激素的吸收效果很好,药物吸收后可经生殖道血液循环到达泌尿道。经阴道低剂量激素治疗更适用于有雌激素依赖性肿瘤或全身 HRT 产生不良反应的妇女。当口服雌激素作为唯一治疗以消除老年性阴道炎症状为目的时,使用低剂量雌激素阴道给药是最佳选择。此方法可有效治疗泌尿生殖道萎缩症状而又不增加子宫内膜增生的危险。

目前阴道给药的形式和剂量很多,包括雌酮(E)、雌二醇(E2)、雌三醇(E3)及混合雌激素,而给药形式可以是栓剂、软膏、棉塞或经硅胶环缓慢释放微量雌激素。对不同种类雌激素引起的疗效进行比较发现,E2 对减轻这些症状最有效。对于给药剂量,低剂量 E2 阴道给药最有效。近年来欧美国家广泛使用的 E2 阴道环,被证实为一种能够释放低剂量 E2,对泌尿生殖道组织安全有效的方法。阴道环仅引起极小量的全身吸收,而这一剂量不会引起子宫内膜增生。当放入 E2 阴道环后,开始几天血浆 E2 浓度有一个高峰,之后血浆浓度稳定在绝经后妇女水平(<50 pmol/L),每一个环可持续使用 12 周。这种阴道环安全有效,可接受性好,对于生殖道萎缩症状疗效显著。45% 以上的妇女在治疗 9 个月后老年性阴道炎症状完全消失,患者阴道细胞成熟指数均有改善,阴道 pH 降低。

低剂量雌激素阴道给药与全身雌激素治疗相比有优点和不足之处,它不会造成子宫内膜增生,无需加用孕激素对抗,也不会产生周期性阴道出血。对绝经后以生殖道感染症状为主的患者或有雌激素依赖性肿瘤或使用全身 HRT 产生不良反应的妇女，应作为首选最佳治疗方案。但低剂量雌激素阴道给药不像全身雌激素那样可预防骨质疏松和心血管疾病的发生。因此应综合考虑患者的症状及治疗目的以决定雌激素治疗方案，从而达到最佳治疗效果。

（四）治疗

治疗原则是提高机体及阴道的抵抗力，抑制细菌的生长。

（1）冲洗阴道以增强阴道的酸度，可用 1％乳酸或 0.5％醋酸或 1∶5000 的高锰酸钾液冲洗阴道，每日一次以抑制细菌的生长繁殖。

（2）局部用药冲洗阴道后，局部给甲硝唑或 200 mg 栓剂，或诺氟沙星 100 mg，放于阴道深部，每日一次，7～10 d 为一疗程。

（3）增加阴道抵抗力，针对病因给予雌激素制剂，可局部给药，也可全身给药。

① 己烯雌酚 0.125～0.25 mg，每晚放人阴道深部，7 d 为一疗程。

② 0.5％己烯雌酚软膏或妊马雌酮软膏局部涂抹，每日 2 次。

③ 口服尼尔雌醇首次 4 mg，以后每 2～4 周一次，每次 2 mg，维持 2～3 个月。

④ 口服己烯雌酚，0.125～0.25 mg，每晚一次，10 次为一疗程。此药不可过多服用，以防阴道出血。

⑤ 若同时需要性激素替代治疗的患者，可给予妊马雌酮 0.625 mg 和甲羟孕酮 2 mg，也可选用其他雌激素制剂。需注意在全身给药前检查乳腺及子宫内膜，如有乳腺增生或癌、子宫内膜增生或癌者禁用。

（4）注意营养，给高蛋白食物，并给维生素 B 及维生素 A，有助于阴道炎的消退。

五、婴幼儿外阴阴道炎

（一）概述

婴幼儿阴道炎常见于 5 岁以下幼女，多与外阴炎并存。由于婴幼儿的解剖、生理特点，容易发生外阴阴道炎症：① 婴幼儿解剖特点为外阴发育差，不能遮盖尿道口及阴道前庭，细菌容易侵入。② 婴幼儿的阴道环境与成人不同，新生儿出生后 2～3 周，母体来源的雌激素水平下降，雌激素水平低，阴道上皮薄，糖原少，pH 上升至 6～8，乳酸杆菌为非优势菌，抵抗力低，易受其他细菌感染。③ 婴幼儿卫生习惯不良，外阴不洁、大便污染、外阴损伤或蛲虫感染均可引起炎症。④ 阴道误放异物，婴幼儿好奇，在阴道内放置橡皮、铅笔头等异物，造成继发感染。常见病原体有大肠埃希菌及葡萄球菌、链球菌等。目前，淋病奈瑟菌、滴虫、白假丝酵母菌也成为常见病原体。病原体常通过患病母亲或保育员的手、衣物、毛巾、浴盆等间接传播。

（二）诊断

主要症状为阴道分泌物增多，呈脓性。临床上多由母亲发现婴幼儿内裤上有脓性分泌物而就诊。由于大量分泌物刺激引起外阴痛痒，患儿哭闹、烦躁不安或用手搔抓外阴。部分患儿伴有泌尿系统感染，出现尿急、尿频、尿痛。若有小阴唇粘连，排尿时尿流变细、分道或尿不成线。检查可见外阴、阴蒂、尿道口、阴道口黏膜充血、肿胀，有时可见脓性分泌物自阴道口流出。病变严重者，外阴可见溃疡，小阴唇可发生粘连，粘连的小阴唇有时遮盖阴道口及尿道口，粘连的上、下方可各有一裂隙，尿自裂隙排出。在检查时还应做肛门指诊排除阴道异物及肿瘤。对有小阴唇粘连者，应注意与外生殖器畸形鉴别。

婴幼儿语言表达能力差，采集病史常需详细询问女孩母亲，同时询问母亲有无阴道炎病史，结合症状及查体所见，通常可做出初步诊断。用细棉拭子或吸管取阴道分泌物找滴虫、白假丝酵母菌或涂片行革兰氏染色做病原学检查，以明确病原体，必要时做细菌培养。

（三）治疗

（1）保持外阴清洁、干燥，减少摩擦，用 1∶5000 高锰酸钾液坐浴。每日 2～3次。坐浴后用布擦干外阴部，涂搽抗炎可的松软膏或 40% 紫草油。

（2）针对病原体选择相应口服抗生素治疗，或用吸管将抗生素溶液滴入阴道，对于杆菌感染的，用 1∶5000 的高锰酸钾溶液坐浴，2 次/天，连用 7 d，症状较重的给予口服喹诺酮类药物。真菌性阴道炎，用 4% 的碳酸氢钠溶液外洗或者阴道冲洗，外阴及阴道口搽克霉唑软膏；滴虫性阴道炎，用 1∶5000 的高锰酸钾溶液坐浴或阴道冲洗，口服甲硝唑片；淋菌性阴道炎，用 1∶5000 的高锰酸钾溶液坐浴，静脉滴注青霉素，疗程 7 d。

（3）对症处理。有蛲虫者，给予驱虫治疗；若阴道有异物，应及时取出；小阴唇粘连者外涂雌激素软膏后，多可松解，严重者应分离粘连，并涂以抗生素软膏。

（4）小阴唇已发生粘连者可用手指向下、向外轻轻分离，也可用小弯钳沿着上边或下边小孔轻轻插入予以分离，分离后的创面每日涂搽 40% 紫草油或鱼肝油，防止再次粘连。外阴浅表溃疡处可涂莫匹罗星软膏，每天上药一次，连用 5～7 d为一疗程。

（5）局部使用雌激素软膏，可促进炎症消退。应用含 0.1 mg 己烯雌酚软膏，以小棉棒涂于阴道深处，每天一次，共 2 周，以后每 3～4 d 一次，共治疗 4～6 周。口服己烯雌酚疗效也好。0.1 mg 己烯雌酚，每日一次，2 周后改为每周 2 次，可连续用 4～6 周。用药时间过久，可引起第二性征发育。

（6）婴幼儿蛲虫性阴道炎的治疗，可用恩波吡维铵。剂量按每千克 5 mg，晚上1 次服用；如有复发，可隔 2～3 周再服一次。

（7）无月经幼女治疗 1 个疗程,有月经幼女下次月经来潮后再治疗 2～3 个疗程。疗程结束后随访 2 次。

第三节　子宫颈炎

宫颈上皮是由表面呈鲜红色的宫颈管内单层柱状上皮和宫颈阴道部表面呈桃红色的复合鳞状上皮,以及妇女成长期宫颈由柱状上皮向鳞状上皮过渡、表面呈鲜红色的化生上皮共同组成。最初的柱状上皮与鳞状上皮交界为原始鳞柱交界。柱状上皮化生后,原始鳞柱交界变成了鳞化交界,此时化生上皮与其上方的柱状上皮交界为新鳞柱交界,原始鳞柱交界与新鳞柱交界之间的区域称为宫颈转化区或移行带。宫颈炎包括宫颈阴道部及宫颈管黏膜炎症。因宫颈阴道部鳞状上皮与阴道鳞状上皮相延续,阴道炎症均可引起宫颈阴道部炎症,如滴虫、酵母菌和单纯疱疹病毒可以感染宫颈阴道部。而临床多见的宫颈炎是宫颈管黏膜炎,常见的病原体是淋球菌和沙眼衣原体。

一、病理分型

（一）宫颈肥大

以往认为由于慢性炎症的长期刺激,宫颈组织充血、肿胀,腺体和间质增生,还可能在腺体深部有黏液潴留形成囊肿,使宫颈呈不同程度肥大、硬度增加,但表面多光滑,有时可见到宫颈腺囊肿突起。宫颈肥大无具体的诊断标准,并且无治疗意义。

（二）宫颈腺囊肿

宫颈转化区中,鳞状上皮取代柱状上皮过程中,新生的鳞状上皮覆盖宫颈腺管口或伸入腺管,将腺管口阻塞,导致腺体分泌物引流受阻,潴留形成囊肿。镜下见囊壁被覆单层扁平宫颈黏膜上皮。检查时见宫颈表面突出多个青白色小囊泡,内含无色黏液。宫颈腺囊肿是宫颈转化区生理改变的结果,而非炎症,其意义在于提示此处曾为原始鳞柱交接的起始处,无临床治疗意义。

（三）宫颈息肉

宫颈息肉发生机制目前尚不明确,过去认为是由于慢性炎症刺激导致宫颈黏膜增生形成的局部突起病灶。但 50% 的宫颈息肉发生在绝经后,绝经后的宫颈炎症较生育年龄妇女少见。国外教科书多将其归在宫颈良性增生病变。

（四）宫颈糜烂

我国妇产科学界自最初将国外"eversion"（外翻）译为宫颈糜烂以来，数十年仍沿用旧名，至今未改。其实原始鳞柱交界的位置因人而异，一般有 3 种不同排列形式：① 原始鳞柱交界位于宫颈外口或接近外口的宫颈管内，整个宫颈阴道部甚至小部分宫颈管下段均为鳞状上皮所覆盖，宫颈表面光滑，呈类似正常阴道黏膜的桃红色。② 原始鳞柱交界位于宫颈阴道部，围绕宫颈外口形成一椭圆形鲜红色区，但表面仍光滑，此种情况最为常见。③ 原始鳞柱交界位于远离宫颈外口的宫颈阴道部，几乎大部分甚至整个宫颈阴道部均为鲜红色的光滑柱状上皮所覆盖。虽然以上 3 种排列形式都是正常的，但初学者们却错误地认为后两种排列形式是宫颈糜烂的一种表现。早在 1925 年阴道镜应用于临床后，当研究者发现此命名不当时，就已改称其为"假性糜烂"，以与急性炎症时的真性糜烂（指宫颈表皮被破坏，表皮下间质充血、肿胀，大量多核白细胞浸润）相区分，但仍容易混淆，故其后曾改称宫颈"外翻"。但因宫颈外翻是指宫颈外口撕裂后，宫颈内膜增生向外隆起凸出，与糜烂有别，故也不妥。

现在西方国家的妇产科教科书已废弃宫颈糜烂这一术语，而改称宫颈柱状上皮异位（columnar ectopy），并认为不是病理改变，而是宫颈生理变化之一。主要因为：① 显微镜下糜烂面被完整的宫颈管单层柱状上皮所覆盖，因柱状上皮菲薄，其下间质透出呈红色，故肉眼观似糜烂，并非上皮脱落，形成溃疡的真性糜烂。② 阴道镜下表现为原始鳞柱交界部的外移。③ 正常宫颈间质内存在作为免疫反应的淋巴细胞，宫颈间质内淋巴细胞的浸润，并非一定意味着慢性宫颈炎。

因此目前临床上不再使用慢性宫颈炎的名称而直接用其临床类型诊断。临床可根据宫颈内膜外移的范围分为Ⅰ、Ⅱ、Ⅲ度，（Ⅰ度 1/3 宫颈面积，Ⅱ度 1/3～2/3，Ⅲ度＞2/3），根据炎症的程度分为颗粒型和乳头型。可用下列形式表达：宫颈炎Ⅰ（Ⅱ、Ⅲ）度颗粒型或Ⅰ（Ⅱ、Ⅲ）度乳头型。

二、治疗方案

临床上应根据宫颈炎的不同表现，采取不同的治疗方法。

（一）具有性传播疾病高危因素的患者

尤其是年轻女性，未获得病原体检测结果即可给予治疗，方案为阿奇霉素 1 g 单次顿服；或多西环素 100 mg，每日 2 次，连服 7 d。对于获得病原体者，针对病原体选择抗生素。

（二）单纯急性淋病奈瑟菌性宫颈炎

主张大剂量、单次给药，常用的药物有第三代头孢菌素，如头孢曲松钠250 mg，单次肌注；或头孢克肟 400 mg，单次口服；氨基糖苷类如大观霉素 4 g，单次肌注；喹诺酮类如环丙沙星 500 mg，单次口服，或氧氟沙星 400 mg，单次口服。2002 年，美国疾病控制与预防中心（CDC）建议对于亚洲来源的淋病奈瑟菌，因发现有耐喹诺酮类的菌株，不推荐应用喹诺酮类抗生素。

（三）沙眼衣原体感染所致宫颈炎

主要治疗药物有四环素类，如多西环素 100 mg，每日 2 次，连服 7 d；红霉素类如阿奇霉素 1 g 单次顿服，或红霉素 500 mg，每日 4 次，连服 7 d；喹诺酮类如氧氟沙星 300 mg，每日 2 次，连服 7 d；左氧氟沙星 500 mg，每日 1 次，连服 7 d。由于淋病奈瑟菌感染常伴有衣原体感染，因此，若为淋菌性宫颈炎，治疗时除选用抗淋病奈瑟菌的药物外，同时应用抗衣原体感染药物。

（四）合并细菌性阴道病者

同时治疗细菌性阴道病，否则将导致宫颈炎的持续存在。

（五）宫颈柱状上皮的治疗

有人认为宫颈内膜外移（以往称为宫颈糜烂）是宫颈癌的前期，因而导致不必要的治疗，特别是物理治疗。实际上，内膜外移并未增加宫颈癌的发病率，而只是肉眼观察时，早期宫颈癌与宫颈内膜外移难以区分而已。另外，在医疗条件欠发达的地区，又常将宫颈早期浸润癌误认为是慢性宫颈炎而进行物理治疗，从而导致癌组织经血流扩散，最终导致患者死亡。为了避免上述过度治疗和盲目诊治的两种错误倾向，定期以及在对宫颈进行物理治疗前常规行宫颈涂片检查是不可或缺的。

有宫颈管息肉者应将切除后的息肉送病理学检查，残端根部行电烧灼，可止血并可防止复发。宫颈腺囊肿和宫颈肥大多无临床症状，且绝经后随宫颈萎缩变小，囊肿消失，故除腺囊肿过大或出现下腹和腰骶部疼痛等不适外，一般不需治疗。宫颈管内膜外移是一种生理现象，且随着年龄的增长，外移的内膜逐渐鳞状上皮化，绝经后鳞柱交界均退缩至宫颈管内，故当患者无分泌物增多或接触性出血等症状时，一般定期随访即可，无需治疗。外移的柱状上皮或化生上皮合并感染是较常见的，此时宫颈阴道部黏膜呈颗粒状或乳头状，表面有大量乳白色较黏稠分泌物甚至淡黄色脓性分泌物积聚，有些妇女还可能因分泌物阻碍精子进入宫腔而导致不孕。在上述情况下，采取相应的治疗措施十分必要。以往我国曾长期采用腐蚀剂如重铬酸钾、硝酸银等局部涂搽进行治疗，因疗效不佳，现早已弃用。目前，全国各地宣传推广的各种局部消炎杀菌栓剂，其疗效也并不理想，很难达到促进宫颈单层柱状上皮化生为鳞状上皮的治疗目的。迄今为止,物理疗法仍是当前最有效的治疗宫颈炎的措施。其原理是采用物理方法破坏宫颈阴道部的单层柱状上皮和化生上皮,待其坏死脱落后,逐渐被新生的鳞状上皮所覆盖,治疗后被破坏的创面有大量血性分泌物溢出,甚至有活动性出血,需 4～8 周方能愈合。目前,临床常用的物理治疗有电熨、激光、冷冻、微波、红外线治疗以及宫颈环形电切术等。在上述各种治疗方法中,我国多年采用的是电熨激光和微波治疗,国外有关冷冻治疗的报道较多。上述各种疗法对慢性宫颈炎的治愈率均在 90% 左右。宫颈环形电切术是近年兴起的一种新技术。其操作简单,花费低廉,具有手术时间短、患者疼痛极轻、术后出血少等优点。除治疗慢性宫颈炎外,宫颈环形电切术还是治疗宫颈上皮内瘤样病变和宫颈早期浸润癌的主要手段,其切除标本可供病理学检查,因而受到医师和患者的欢迎。聚焦超声治疗慢性宫颈炎是继宫颈环形电切术后的又一新疗法,与传统的物理治疗方法不同,它是利用聚焦超声良好的组织穿透性和定位性,将声波聚焦在宫颈病变深部,而不是直接破坏表面黏膜层,通过超声波在焦点处产生的热效应、空化效应和机械效应,破坏深部病变组织后,由深及浅,促进健康组织的再生和表皮的重建。虽然聚焦超声治疗慢性宫颈炎的疗效与其他物理疗法相同,但因其辐照部位无急性组织坏死和结痂、脱落现象,故具有术后排液和出血少、局部感染机会少、恢复较快的优点。但聚焦超声用于治疗宫颈不典型增生的疗效,需进一步研究证实。

第八章　危重症医学

第一节　休　　克

一、感染性休克

(一)概述

感染性休克,亦称脓毒性休克,是指由微生物及其毒素等代谢产物所引起的脓毒性休克,感染灶中的微生物及其毒素、胞壁产物等侵入血循环,激活宿主的各种细胞和体液系统,产生炎性介质,作用于机体各种器官、系统,影响其灌注,导致组织细胞缺血缺氧、代谢紊乱、功能障碍,甚至多器官功能衰竭。因此感染性休克是微生物因子和机体防御机制相互作用的结果,微生物的毒力数量以及机体的内环境与应答是决定感染性休克的发生发展的重要因素,革兰氏阴性细菌感染常可引起感染性休克。

(二)病因

1. 病原菌

感染性休克的常见致病菌为革兰氏阴性细菌,如肠杆菌科细菌(大肠杆菌、克雷白杆菌等)、不发酵杆菌(假单胞菌属、不动杆菌属等)、脑膜炎球菌、类杆菌等;革兰氏阳性菌,如葡萄球菌、链球菌、肺炎链球菌、梭状芽孢杆菌等也可引起休克,某些病毒性疾病,如流行性出血热,其病程中也易发生休克;某些感染,如革兰氏阴性细菌败血症、暴发性流脑、肺炎、化脓性胆管炎、腹腔感染、菌痢(幼儿)易并发休克。

2. 宿主因素

原有慢性基础疾病,如肝硬化、糖尿病、恶性肿瘤、白血病、烧伤、器官移植及长期接受肾上腺皮质激素等免疫抑制剂,抗代谢药物,细菌毒类药物和放射治疗,或应用留置导尿管或静脉导管者可诱发感染性休克,因此本病较多见于医院内感染患者、老年人、婴幼儿、分娩妇女、大手术后体力恢复较差者尤易发生。

3. 细菌毒素

特殊类型的感染性休克中毒性休克综合征(toxic shock syndrome,TSS)是由细菌毒素引起的严重症候群,最初报道的TSS是由金葡菌所致,近年来发现类似征群也可由链球菌引起。

(1)金葡菌TSS是由非侵袭性金葡菌产生的外毒素引起的。随着阴道塞的改进,停止使用高吸水性阴道塞后,金葡菌TSS发病率已明显下降,而非经期TSS增多,其感灶以皮肤和皮下组织、伤口感染居多,其次为上呼吸道感染等,无性别、种族和地区特点,国内所见患者几乎均属非经期TSS。从患者的阴道、宫颈局部感灶中可分离得金葡菌,但血培养为阴性,从该非侵袭性金葡菌中分离到致热原性外毒素C(PEC)和肠毒素F(SEF),统称为中毒性休克综合征毒素1(TSST-1),被认为与TSS发病有关,用提纯的TSST-1注入动物体内,可引起似人类TSS的症状。TSS的主要临床表现为急起高热,头痛,神志模糊,猩红热皮疹,1~2周后皮肤脱屑(足底显著),严重低血压或直立性晕厥。常有多系统受累现象,包括胃肠道(呕吐、腹泻、弥漫性腹痛),肌肉(肌痛、血CPK增高),黏膜(结膜、咽、阴道)充血,中枢神经系统(头痛、眩晕、定向力障碍、神志改变等),肝脏(黄疸、ALT和AST值增高等),肾脏(少尿或无尿、蛋白尿,血尿素氮和肌酐增高等),心脏(可出现心力衰竭、心肌炎、心包炎和房室传导阻滞等),血液(血小板降低等),经期TSS患者阴道常有排出物,宫颈充血,糜烂,附件可有压痛,约3%复发。

(2)链球菌TSS(STSS),亦称链球菌TSS样综合征(TSLS)。主要致病物质为致热性外毒素A(SPEA),SPEA作为超抗原(super antigen,SAg)刺激单核细胞产生肿瘤坏死因子(TNF-a)、白介素(IL-1),并可直接抑制心肌,引起毛细血管渗漏而导致休克。例如,猩红热样疾病暴发流行,十分罕见,起病急骤,有畏寒、发热、头痛、咽痛(40%)、咽部充血、呕吐(60%)、腹泻(30%),发热第二天出现猩红热样皮疹,恢复期脱屑、脱皮,全身中毒症状严重,近半数有不同程度低血压,甚至出现昏迷,少数有多器官功能损害。从多数患者咽拭子培养中分离出毒力较强的缓症链球菌,个别患者血中亦检出相同致病菌,但未分离得乙型溶血性链球菌,从恢复期患者血清中检出相应抗体,将分离得的菌株注入兔或豚鼠皮下可引起局部肿胀及化脓性损害,伴体温升高。经及时抗菌(用青霉素、红霉素或克林霉素等)及抗体休克治疗,绝大多数患者可恢复。

(三)发病机理

感染性休克的发病机理极为复杂,研究者提出的微循环障碍学说,为休克的发病机理奠定了基础。目前的研究已深入到细胞和分子水平,微生物及其毒素和胞壁组分(如脂多糖、LPS等)激活机体的各种应答细胞(包括单核-巨噬细胞、中性粒细胞、内皮细胞等)及体液系统(如补体、激肽、凝血和纤溶等系统)产生各种内源性介质、细胞因子等,在发病中起重要作用,感染性休克是多种因素互相作用、互为因果的综合结果。

1. 微循环障碍的发生与发展

在休克发生发展过程中,微血管容积的变化可经历痉挛、扩张和麻痹三个阶段,亦即微循环的变化包括缺血缺氧期、淤血缺氧期和微循环衰竭期三个阶段。

(1) 缺血缺氧期:此期微循环改变的特点为除心、脑血管外,皮肤及内脏(尤其是腹腔内脏)微血管收缩,微循环灌注减少,毛细血管网缺血缺氧,其中流体静压降低,组织间液通过毛细血管进入微循环,使毛细血管网获得部分充盈(自身输液)。参与此期微循环变化的机制主要有交感-肾上腺素髓质系统释放的儿茶酚胺,肾素-血管紧张素系统,血管活性脂[胞膜磷脂在磷脂酶 A2 作用下生成的生物活性物质,如血小板活化因子(PAF),以及花生四烯酸代谢产物,如血栓素 A2(thromboxane A2,TXA2)、白三烯(Leukotriene,LT)]等。

(2) 淤血缺氧期:此期的特点是无氧代谢产物(乳酸)增多,肥大细胞释放组胺和缓激肽形成增多,微动脉与毛细血管前括约肌舒张,而微静脉持续收缩,白细胞附壁黏着、嵌塞,致微循环内血流淤滞,毛细血管内流体静压增高,毛细血管通透性增加,血浆外渗,血液浓缩,有效循环血量减少,回心血量进一步降低,血压明显下降,缺氧和酸中毒更明显,氧自由基生成增多,引起广泛的细胞损伤。

(3) 微循环衰竭期:血液不断浓缩,血细胞聚集,血液黏滞性增高,又因血管内皮损伤等原因致凝血系统激活而引起 DIC,微血管床堵塞,灌流更形减少,并出血等,导致多器官功能衰竭,使休克难以逆转。

根据血流动国学改变,感染性休克可分为高动力学型(高排低阻型)和低动力学型(低排高阻型),前者如不及时纠正,最终会发展为低动力型。高动力学型休克的发生可能与组胺、缓激肽的释放有关;动-静脉短路开放,构成微循环的非营养性血流通道,血液经短路回心,心构成输出量可正常、甚或增加,而内脏微循环营养性血流灌注则减少;内毒素激活组氨酸脱羧酶,加速组胺的生成,肥大细胞释放组胺增加;加上内毒素对血管平滑肌细胞膜的直接损伤作用导致胞膜正常运转钙离子的能力降低而使血管张力降低等有关,低动力型休克的发生与 α 受体兴奋有关。

2. 休克的细胞机理

微循环障碍在休克的发生中固然重要,但细胞的损伤可发生在血流动力学改变之前,亦即细胞的代谢障碍可为原发性,可能由内毒素直接引起。胞膜功能障碍出现最早,胞膜损伤使膜上的 Na$^+$-K$^+$-ATP 酶运转失灵,致细胞内 Na$^+$ 增多、K$^+$ 降低,细胞出现水肿。线粒体是休克时最先发生变化的细胞器,当其受损后可引起下列变化:其呼吸链功能发生障碍,造成代谢紊乱;其氧化磷酸化功能降低,致三羧酸循环不能正常运行,ATP 生成减少,乳酸积聚;胞膜上的离子泵发生障碍,细胞内外 Na$^+$、K$^+$、Ca^{2+}、Mg^{2+} 等离子浓度差转移,K$^+$ 和 Ca^{2+} 从线粒体丢失,胞浆内 Ca^{2+} 增多,激活胞膜上的磷脂酶 A2,使胞膜磷脂分解,造成胞膜损伤,其通透性增高,Na$^+$ 和水进入线粒体,使之肿胀,结构破坏。溶酶体含多种酶,为细胞内主要消化系统,休克时溶酶体膜通透性增高,溶酶释出,造成细胞自溶死亡。内毒素除可激活体液系统外,亦可直接作用于各种反应细胞产生细胞因子和代谢产物。

(1)内皮细胞:造成细胞毒反应(NO)等。

(2)中性粒细胞:使之趋化聚集,起调理和吞噬作用;合成 PAF、TXA2、前列腺素(PGE)、LTB 4 等;释放氧自由基、溶酶体酶、弹性蛋白酶等。

(3)血小板:聚集,合成 TXA2 等。

(4)单核巨噬细胞:释放肿瘤坏死因子(TNF)、白介素-1(IL-1)、溶酶体酶、纤溶酶、原前活化素等。

(5)嗜碱性粒细胞和肥大细胞:释放组胺、PAF、LT 等。

(6)脑垂体和下丘脑:分别释放 ACTH,β-内啡肽以及促甲状腺激素释放激素(TRH)等。TNF 在休克中的重要性已受到广泛重视,TNF 可与体内各种细胞的特异性受体结合,产生多种生理效应。TNF 与 IL-1、IL-6、IFN-γ、PAF 等细胞因子有相互协同作用,在血管内皮细胞损伤中有重要意义,而转化生长因子(TGF-β1)则可减轻 TNF 等因子的作用,TNF 可激活中性粒细胞和淋巴细胞等,使胞膜上黏附蛋白的表达增加,白细胞与内皮细胞间的黏附力增强,内白细胞胞膜上黏附蛋白表达亦加强,造成内皮细胞损伤和通透性增高,促进血凝等。动物实验证明输液大剂量 TNF 后可产生似感染性休克的血流动力学、血液生化和病理学改变,使动物迅速死亡。

3. 休克时的代谢改变,电解质和酸碱平衡失调

在休克应激情况下,糖原和脂肪分解代谢亢进,初期血糖、脂肪酸和甘油三酯均增高,随休克进展糖源耗竭,血糖降低,胰岛素分泌减少,胰高糖素则分泌增多。休克初期,由于细菌毒素对呼吸中枢的直接刺激或有效循环血量降低的反射性刺激而引起呼吸增快、换气过度,导致呼吸性碱中毒;继而因脏器氧合血液灌注不足,生物氧化过程发生障碍,三羧酸循环抑制,ATP 生成减少,乳酸形成增多,导致代谢性酸中毒,呼吸深大而快。休克晚期,常因中枢神经系统或肺功能损害而导致混合性酸中毒,可出现呼吸节律或幅度的改变,ATP 生成不足,使胞膜上钠泵运转失灵,致细胞内外离子分布失常;Na^+ 内流带入水,造成细胞水肿,线粒体明显肿胀,基质改变;K^+ 则流向细胞外;细胞内外 Ca^{2+} 的浓度有千倍之差,此浓度差有赖于胞质膜对 Ca^{2+} 的通透性和外泵作用得以维持,胞膜受损时发生钙内流,胞浆内 Ca^{2+} 超载可产生许多有害作用,如活化磷脂酶 A2,水解胞膜磷脂产生花生四烯酸,后者经环氧化酶和脂氧化酶代谢途径分别产生前列腺素(PGFa、PGE2、PGD2)、前列环素(PGI2)、TXA2 和 LT(LTB4、LTC4、LTD4、LTE4)等炎症介质。上述产物可影响血管张力、微血管通透性,并作用于血小板和中性粒细胞,引起一系列病理生理变化,在休克的发生发展中起重要作用。

4. 休克时重要脏器的功能和结构改变

(1)肾脏:肾血管平滑肌 A-V 短路丰富,休克时肾皮质血管痉挛,而近髓质微

循环短路大量开放,致皮质血流大减而髓质血流相对得到保证。如休克持续,则肾小管因缺血缺氧而发生坏死,间质水肿,易并发急性肾衰竭。并发 DIC 时,肾小球毛细血管丛有广泛血栓形成,造成肾皮质坏死。

(2)肺:休克时肺循环的改变主要为肺微血管收缩,阻力增加,A-V 短路大量开放,肺毛细血管灌注不足,肺动脉血未经肺泡气体交换即进入肺静脉,造成通气与灌流比例失调和氧弥散功能障碍,PaO_2 下降,而致全身缺氧,此种情况被称为成人呼吸窘迫综合征(ARDS)。中性粒细胞被认为是 ARDS 发病的重要因素,补体激活产物 C5a 吸引中性粒细胞聚集于肺循环,并黏附于肺毛细血管内皮表面,释放多种损伤性介质,如蛋白溶解酶、弹性蛋白酶、胶原酶、花生四烯酸代谢产物(前列腺素、TXA2、LT 等)、氧自由基等。损伤肺实质细胞、内皮细胞、成纤维细胞等使肺泡毛细血管通透性增加,血浆外渗而致间质水肿。TNF、IL-1 细胞因子的释放也导致中性粒细胞趋化和肺内淤滞,并增加其与内皮细胞的黏附力,在缺血缺氧情况下,肺泡表面活性物质分泌减少,肺顺应性降低,易引起肺不张,亦可使肺泡上皮与毛细血管内皮肿胀,加重肺泡通气与灌流间比例失调。休克时血浆纤维连结素(fibronectin,Fn)常因合成减少、降解加速以及消耗增多而降低,可引起肺泡毛细血管膜结构缺陷,以及细菌、毒素、纤维蛋白降解产物难以清除,亦有利于 ARDS 的产生。

(3)心脏:耗氧量高,冠状血管灌流量对心肌功能影响甚大,动脉压显著降低,舒张压降至 5.3 kPa(40 mmHg)以下时,冠状动脉灌注量大为减少,心肌缺血缺氧,亚细胞结构发生明显改变,肌浆网摄钙能力减弱,肌膜上 Na^+-K^+-ATP 酶和腺苷酸环化酶活性降低,代谢紊乱。酸中毒、高钾血症等均可影响心肌功能,心肌抑制因子以及来自脑垂体的 β-内啡肽等对心血管系有抑制作用,心肌缺血再灌注时产生的氧自由基亦可引起心肌抑制与损伤。尽管休克时心搏出量可以正常,但心室功能失常,反映在心脏射血分数降低,心室扩张。心肌纤维可有变性、坏死和断裂、间质水肿。并发 DIC 时,心肌血管内有微血栓形成。

(4)肝脏:受双重血液供应,门脉系统的平滑肌对儿茶酚胺非常敏感,此外门脉系统血流压差梯度小,流速相对缓慢,故休克时肝脏易发生缺血、血液淤滞与DIC。肝脏为机体代谢、解毒和凝血因子与纤溶原等的合成器官,持久缺氧后肝功能受损,易引起全身代谢紊乱和乳酸盐积聚,屏障功能减弱和 DIC 形成,常使休克转为难治,肝小叶中央区肝细胞变性、坏死,中央静脉内有微血栓形成。

(5)脑:脑组织需氧量很高,其糖原含量甚低,主要依靠血流不断供给,当血压下降至 7.9 kPa(60 mmHg)以下时,脑灌流量即不足,脑缺氧时,星形细胞首先发生肿胀而压迫血管,血管内皮细胞亦膨胀,造成微循环障碍和血液流态异常而加重脑缺氧,ATP 贮存量耗尽后其钠泵作用消失而引起脑水肿,如短期内不能使脑循环恢复,脑水肿继续发展则较难逆转。

(6)其他:肠道交感神经分布丰富,在休克时其血液循环消减,肠黏膜缺血、损伤,继而水肿,出血,细菌入侵,内毒素进入血循环使休克加重。此外,组氨酸脱羧酶活化释放组胺,导致腹腔内脏和门脉血管床淤血,血浆渗漏而加重休克,严重缺血缺氧时胰腺溶酶体释出蛋白溶解酶而造成严重后果。

(四) 临床表现

除少数高排低阻型休克(暖休克)患者外,多数患者有交感神经兴奋症状:患者神志尚清,但烦躁、焦虑、神情紧张、面色和皮肤苍白、口唇**和甲**床轻度发绀、肢端湿冷。可有恶心、呕吐、尿量减少。心率增快,呼吸深而快,血压尚正常或偏低,脉压小。眼底和甲皱微循环检查可见动脉痉挛。

随着休克发展,患者烦躁或意识不清;呼吸浅速;心音低钝;脉搏细速,按压稍重即消失;表浅静脉萎陷;血压下降,收缩压降低至 10.6 kPa(80 mmHg)以下,原有高血压者,血压较基础水平降低 20%～30%,脉压小;皮肤湿冷、发绀,常明显发花;尿量更少、甚或无尿。休克晚期可出现 DIC 和重要脏器功能衰竭等。

(五) 检查

1. 血象

白细胞计数大多增高,在 $15\times10^9\sim30\times10^9/L$ 范围,中性粒细胞增多伴核左移现象,血细胞压积和血红蛋白增高为血液浓缩的标志,并发 DIC 时血小板进行性减少。

2. 病原学检查

在抗菌药物治疗前常规进行血(或其他体液、渗出物)和脓液培养(包括厌氧菌培养),分离得致病菌后作药敏试验,溶解物试验(LLT)有助于内毒素的检测。

3. 尿常规和肾功能检查

发生肾衰竭时,尿比重由初期的偏高转为低而固定(1.010 左右),血尿素氮和肌酐值升高;尿/血肌酐<20;尿渗透压降低,尿/血渗<1.1;尿钠排泄量(mmol/L)>40;肾衰指数>1;钠排泄分数(%)>1。以上检查可与肾前性肾功能不全鉴别。

4. 酸碱平衡的血液生化检查

二氧化碳结合力(CO_2CP)为临床常测参数,但在呼吸衰竭和混合性酸中毒时,必须同时作血气分析,测定血 pH、动脉血 $PaCO_2$、标准 HCO_3^- 和实际 HCO_3^-、缓冲碱与碱剩余等,尿 pH 测定简单易行,血乳酸含量测定有预后意义。

5. 血清电解质测定

休克患者血钠多偏低,血钾高低不一,取决于肾功能状态。

6. 血清酶的测定

血清 ALT、CPK、LDH 同工酶的测量可反映肝、心等脏器的损害情况。

7. 血液流变学和有关 DIC 的检查

休克时血液流速减慢,毛细血管淤滞,血细胞、纤维蛋白、球蛋白等聚集,血液黏滞度增加,故初期血液呈高凝状态,其后纤溶亢进,而转为低凝。有关 DIC 的检查包括消耗性凝血障碍和纤溶亢进两方面:前者有血小板计数,凝血酶原时间,纤维蛋白原,白陶土凝血活酶时间等;后者包括凝血酶时间,纤维蛋白降解产物(FDP),血浆鱼精蛋白副凝(3P)和乙醇胶试验以及优球蛋白溶解试验等。

8. 其他

心电图、X 线检查等可按需进行。

(六) 诊断

1. 诊断

对易并发休克的一些感染性疾病患者应密切观察病情变化,检测血象,病原学检查,尿常规和肾功能检查,血液生化检查,血清电解质测定,血清酶的测定,血液流变学有关 DIC 的检查等,以此来进行诊断。

2. 鉴别诊断

感染性休克应与低血容量性休克、心源性休克、过敏性休克、神经源性休克等鉴别;低血容量性休克多因大量出血(内出血或外出血)、失水(如呕吐、腹泻、肠梗阻等)、失血浆(如大面积烧伤等)等使血容量突然减少所致;心源性休克系心脏搏血功能低下所致,常继发于急性心肌梗死、急性心包堵塞、严重心律失常、各种心肌炎和心肌病、急性肺源性心脏病等;过敏性休克常因机体对某些药物(如青霉素等)或生物制品发生过敏反应所致;神经源性休克可由外伤、剧痛、脑脊髓损伤、麻醉意外等引起,因神经作用使外周围血管扩张,有效血管量相对减少所致。

(七) 治疗

1. 病因治疗

在病原菌未明确前,可根据原发病灶、临床表现,推测最可能的致病菌,选用强力的、抗菌谱广的杀菌剂进行治疗,在分离得病菌后,宜按药物试验结果选用药物。剂量宜较大,首次给冲击量,由静脉滴入或缓慢推注。为更好地控制感染,宜联合用药,但一般二联已足够。常用者为一种 β-内酰胺类加一种氨基糖苷类抗生素,肾功能减退者后者慎用或勿用。为减轻毒血症,在有效抗菌药物治疗下,可考虑短期应用肾上腺皮质激素。应及时处理原发感染灶和迁徙性病灶。重视全身支持治疗以提高机体的抗病能力。不同致病菌脂多糖(LPS)核心区和类脂 A 结构高度保守,可通过被动免疫进行交叉保护。

2. 药物治疗

(1) 补充血容量。

有效循环血量的不足是感染性休克的突出矛盾。故扩容治疗是抗休克的基本手段。扩容所用液体应包括胶体和晶体。各种液体的合理组合才能维持机体内环境的恒定。胶体液有低分子右旋糖酐、血浆、白蛋白和全血等。晶体液中碳酸氢钠复方氯化钠液较好。休克早期有高血糖症,加之机体对糖的利用率较差,且高血糖症能导致糖尿和渗透性利尿带出钠和水,故此时宜少用葡萄糖液。

①体液。

低分子右旋酐(分子量2万~4万):能覆盖红细胞、血小板和血管内壁,增加互斥性,从而防止红细胞凝聚,抑制血栓形成,改善血流。输注后可提高血浆渗透压、拮抗血浆外渗,从而补充血容量,稀释血液,降低血黏度,疏通微循环,防止DIC。在肾小管内发挥渗透性利尿作用。静注后2~3 h其作用达高峰,4 h后渐消失,故滴速宜较快。每日用量为10% 500~1500 mL,一般为1000 mL。有严重肾功能减退、充血性心力衰竭和出血倾向者最好勿用。偶可引起过敏反应。血浆、白蛋白和全血:适用于肝硬化或慢性肾炎伴低蛋白血症、急性胰腺炎等患者。无贫血者不必输血,已发生DIC者输血亦应审慎。细胞压积以维持每天35%~40%较合适。其他:羟乙基淀粉能提高胶体渗透压、增加血容量、副作用少、无抗原性、很少引起过敏反应为其优点。

②晶体液。

碳酸氢钠林格液和乳酸钠林格液等平衡盐液所含各种离子浓度较生理盐水更接近血浆中的水平,可提高功能性细胞外液容量,并可部分纠正酸中毒。对肝功能明显损害者以用碳酸氢钠林格液为宜。5%~10%葡萄糖液主要供给水分和热量,减少蛋白质和脂肪的分解。25%~50%葡萄糖液尚有短暂扩容和渗透性利尿作用,休克早期不宜用。

扩容输液程序、速度和输液量:一般先输低分子右旋糖酐(或平衡盐液),有明显酸中毒者可先输给5%碳酸氢钠,在特殊情况下可输给白蛋白或血浆。滴速宜先快后慢,用量应视患者具体情况和原心肾功能状况而定。对有明显脱水、肠梗阻、麻痹性肠梗阻以及化脓性腹膜炎等患者,补液量应加大;而对有心脏病的患者则应减慢滴速并酌减输液量。在输液过程中应密切观察有无气促和肺底啰音出现。必要时可在CVP或肺动脉楔压(PAWP)监护下输液,如能同时监测血浆胶体渗透压和PAWP的梯度,对防止肺水肿的产生有重要参考价值,若二者的压差>1.07 kPa,则发生肺水肿的危险性较小。扩容治疗要求达到:组织灌注良好;患者神情安宁、口唇红润、肢端、温暖、发绀消失;收缩压>12 kPa(90 mmHg)、脉压>4 kPa;脉率<100次/min;尿量>30 mL/h;血红蛋白恢复基础水平,血液浓缩现象消失。

(2)纠正酸中毒。

根本措施在于改善组织的低灌注状态。缓冲碱主要起治标作用,且血容量不足时,缓冲碱的效能亦难以充分发挥。纠正酸中毒可增强心肌收缩力、恢复血管对血管活性药物的反应性,并防止DIC的发生。首选的缓冲碱为5%碳酸氢钠,其次为11.2%乳酸钠(肝功能损害者不宜用)。三羟甲基氨基甲烷(THAM)适用于需限钠患者,因其易透入细胞内,有利于细菌内酸中毒的纠正;其缺点为滴注溢出静脉外时可致局部组织坏死,静滴速度过快可抑制呼吸,甚至呼吸停止。此外,尚可引起高钾血症、低血糖、恶心呕吐等。

（3）血管活性药物的应用。

旨在调整血管舒缩功能、疏通微循环淤滞,以利休克的逆转。

① 扩血管药物。

必须在充分扩容的基础上使用,适用于低排高阻型休克（冷休克）。

α受体阻滞剂:可解除内源性去甲肾上腺素所引起的微血管痉挛和微循环淤滞。可使肺循环内血液流向体循环而防治肺水肿。本组的代表药物为酚妥拉明（苄胺唑啉）,其作用快而短,易于控制。剂量为 5～10 mg/次（儿童 0.1～0.2 mg/kg）以葡萄糖液 500～100 mL 稀释后静滴,开始时宜慢,以后根据反应,调整滴速。情况紧急时,可先以小剂量加入葡萄糖液或生理盐水 10～20 mL 中缓注,继以静滴,0.1～0.3 mg/min。主功能不全者宜与正性肌力药物或升压药合用以防血压骤降。氯丙嗪具有明显中枢神经安定和降温作用,能降低组织耗氧量,还能阻断 α 受体、解除血管痉挛;适用于烦躁不安、惊厥和高热患者,但对年老有动脉硬化和呼吸抑制者不相宜,肝功能损害者忌用;剂量为每次 5～1.0 mg/kg,加入葡萄糖液中静滴或肌注,必要时可重复。

β受体兴奋剂:典型代表为异丙肾上腺素,具强力 β_1 和 β_2 受体兴奋作用,有加强心缩和加快心率、加速传导以及扩血管作用。在增强心缩的同时,显著增加心肌耗氧量和心室的应激性,易引起心律失常。有冠心病者忌用。剂量为 0.1～0.2 mg,滴速为成人 2～4 μg/min,儿童 0.05～0.2 μg/(kg·min)。心率以不超过 120 次（儿童 140 次）/min 为宜。多巴胺为合成去甲肾上腺素和肾上腺素的前体。具有兴奋 α、β 和多巴胺受体等作用,视剂量大小而异:当剂量为每分钟 2～5 μg/kg 时,主要兴奋多巴胺受体,使内脏血管扩张,尤其使肾脏血流量增加、尿量增多;剂量为每分钟 6～15 μg/kg 时,主要兴奋 β 受体,使心缩增强、心排出量增多,而对心率的影响较小,较少引起心律失常,对 β_2 受体的作用较弱;当剂量＞每分钟 20 μg/kg 时,则主要起 α 受体兴奋作用,也可使肾血管收缩,应予注意。常用剂量为 10～20 mg,初以每分钟 2～5 μg/kg 滴速滴入,继而按需要调节滴速,最大滴速为 0.5 mg/min。多巴胺为目前应用较多的抗休克药,对伴有心缩减弱、尿量减少而血容量已补足的休克患者疗效较好。

抗胆碱能药:为我国创用。有阿托品、山莨菪碱、东莨菪碱。改善微循环;阻断 M 受体,维持细胞内 cAMP/cGMP 的比值态势;兴奋呼吸中枢,解除支气管痉挛,抑制腺体分泌,保持通气良好;调节迷走神经,较大剂量时可解除迷走神经对心脏的抑制,使心率加速;抑制血小板和中性粒细胞凝聚等作用。大剂量阿托品可引起烦躁不安、皮肤潮红、灼热、兴奋、散瞳、心率加速、口干等。东莨菪碱对中枢神经的作用以抑制为主,有明显镇静作用,剂量过大可引起谵妄、激动不安等。山莨菪碱在解并能方面有选择性较高,而副作用相对较小的优点,临床用于感染性休克,常取代阿托或东莨菪碱。有青光眼者忌用本组药物。剂量为:阿托品成人 0.3～0.5 mg/次,儿童每次 0.03～0.05 mg/kg;东莨菪碱成人 0.3～0.5 mg 次,儿童每次 0.006 mg/kg;山莨菪碱成人 10～20 mg/次,静脉注射,每天注射一次,病情好转后逐渐延长给药间隔直到停药。如用药 10 次以上仍无效,或出现明显中毒症状,应即停用,并改用其他药物。

② 缩血管药物。

仅提高血液灌注压,而血管管径却缩小,影响组织的灌注量。此输液中加入缩血管药后限制了滴速和滴入量,并使 CVP 假易上升,故从休克的病理生理角度而言,缩血管药物的应用似弊多利少,应严重掌握指征。在下列情况下可考虑应用:血压骤降,血容量一时未能补足,可短时期应用小剂量以提高血压、加强心缩、保证心脑血供;与 α 受体阻滞剂或其他扩血管药联合应用以消除其 α 受体兴奋作用而保留其 β 受体兴奋作用,并可对抗 α 受体阻滞剂的降压作用,尤适用于伴心功能不全的休克患者。常用的缩血管药物有去甲肾上腺素与间羟胺。剂量为:去甲肾上腺素 0.5～2.0 mg,滴速 4～8 μg/min;间羟胺 10～20 mg,滴速 20～40 滴/分钟。近年来有报道称对补充血容量和使用小剂量多巴胺无效的患者,于应用去甲肾上腺素后休克获逆转者。

(4) 维护重要脏器的功能。

① 强心药物的应用。

重症休克和休克后期患者常并发心功能不全,是因细菌毒素、心肌缺氧、酸中毒、电解质紊乱、心肌抑制因子、肺血管痉挛、肺动脉高压和肺水肿加重心脏负担,以及输液不当等因素引起。老年人和幼儿尤易发生,可预防应用毒毛旋花甙或毛花甙 C。出现心功能不全征象时,应严重控制静脉输液量和滴速。除给予快速强心药外,可给血管解痉药,但必须与去甲肾上腺素或多巴胺合用以防血压骤降。大剂量肾上腺皮质激素有增加心搏血管和降低外周血管阻力、提高冠状动脉血流量的作用,可早期短程应用。同时给氧、纠正酸中毒和电解质紊乱,并给能量合剂以纠正细胞代谢失衡状态。

② 维持呼吸功能、防治 ARDS。

肺为休克的主要靶器官之一,顽固性休克常并发肺功能衰竭。此外脑缺氧、脑水肿等亦可导致呼吸衰竭。休克患者均应给氧,经鼻导管(4～6 L/min)或面罩间歇加压输入。吸入氧浓度以 40% 左右为宜。必须保持呼吸道通畅。在血容量补足后,如患者有神志欠清、痰液不易清除、气道阻塞现象时,应及早考虑作气管插管或切开并行辅助呼吸(间歇正压),并清除呼吸道分泌物,注意防治继发感染。对吸氧而不能使 PaO$_2$ 达满意水平(>9.33～10.7 kPa)间歇正压呼吸亦无效的 A-V 短路开放患者,应及早给予呼气末正压呼吸(PEEP),可通过持续扩张气道和肺泡增加功能性残气量,减少肺内分流,提高动脉血氧分压,改善肺的顺应性,增高肺活量。除纠正低氧血症外,应及早给予血管解劝痉剂以降低肺循环阻力,并应正确掌握输液,控制入液量,尽量少用晶体液。为减轻肺间质水肿可给 25% 白蛋白和大剂量呋塞米(如血容量不低);大剂量肾上腺皮质激素临床应用效果不一,有待进一步验证。必要时可于疾病早期给予较大剂量、短程(不超过 3 d)治疗,以发挥其药物作用而避免有害作用。肺表面活性物质(PS)在 ARDS 中有量和质的改变。以天然 PS 或人工合成 PS 替代治疗新生儿呼吸窘迫综合征(RDS)已取得肯定疗效;在少数 ARDS 的前瞻性、随机、对照观察中,人工合成 PS 喷雾治疗亦证明有效,并提高了患者的存活率。乙酮可可碱对急性肺损伤有较好的保护作用,早期应用可减少中性粒细胞在肺内积聚,抑制肺毛细血管的渗出,防止肺水肿形成,具阻断 RDS 形成的作用;IL-1 与 TNF 均为 ARDS 的重要损伤性介质,乙酮可可碱能抑制二者对白细胞的激活作用,为治疗 ARDS 与多器官功能衰竭较好的药物,对实验动物的 RDS 证明有较好的保护作用。

③ 肾功能的维护。

休克患者出现少尿、无尿、氮质血症等时,应注意鉴别其为肾前性或急性肾功能不全所致。在有效心搏血量和血压回复之后,如患者仍持续少尿,可行液体负荷与利尿试验:快速静滴甘露醇 100~300 mL,或静注呋塞米 40 mg;如排尿无明显增加,且心脏功能良好,则可重复一次;若仍无尿,提示可能已发生急性肾功能不全,应给予相应处理。

④ 脑水肿的防治。

脑缺氧时,易并发脑水肿,出现神志不清、一过性抽搐和颅内压增高,甚至发生脑疝,应及早给予血管解痉剂、抗胆碱类药物、渗透性脱水剂(如甘露醇)、呋塞米,并没有部降温与大剂量肾上腺皮质激素(地塞米松 10~20 mg)静注以及高能合剂等。

⑤ DIC 的治疗。

DIC 的诊断一经确立后,采用中等剂量肝素,每 4~6 h 静注或静滴 1.0 mg/kg(一般为 50 mg,相当于 6250 U),使凝血时间(试管法)控制在正常的 2 倍以内。DIC 控制后方可停药。如并用潘生丁剂量可酌减。在 DIC 后期,继发性纤溶成为出血的主要原因时,可加用抗纤溶药物。

⑥ 肾上腺皮质激素和 β-内啡肽拮抗剂。

肾上腺皮质激素具有多种药理作用。如降低外周血管阻力,改善微循环;增强心缩,增加心搏血量;维持血管壁、胞膜和溶酶体膜的完整性与稳定性,减轻和制止毛细胞渗漏;稳定初体系统,抑制中性粒细胞等的活化;维持肝脏线粒体的正常氧化磷酸化过程和肝酶系统的功能;抑制花生四烯酸代谢;抑制脑垂体 β-内啡肽的分泌;拮抗内毒素、减轻毒血症,并有非特异性抗炎作用,能抑制炎症介质和细胞因子的分泌。此外,尚有解除支气管痉挛,抑制支气管腺体分泌,促进炎症吸收;降低颅内压和减轻脑水肿等作用。动物实验和早期临床应用(采用大剂量:30 mg/kg 强的松龙或 2 mg/kg 地塞米松)已取得相当效果;但近年多次多中心协作前瞻性、对照研究,未能证实激素的疗效。因此主张除肾上腺功能不全者外,不推荐用于感染性休克。同样,β-内啡肽拮抗剂,如纳洛酮早期应用曾有取得满意效果的报道,但经过细的对照研究未获证实。

⑦ 其他辅助性治疗。

感染性休克是机体在微生物及其毒素等产物作用下体液系统和炎性细胞激活后经复杂的途径相互作用的后果,因此采取针对某单一病理过程的措施,往往难以充分发挥保护作用。目前的治疗研究主要针对三个方面。a. 细菌的组分:防止微生物组分活化宿主细胞,如采用抗内毒素抗血清、单抗等。LPS 激活宿主细胞的作用点为效应细胞膜上的受体、CD14(磷酸肌醇糖蛋白)。LPS 与血清中蛋白质结合成 LBP(LPS 结合蛋白),作为载体蛋白,增加 CD14 对 LPS 的敏感性。应用抗 CD14 单抗可抑制 LPS/LBP 与细胞的结合。某些中性粒细胞产生的内源性蛋白质亦可结合和中和 LPS,如杀菌性/通透性增加蛋白(bactericidal permeability-increasing protein,BPI),BPI 与 LPS 的亲和力较 LBP 强 $10\sim1000$ 倍,故可与 LBP 竞争结合 LPS。其次改变 LPS 主要成分类脂 A 的结构亦可减轻其毒性,多种类脂 A 类似物或其前体已试用于拮抗内毒素。b. 炎症介质和细胞因子:重要者有 TNF-a、IL-1 等。TNF 单抗和 IL-1 受体拮抗剂(IL-1Ra)等在动物模型中已证实有保护作用。抑制补体(C)激活亦具抗炎症作用,抗 C5a 单抗以及 PAF 受体拮抗剂(PAF、Ra),抗花生四烯酸代谢产物的 TaX2 抑制剂、白三烯(LT)抑制剂、环氧化酶和指氧化酶抑制剂、NO 合成酶抑制剂、磷酸二酯酶抑制剂(如乙酮可可碱等)等均已进行了大量动物实验和部分临床研究工作。c. 组织器官损害的控制:多数脓毒病并发的组织损害系由活化的中性粒细胞移行至组织器官、释出其破坏性酶和反应分子所致。采用抑制中性粒细胞趋化、活化、黏附内皮细胞等措施可阻断这一过程,例如应用 C5a 单抗、IL-6 单抗、磷酸二酯酶抑制剂、CD18(中性粒细胞 β2-整合素亚单位)单抗、内皮细胞-白细胞黏附因子(ELAM)单抗、IL-4 和转化生长因子-β(transforming growth factor-β)等。抗氧化剂和氧自由基清除剂,如超氧化物歧化酶(SOD)、别嘌呤醇、去铁铵、二甲亚砜、维生素 C 和维生素 E 等,以及蛋白酶抑制剂,如抑肽酶、抗凝血酶 I 等对组织损伤亦有保护作用。

(八) 并发症

感染性休克是发病率、死亡率较高的一种循环障碍综合征,由它所引起的并发症对患者的生命构成极大的威胁。

1. 急性呼吸窘迫综合征(ARDS)

急性呼吸窘迫综合征是指严重感染、创伤、休克等肺内外袭击后出现的以肺泡毛细血管损伤为主要表现的临床综合征,属于急性肺损伤的严重阶段或类型。

2. 脑水肿

脑水肿是指脑内水分增加、导致脑容积增大的病理现象,是脑组织对各种致病因素的反应。

3. 弥散性血管内凝血(DIC)

休克时可见甲皱毛细血管袢数减少、管径细而缩短、显现呈断线状、充盈不良，血色变紫，血流迟缓失去均匀性，严重者有凝血。眼底检查可见小动脉痉挛、小静脉淤张，动静脉比例可由正常的 2:3 变为 1:2 或 1:3，严重者有视网膜水肿。颅压增高者可见视乳头水肿。

(九) 预防

(1) 积极防治感染和各种容易引起感染性休克的疾病，例如败血症、细菌性痢疾、肺炎、流行性脑脊髓膜炎、腹膜炎等。

(2) 做好外伤的现场处理，如及时止血、镇痛、保温等。

(3) 对失血或失液过多(如呕吐、腹泻、咯血、消化道出血、大量出汗等)的患者，应及时酌情补液或输血。

二、失血性休克

(一) 概述

大量失血引起的休克称为失血性休克，常见于外伤引起的出血、消化性溃疡出血、食管曲张静脉破裂、妇产科疾病所引起的出血等，失血后是否发生休克不仅取决于失血的量，还取决于失血的速度。休克往往是在快速、大量(超过总血量的 30%~35%)失血而又得不到及时补充的情况下发生的。典型临床表现为皮肤苍白、湿冷、花斑、心率增快、口干、呼吸急促、神志改变、血压下降等。

(二) 病因

1. 微循环缺血期

此期微循环变化的特点是：微动脉、后微动脉和毛细血管前括约肌收缩，微循环灌流量急剧减少，压力降低；微静脉和小静脉对儿茶酚胺敏感性较低，收缩较轻；动静脉吻合支可能有不同程度的开放，血液从微动脉经动静脉吻合支直接流入小静脉。引起微循环缺血的关键性变化是交感-肾上腺髓质系统强烈兴奋，不同类型的休克可以通过不同机制引起交感-肾上腺髓质性休克和心源性休克时，心排出量减少和动脉血压降低可通过窦弓反射使交感-肾上腺髓质系统兴奋。在大多数内毒素性休克时，内毒素可直接刺激交感-肾上腺髓质系统并使之发生强烈兴奋。

2. 交感神经兴奋

儿茶酚胺释放增加对心血管系统的总的效应是使外周总阻力增高和心排出量增加，但是不同器官血管的反应却有很大的差别。皮肤、腹腔内脏和肾的血管，由于具有丰富的交感缩血管纤维支配,而且 α 受体又占有优势,因而在交感神经兴奋、儿茶酚胺增多时,这些部位的小动脉、小静脉、微动脉和毛细血管前括约肌都发生收缩。其中由于微动脉的交感缩血管纤维分布最密,毛细血管前括约肌对儿茶酚胺的反应性最强,因此收缩最为强烈,结果是毛细血管前阻力明显升高,微循环灌流量急剧减少,毛细血管的平均血压明显降低,只有少量血液经直捷通路和少数真毛细血管流入微静脉、小静脉,组织因而发生严重的缺血性缺氧。脑血管的交感缩血管纤维分布最少,α 受体密度也低,口径可无明显变化,冠状动脉虽然也有交感神经支配,也有 α 受体和 β 受体,但交感神经兴奋和儿茶酚胺增多却可通过心脏活动加强,代谢水平提高以致扩血管代谢产物特别是腺苷的增多而使冠状动脉扩张。交感兴奋和血容量的减少还可激活肾素-血管紧张素-醛固酮系统,而血管紧张素 II 有较强的缩血管作用,包括对冠状动脉的收缩作用。

此外,增多的儿茶酚胺还能刺激血小板产生更多的血栓素 A2(TXA2),而 TXA2 也有强烈的缩血管作用。

3. 微循环淤血期

在休克的循环缺血期,如未能及早进行抢救,改善微循环,则因组织持续而严重的缺氧,而使局部舒血管物质(如组织胺、激肽、乳酸、腺苷等)增多,后微动脉和毛细血管前括约肌舒张,微循环容量扩大,淤血,发展为休克微循环淤血期。此期微循环变化的特点是:① 后微动脉和毛细血管前括约肌舒张(因局部酸中毒,对儿茶酚胺反应性降低),毛细血管大量开放,有的呈不规则囊形扩张(微血池形成),而使微循环容积扩大。② 微静脉和小静脉对局部酸中毒耐受性较大,儿茶酚胺仍能使其收缩(组织胺还能使肝、肺等微静脉和小静脉收缩),毛细血管后阻力增加,而使微循环血流缓慢。③ 微血管壁通透性升高,血浆渗出,血流淤滞。④ 由于血液浓缩,血细胞压积增大,红细胞聚集,白细胞嵌塞,血小板黏附和聚集等血液流变学的改变,可使微循环血流变慢甚至停止。⑤ 由于微循环淤血,压力升高,进入微循环的动脉血更少(此时小动脉和微动脉因交感神经作用仍处于收缩状态)。由于大量血液淤积在微循环内,回心血量减少,使心排出量进一步降低,加重休克的发展。

缺血性缺氧期微循环变化机理:由于上述微循环变化,虽然微循环内聚积有大量血液,但动脉血灌流量将更少,患者皮肤颜色由苍白而逐渐发绀,特别是口唇和指端,因为静脉回流量和心排出量更少,患者静脉萎陷,充盈缓慢;动脉压明显降低,脉压小,脉细速;心脑因血液供给不足,ATP 生成减少,而表现为心收缩力减弱(心音低),表情淡漠或神志不清。严重的可发生心、肾、肺功能衰竭。这是休克的危急状态,应立即抢救,补液,解除小血管痉挛,给氧,纠正酸中毒,以疏通微循环和防止播散性血管内凝血。

4. 微循环凝血期

从微循环的淤血期发展为微循环凝血期是休克恶化的表现,其特点是:在微循环淤血的基础上,于微循环内(特别是毛细血管静脉端,微静脉,小静脉)有纤维蛋白性血栓形成,并常有局灶性或弥漫性出血,组织细胞因严重缺氧而发生变性坏死。

(1)应激反应使血液凝固性升高,致休克的动因(如创伤、烧伤、出血等)和休克本身都是一种强烈的刺激,可引起应激反应,交感神经兴奋和垂体-肾上腺皮质活动加强,使血液内血小板和凝血因子增加,血小板黏附和聚集能力加强,为凝血提供必要的物质基础。

(2)凝血因子的释放和激活:有的致休克动因(如创伤、烧伤等)本身就能使凝血因子释放和激活。例如,受损伤的细胞组织可释放出大量的组织凝血活酶,启动外源性凝血过程;大面积烧伤使大量红细胞破坏,红细胞膜内的磷脂和红细胞破坏释出 ADP,促进凝血过程。

(3)微循环障碍,组织缺氧,局部组织胺、激肽、乳酸等增多,这些物质一方面引起毛细血管扩张淤血、通透性升高、血流缓慢、血液浓缩红细胞黏滞性增加,有利于血栓形成;另一方面损害毛细血管内皮细胞,暴露胶原,激活凝血因子Ⅻ和使血小板黏附与聚集。

(4)缺氧使单核吞噬细胞系统功能降低,不能及时清除凝血酶原酶、凝血酶和纤维蛋白,结果在上述因素作用下,发生播散性血管内凝血。播散性血管内凝血一旦发生,将使微循环障碍更加严重,休克病情进一步恶化,这是因为:广泛的微血管阻塞进一步加重微循环障碍,使回心血量进一步减少;凝血物质消耗,继发纤溶的激活等因素引起出血,从而使血容量减少;可溶性纤维蛋白多聚体和其裂解产物等都能封闭单核吞噬细胞系统,因而使来自肠道的内毒素不能被充分清除。

由于播散性血管内凝血的发生和微循环淤血的不断加重,以及血压降低所致的全身微循环灌流量的严重不足,全身性的缺氧和酸中毒也将日益严重。严重的酸中毒又可使细胞内的溶酶体膜破裂,释出的溶酶体酶(如蛋白水解酶等)和某些休克动因(如内毒素等)都可使细胞发生严重的乃至不可逆的损害,从而使包括心、脑在内的各重要器官的机能代谢障碍也更加严重,这样就给治疗造成极大的困难,故本期又称休克难治期。

(三)临床表现

容量不足超越代偿功能,就会呈现休克综合病征。心排出血量减少,尽管周围血管收缩,血压依然下降。组织灌注减少,促使发生无氧代谢,形成乳酸增高和代谢性酸中毒。血流再分布,使脑和心供血能得到维持。血管进一步收缩会导致细胞损害。血管内皮细胞的损害致使体液和蛋白丢失,加重低血容量。最终将会发生多器官功能衰竭。肠道黏膜对失血性休克引起的来源肠道的抗体的防御能力遭到损害,很可能就是肺炎和其他感染性并发症的重要发病机制。致死量的失血对内毒素的攻击具有交叉耐受的能力,即致死量的失血能对致死量内毒素的攻击产生保护作用。

（四）检查

对本病的检查主要依靠体格检查和实验检查。

1. 体格检查

详细询问病史并对患者进行严格的体格检查，一般血管内容量不足和肾上腺能的补偿性反应都通过这些检查指标反映出来。

2. 实验检查

实验检测与体格检查不同，因为在急性失血后的短时间内，体液移动还不可能很明显，难以通过血液检测指标反映出来。若失血的过程稍长，体液移动逐步增多，就会使血液呈现浓缩状态，表现为血红蛋白增高、血细胞比容上升、尿素氮与肌酐的比例增大；如果失血的过程较长，失血量较大，特别是自由水丢失逐步增多，还会发生血清钠增高。因此，需根据实验室血液检查准确地估计失血量。

（五）诊断

在很多的情况下，对出血做出诊断并不太困难。病史和体征都能反映出血管内容量不足和肾上腺能的补偿性反应。总之，对休克的失血量应予以充分估计，临床上往往估计不足，值得注意。

当失血较大，引起严重的低容量性休克，而在临床上还难以掌握住切实的和规律性的变化，特别是复苏补液治疗还难以显示积极效果，则应该考虑可以放置中心静脉导管或肺动脉导管，进行有创血流动力学的监测。通过中心测压可以观察到中心静脉压（CVP）和肺动脉楔压（PCWP）降低，心排出血量降低，静脉血氧饱和度（SVO_2）降低及全身血管阻力增高。

（六）治疗

失血性休克的治疗，在程序上，首先要保证气道通畅和止血有效。气道通畅是通气和给氧的基本条件，应予以切实保证。对有严重休克和循环衰竭的患者，还应该进行气管插管，并给予机械通气。止血是制止休克发生和发展的重要措施。压迫止血是可行的有效应急措施，止血带应用也十分有效。应该尽快地建立起两根静脉输液通道。

随输液通道的建立，立即给予大量快速补液。对严重休克，应该迅速输入1～2 L的等渗平衡盐溶液，随后最好补充经交叉配合的血液。为了救命，可以输同型的或O型的红细胞。特别是在应用平衡盐溶液后，在恢复容量中，尚不能满足复苏的要求时，应输用红细胞，使血红蛋白达到10 g/dL以上。但对出血不止的情况，按上述方法补液输血是欠妥的，因为大力进行液体复苏会冲掉血栓，增加失血，降低存活率。为此，特别在医院前急救中，使用高张盐溶液达到快速扩容的做法尚有争议。

在没有通过中心静脉插管或肺动脉插管进行检测的情况下,就要凭以下临床指标来掌握治疗,即尿量需达到 $0.5\sim1.0$ mg/(kg·h),正常心率,正常血压,毛细血管充盈良好,知觉正常。值得提示的是,在针对大量失血进行复苏之后,即在为补偿失血而给予输血之外,还应该再补给一定量的晶体液和胶体液,以便适应体液分离之需。若不理解这一需要,而仅仅采取限制补液和利尿的处理方法,其后果将会加重休克,导致代谢性酸中毒,诱发多器官功能不全,甚至造成死亡。大约 1 d后,体液从分离相转入到利尿相,通过排出血管外蓄积的体液,即增加利尿,使多余体液被动员出来,进而使体液间隙逐渐恢复到伤前的正常水平。

(七) 并发症

与创伤性休克相同,失血性休克易并发弥散性血管内凝血,严重者可造成死亡,因此对休克患者需及时进行抢救。

弥散性血管内凝血(disseminated itravascular cogulation,DIC)是一个综合征,不是一个独立的疾病,而是在各种致病因素的作用下,在毛细血管、小动脉、小静脉内广泛纤维蛋白沉积和血小板聚集,形成广泛的微血栓,导致循环功能和其他内脏功能障碍,消耗性凝血病,继发性纤维蛋白溶解,产生休克、出血、栓塞、溶血等临床表现。过去曾称为低纤维蛋白原血症、消耗性凝血病,最近有研究者认为以消耗性血栓出血性疾病为妥,但最常用的仍为弥散性血管内凝血。急性型 DIC,起病急骤,发展迅速。常见的临床症状有以下几点:

1. 出血

轻者可仅有少数皮肤出血点;重症者可见广泛的皮肤、黏膜瘀斑或血肿;典型的为皮肤大片瘀斑,内脏出血,创伤部位渗血不止。

2. 血栓有关表现

(1) 皮肤血栓栓塞:最多见,指端、趾端、鼻尖、耳郭皮肤发绀,皮肤斑块状出血性坏死、干性坏死等;肾血栓形成:少尿、无尿、氮质血症等急性肾衰竭表现最常见;肺血栓形成:呼吸困难、发绀、咯血,严重者可发生急性肺功能衰竭。

(2) 胃肠道血栓形成:胃肠道出血、恶心、呕吐与腹痛;脑血栓形成:烦躁、嗜睡、意识障碍、昏迷、惊厥、颅神经麻痹及肢体瘫痪。

3. 休克

肢端发冷,青紫,少尿和血压下降,以血管内皮损伤引起的 DIC 较为多见。

4. 溶血

因微血管病变,红细胞通过时遭受机械性损伤,变形破裂而发生溶血,临床上可有黄疸、贫血、血红蛋白。

三、过敏性休克

(一) 概述

过敏性休克是由于一般对人体无害的特异性过敏源作用于过敏体质的患者，导致以急性周围循环灌注不足为主的全身性速发变态反应，是由于速发型抗原抗体反应中所释放的组织胺、血清素和其他的血管活性物质所引起的血管舒缩功能紊乱，血管壁渗透性增加，血浆外渗，血容量骤减，组织灌注不足而引起休克，同时常伴喉头水肿、气管痉挛、肺水肿等。主要表现为皮肤瘙痒、荨麻疹、呼吸困难、胸闷、咳嗽、腹痛、恶心、呕吐、头晕、面色苍白，严重者迅速进入休克状态。如不及时抢救，常可在 5～10 min 内死亡。

(二) 病因

1. 生物性因素

内泌素(胰岛素、加压素)、酶(糜蛋白酶、青霉素酶)、花粉浸液(猪草、树)、食物(蛋清、牛奶、硬壳果、海味、巧克力)、抗血清(抗淋巴细胞血清或抗淋巴细胞丙种球蛋白)、职业性接触的蛋白质(橡胶产品)、蜂类毒素。

2. 药物

例如，抗生素(青霉素、头孢霉素、两性霉素 B、硝基呋喃妥因)，局部麻醉药(普鲁卡因、利多卡因)，维生素(硫胺、叶酸)，诊断性制剂(碘化 X 线造影剂、碘溴酞)，职业性接触的化学制剂(乙烯氧化物)。

绝大多数过敏性休克是典型的 I 型变态反应。外界的抗原物性物质(某些药物是不全抗原，但进入人体后有与蛋白质结合成全抗原)进入体内能刺激免疫系统产生相应的抗体。其中 IgE 的产量，因体质不同而有较大差异，这些特异性 IgE 有较强的亲细胞性质，能与皮肤、支气管、血管壁等的"靶细胞"结合，以后当铜-抗原再次与已致敏的个体接触时，就能激发引起广泛的 I 型变态反应，其过程中释放的各种组胺、血小板激活因子等是造成多器官水肿、渗出等临床表现的直接原因。在输血、血浆或免疫球蛋白的过程中，偶然也可见到速发型的过敏性休克，其病因有：供血者的特异性 IgE 与受者正在接受治疗的药物(如青霉素 G)起反应，选择性 IgA 缺乏者多次输注含 IgA 血制品后，可产生抗 IgA 的 IgG 类抗体，当再次注射含 IgA 的制品时，有可能发生 IgA-抗 IgA 抗体免疫复合物，发生 M 型变态反应引起的过敏性休克。用于静脉滴注的丙种球蛋白(丙球)制剂中含有高分子量的丙球聚合物，可激活补体，产生 C3a、C4a、C5a 等过敏毒素。继而活化肥大的细胞，产生过敏性休克，少数患者在应用药物，如鸦片酊、右旋糖酐、电离度高的 X 线造影剂或抗生素(如多黏菌素 B)后，主要通过致肥大细胞脱颗粒作用，也会发生过敏性休克的临床表现。人们将不存在过敏原与抗体反应的,即通过非免疫机制而发生的过敏性休克症状与体征称之为过敏样反应。

(三) 病理改变

因本病而猝死的主要病理表现有:急性肺淤血与过度充气、喉头水肿、内脏充血、肺间质水肿与出血,镜下可见气道黏膜下极度水肿,小气道内分泌物增加,支气管及肺间质内血管充血伴嗜酸性粒细胞浸润,约80%死亡患者并有心肌的灶性坏死或病变,脾、肝与肠系膜血管也多充血伴嗜酸性粒细胞浸润,少数患者还可有消化道出血等。

(四) 临床表现

1. 血压急剧下降至休克水平

血压急剧下降至休克水平,即 10.7/6.7 kPa(80/50 mmHg)以下,如果原来患有高血压的患者,其收缩压在原有的水平上猛降至 10.7 kPa(80 mmHg),亦可认为已进入休克状态。

2. 意识状态

开始有恐惧感、心慌、烦躁不安、头晕或大声叫喊,并可出现弱视、黄视、幻视、复视等;继而意识不清,乃至意识完全丧失,对光反射及其他反射减弱且丧失。具备血压下降和意识障碍,方能称之体克,两者缺一不可。若仅有休克的表现,并不足以说明是过敏性休克。

3. 过敏的前驱症状

过敏的前驱症状包括皮肤潮红或一过性皮肤苍白、畏寒等,周身皮痒或手掌发痒,皮肤及黏膜麻感,多数为口唇及四肢麻感;然后出现各种皮疹,多数为大风团状,重者见有大片皮下血管神经性水肿或全身皮肤均肿,此外,鼻、咽、咽喉黏膜亦可发生水肿,而出现喷嚏、流清水样鼻涕、音哑、呼吸困难、喉痉挛等,不少患者并有食管发堵、腹部不适,伴以恶心、呕吐等。

4. 过敏原接触史

由于休克出现前用药,尤其是药物注射史,以及其他特异性过敏原接触史,包括食物、吸入物、接触物等。

(五) 检查

(1) 动脉压测定:血压下降。

(2) 中心静脉压(CVP)测定:CVP 下降。

(3) 肺动脉楔压(PCWP)测定:PCWP 急速下降。

(4) 尿量测定:尿量减少,甚至无尿。

(5) 心排出量(CO)和心脏指数(CI)测定。

（6）心电图监测。

（7）动脉血气分析。

（8）红细胞计数，血红蛋白和红细胞比容测定。

（六）诊断

1. 诊断依据

（1）有过敏原接触史。

（2）头晕、面色苍白、呼吸困难、胸闷、咳嗽。

（3）腹痛、恶心、呕吐。

（4）脉搏细速，血压下降。

对于一般过敏性休克者，通过以上四点即可以确诊。过敏性休克有时发生极其迅速，有时呈闪电状，以致过敏的症状等表现得很不明显。至于过敏性休克的特异性病因诊断应审慎从事，因为当患者发生休克时，往往同时使用多种药物或接触多种可疑致敏物质，故很难贸然断定。此外，在进行证实诊断的药物等过敏试验过程中，也可能出现假阳性结果或再致休克等严重后果，故应慎重，如果必须做，应力求安全。凡属高度致敏物质或患者对其致敏物质高度敏感者，应先由斑贴、抓伤等试验做起，或采用眼结膜试验、舌下黏膜含服试验，皮内注射试验法必须严加控制，在试验过程中要严格控制剂量，并应做好抗休克等抢救的准备。

2. 鉴别诊断

（1）迷走血管性昏厥（vasovagal collapse，或称迷走血管性虚脱）：多发生在注射后，尤其是患者有发热、失水或低血糖倾向时，患者常面色苍白、恶心、出冷汗，继而可昏厥，很易被误诊为过敏性休克，但此症无瘙痒或皮疹，昏厥经平卧后立即好转，血压虽低但脉搏缓慢，这些与过敏性休克不同。迷走血管性昏厥可用阿托品类药物治疗。

（2）遗传性血管性水肿症：这是一种由常染色体遗传的缺乏补体 CI 酯酶抑制物的疾病，患者可在一些非特异性因素（例如感染、创伤等）刺激下突然发病，表现为皮肤和呼吸道黏膜的血管性水肿，由于气道的阻塞，患者也常有喘鸣、气急和极度呼吸困难等。与过敏性休克颇为相似，但本症起病较慢，不少患者有家族史或自幼发作史，发病时通常无血压下降，也无荨麻疹等，据此可与过敏性休克相鉴别。

（七）治疗

患者一旦发生药物过敏性休克，立即停药，就地抢救，并迅速报告医生，并按以下方法进行：

（1）立即平卧，遵医嘱皮下注射肾上腺素 1 mg，小儿酌减，注意保暖。

（2）给予氧气吸入，呼吸抑制时应遵医嘱给予人工呼吸，必要时配合施行气管切开。

（3）发生心脏骤停，立即进行心脏复苏等抢救措施。

（4）迅速建立静脉通路，补充血容量。

（5）密切观察患者意识、生命体征、尿量及其他临床变化。

（6）准确地记录抢救过程。必须当机立断，不失时机地积极处理。

① 立即停止进入并移开可疑的过敏原或致病药物。结扎注射或虫咬部位以上的肢体以减缓吸收，也可注射或受蛰的局部以 0.005％肾上腺素 2～5 mL 封闭注射。

② 立即给 0.1％肾上腺素，先皮下注射 0.3～0.5 mL，紧接着作静脉穿刺注入 0.1～0.2 mL，继以 5％葡萄糖液滴注，维持静脉给药畅通。肾上腺素能通过 β 受体效应使支气管痉挛快速舒张，通过 α 受体效应使外周小血管收缩。它还能对抗部分 Ⅰ 型变态反应的介质释放，因此是救治本症的首选药物，在病程中可重复应用数次。一般经过 1～2 次肾上腺素注射，多数患者休克症状在 0.5 h 内均可逐渐恢复。反之，若休克持续不见好转，乃属严重患者，应及早静脉注射地塞米松 10～20 mg，琥珀酸氢化可的松 200～400 mg。也可酌情选用一批药效较持久、副作用较小抗休克药物，如去甲肾上腺素、阿拉明（间羟胺）等。同时给予血管活性药物，并及时补充血容量，首剂补液 500 mL 可快速滴入，成人首日补液量一般可达 400 mL。

③ 抗过敏及其对症处理，常用的是扑尔敏 10 mg 或异丙嗪 25～50 mg，肌肉注射，平卧、吸氧，保持呼吸道畅通。由于处于过敏休克疾患时，患者的过敏阈值甚低，可能使一些原来不过敏的药物转为过敏原，故治疗本症用药切忌过多过滥。

（八）并发症

本病最严重的并发症是死亡。

（九）预防

预防最根本的办法是明确引起本症的过敏原，并进行有效的防避，但在临床上往往难以做出特异性过敏原诊断，况且不少患者属于并非由免疫机制发生的过敏样反应，为此应注意：

（1）用药前详细询问过敏史，阳性患者应在病史首页做醒目而详细的记录。

（2）尽量减少注射用药，采用口服制剂。

（3）对过敏体质患者在注射用药后观察 15～20 min，在必须接受有诱发本症可能的药品（如磺造影剂）前，宜先使用抗组胺药物或泼尼松 20～30 mg。

（4）先做皮内试验皮肤挑刺试验，尽量不用出现阳性的药物，如必须使用，则可试行"减敏试验"或"脱敏试验"，其原则是在抗组胺等药物的保护下，对患者从极小剂量逐渐增加被减敏药物的用量，直到患者产生耐受性为止，在减敏过程中，必须有医务人员的密切观察，并准备好水剂肾上腺素、氧气、气管插管和可以静脉注射的皮质类固醇等一切应急抢救措施。

第二节　急性上呼吸道感染

一、概述

急性上呼吸道感染（简称上感）是包括自鼻腔至喉部之间的急性炎症的总称，广义上的上感不是一个疾病诊断，而是一组疾病，包括普通感冒、病毒性咽炎、喉炎、疱疹性咽峡炎、咽结膜热、细菌性咽-扁桃体炎，是最常见的感染性疾病。本病90％左右由病毒引起，细菌感染常继发于病毒感染之后。本病四季、任何年龄均可发病，通过含有病毒的飞沫、雾滴，或经污染的用具进行传播。常于机体抵抗力降低时，如受寒、劳累、淋雨等情况后发病，原已存在或由外界侵入的病毒或（和）细菌，迅速生长繁殖，导致感染。

二、病因

（一）直接因素

急性上呼吸道感染 70％～80％ 由病毒引起。主要有流感病毒（甲、乙、丙）、副流感病毒、呼吸道合胞病毒、腺病毒、鼻病毒、埃可病毒、柯萨奇病毒、麻疹病毒、风疹病毒。细菌感染可直接或继病毒感染之后发生，以溶血性链球菌为多见，其次为流感嗜血杆菌、肺炎球菌和葡萄球菌等。偶见革兰氏阴性杆菌。其感染的主要表现为鼻炎、咽喉炎或扁桃腺炎。

（二）全身因素

当有受凉、淋雨、过度疲劳等诱发因素，使全身或呼吸道局部防御功能降低时，原已存在于上呼吸道或从外界侵入的病毒或细菌可迅速繁殖，引起发病，尤其是老幼体弱或有慢性呼吸道疾病，如鼻旁窦炎、扁桃体炎者，更易罹病。

三、临床表现

根据病因不同，临床表现可有不同的类型：

（一）普通感冒

普通感冒，俗称"伤风"，又称急性鼻炎或上呼吸道卡他，以鼻咽部卡他症状为主要表现。成人多数为鼻病毒引起，次为副流感病毒、呼吸道合胞病毒、埃可病毒、柯萨奇病毒等。起病较急，初期有咽干、咽痒或烧灼感，发病同时或数小时后，可有喷嚏、鼻塞、流清水样鼻涕，2～3 d 后变稠。可伴咽痛，有时由于耳咽管炎使听力减退，也可出现流泪、味觉迟钝、呼吸不畅、声嘶、少量咳嗽等。一般无发热及全身症状，或仅有低热、不适、轻度畏寒和头痛。检查可见鼻腔黏膜充血、水肿、有分泌物，咽部轻度充血。如无并发症，一般经 5～7 d 痊愈。

（二）病毒性咽炎、喉炎和支气管炎

根据病毒对上、下呼吸道感染的解剖部位不同引起的炎症反应，临床可表现为咽炎、喉炎和支气管炎。

1. **急性病毒性咽炎**

多由鼻病毒、腺病毒、流感病毒、副流感病毒，以及肠病毒、呼吸道合胞病毒等引起。临床特征为咽部发痒和灼热感，疼痛不持久，也不突出。当有咽下疼痛时，常提示有链球菌感染。咳嗽少见。流感病毒和腺病毒感染时可有发热和乏力，体检咽部明显充血和水肿，颌下淋巴结肿大且触痛。腺病毒咽炎可伴有眼结合膜炎。

2. **急性病毒性喉炎**

多由鼻病毒、流感病毒甲型、副流感病毒及腺病毒等引起。临床特征为声嘶、讲话困难、咳嗽时疼痛，常有发热、咽炎或咳嗽，体检可见喉部水肿、充血，局部淋巴结轻度肿大和触痛，可闻及喘息声。

急性病毒性支气管炎多由呼吸道合胞病毒、流感病毒、冠状病毒、副流感病毒、鼻病毒、腺病毒等引起。临床表现为咳嗽、无痰或痰呈黏液性，伴有发热和乏力。其他症状常有声嘶、非胸膜性胸骨下疼痛。可闻及干性或湿性啰音，X 线胸片显示血管阴影增多、增强，但无肺浸润阴影。流感病毒或冠状病毒急性支气管炎常发生于慢性支气管炎的急性发作。

（三）疱疹性咽峡炎

常由柯萨奇病毒 A 引起，表现为明显咽痛、发热，病程约一周。检查可见咽充血，软腭、腭垂、咽及扁桃体表面有灰白色疱疹，有浅表溃疡，周围有红晕。多于夏季发作，多见儿童，偶见于成人。

（四）咽结膜热

主要由腺病毒、柯萨奇病毒等引起。临床表现有发热、咽痛、畏光、流泪，咽及结合膜明显充血。病程 4～6 d，常发生于夏季，游泳中传播。儿童多见。

（五）细菌性咽-扁桃体炎

多由溶血性链球菌引,其次为流感嗜血杆菌、肺炎球菌、葡萄球菌等引起。起病急,明显咽痛、畏寒、发热,体温可达 39 ℃以上。检查可见咽部明显充血,扁桃体肿大、充血,表面有黄色点状渗出物,下淋巴结肿大、压痛,肺部无异常体征。

四、检查

白细胞偏低,早期中性粒细胞稍增高。合并细菌感染时,白细胞总数及中性粒细胞均可增高。

（一）血象

病毒性感染见白细胞计数正常或偏低,淋巴细胞比例升高。细菌感染有白细胞计数与中性粒细胞增多和核左移现象。

（二）病毒和病毒抗原的测定

视需要可用免疫荧光法、酶联免疫吸附检测法、血清学诊断法、病毒分离和鉴定,以判断病毒的类型,区别病毒和细菌感染。细菌培养判断细菌类型和药敏试验。

五、诊断及鉴别诊断

（一）诊断

根据病史、流行情况、鼻咽部发炎的症状和体征,结合周围血象和胸部 X 线检查可做出临床诊断。进行细菌培养和病毒分离,或病毒血清学检查、免疫荧光法、酶联免疫吸附检测法、血凝抑制试验等,可确定病因诊断。

（二）鉴别诊断

本病需与下列疾病鉴别:

1. 过敏性鼻炎

临床上很像"伤风",所不同的是其起病急骤、鼻腔发痒、频繁喷嚏、流清水样鼻涕,发作与环境或气温突变有关,有时对异常气味亦可发作,经过数分钟至 1~2 h痊愈。检查鼻黏膜苍白、水肿,鼻分泌物涂片可见嗜酸粒细胞增多。

2. 流行性感冒

常有明显的流行,起病急,全身症状较重,高热、全身酸痛、眼结膜炎症状明显,但鼻咽部症状较轻。取患者鼻洗液中黏膜上皮细胞的涂片标本,用荧光标记的流感病毒免疫血清染色,置荧光显微镜下检查,有助于早期诊断,或病毒分离或血清学诊断可供鉴别。

3. 急性传染病前驱症状

急性传染病前驱症状,如麻疹、脊髓灰质炎、脑炎等在患病初常有上呼吸道症状,在这些病的流行季节或流行区应密切观察,并进行必要的实验室检查,以此区别。

六、治疗

(一) 对症治疗

1. 休息

病情较重或年老体弱者应卧床休息,忌烟,多饮水,室内保持空气流通。

2. 解热镇痛

解热镇痛,如有发热、头痛、肌肉酸痛等症状者,可选用解热镇痛药,如复方阿司匹林、对乙酰氨基酚、吲哚美辛(消炎痛)、去痛片、布洛芬等。咽痛可用各种喉片,如溶菌酶片、健民咽喉片,或中药六神丸等口服。

3. 减充血剂

鼻塞、鼻黏膜充血水肿时,可使用盐酸伪麻黄碱,也可用1%麻黄碱滴鼻。

4. 抗组胺药

感冒时常有鼻黏膜敏感性增高,频繁打喷嚏、流鼻涕,可选用马来酸氯苯那敏或苯海拉明等抗组胺药。

5. 镇咳剂

对于咳嗽症状较明显者,可给予右美沙芬、喷托维林等镇咳药。

(二) 病因治疗

1. 抗菌药物治疗

单纯病毒感染无须使用抗菌药物,有白细胞计数升高、咽部脓苔咳黄痰等细菌感染证据时,可酌情使用青霉素、第一代头孢菌素、大环内酯类或喹诺酮类。极少需要根据病原菌选用敏感的抗菌药物。

2. 抗病毒药物治疗

尚无特效抗病毒药物,而且滥用抗病毒药物可造成流感病毒耐药现象。因此如无发热,免疫功能正常,发病超过两天的患者一般无须应用。免疫缺陷患者可早期常规使用。广谱抗病毒药物利巴韦林和奥司他韦对流感病毒、副流感病毒和呼吸道合胞病毒等有较强的抑制作用,可缩短病程。

(三) 中医中药治疗

具有清热解毒和抗病毒作用的中药亦可选用,有助于改善症状,缩短病程。小柴胡冲剂、板蓝根冲剂应用较为广泛。

第三节　急性呼吸衰竭

一、概述

急性呼吸衰竭是指患者由于某种原因在短期内呼吸功能迅速失去代偿,出现严重缺氧和(或)呼吸性酸中毒者。其原因多为溺水、电击、创伤、药物中毒等,起病急骤,病情发展迅速,须及时抢救才能挽救生命。近年来,成人呼吸窘迫综合征(ARDS)作为急性呼吸衰竭的一种类型日益多见。

二、病因

(一) 发病原因

1. 肺实质性病变

各种类型的肺炎(包括细菌、病毒、真菌等引起的肺炎),误吸胃内容物入肺,淹溺等。

2. 肺水肿

(1) 心源性肺水肿:各种严重心脏病心力衰竭所引起。

(2) 非心源性肺水肿:最为常见的是急性呼吸窘迫综合征,其他尚有复张性肺水肿、急性高山病等,此类疾病常可引起严重的低氧血症。

3. 肺血管疾患

急性肺梗死是引起急性呼吸衰竭的常见病因,此类疾病来势凶猛,病死率高。

4. 胸壁和胸膜疾患

大量胸腔积液、自发性气胸、胸壁外伤、胸部手术损伤等,可影响胸廓运动和肺扩张,导致通气量减少和(或)吸入气体分布不均,损害通气和(或)换气功能,临床上常见为Ⅰ型呼吸衰竭,但严重者也可为Ⅱ型呼吸衰竭。

5. 气道阻塞

呼吸道感染、呼吸道烧伤、异物、喉头水肿引起上呼吸道急性梗死是引起急性Ⅱ型呼吸衰竭的常见病因。

6. 神经肌肉疾患

此类疾病患者肺本质无明显病变,而是由于呼吸中枢调控受损或呼吸肌功能减退造成肺泡通气不足,而引起的Ⅰ型呼吸衰竭。例如,吉兰-巴雷综合征可损伤周围神经,重症肌无力、多发性肌炎、低钾血症、周期性瘫痪等致呼吸肌受累;脑血管意外、颅脑外伤、脑炎、脑肿瘤、一氧化碳中毒、安眠药中毒致呼吸中枢受抑制。

必须牢记,Ⅰ型呼吸衰竭晚期严重阶段可出现Ⅱ型呼吸衰竭,而Ⅱ型呼吸衰竭经治疗好转后,可经Ⅰ型呼吸衰竭阶段后最终治愈,气道阻塞和神经肌肉疾患所引起的呼吸衰竭均为Ⅱ型呼吸衰竭。

(二)发病机制

缺氧和CO_2潴留是呼吸衰竭的基本病理生理变化,现简要说明 ARDS 发病机制和病理生理特点。

1. 缺氧的发生机制

(1)通气障碍。

肺泡通气量严重不足既导致缺氧,又可造成CO_2潴留,它主要因肺扩张受限制或气道阻力增加引起。正常肺扩张有赖于呼吸中枢驱动、神经传导、吸气肌收缩、横膈下降、胸廓和肺泡的扩张,上述任何一个环节的障碍,如呼吸中枢抑制、呼吸肌疲劳、胸廓和肺顺应性降低等均可导致肺扩张受限。出现限制性肺泡通气不足、阻塞性肺泡通气不足主要因气道阻力增加而引起。

(2)换气障碍。

① 通气血流比例失调:比值<0.8 见于肺水肿、肺炎、肺不张等,比值>0.8 见于肺栓塞、肺毛细血管床广泛破坏、部分肺血管收缩等。

② 弥散障碍:见于呼吸膜增厚(如肺水肿)和面积减少(如肺不张、肺实变),或肺毛细血管血量不足(肺气肿)及血液氧合速率减慢(贫血)等。单纯换气障碍所致的血气变化特点:仅有 PaO_2 下降,$PaCO_2$ 正常或降低,肺泡气-动脉血氧分压差$[P(A-a)O_2]$增大。

(3)氧耗量增加。

发热、呼吸困难、抽搐等均可增加氧耗量,是加重缺氧的重要原因。

2. CO_2潴留的发生机制

$PaCO_2$的水平取决于CO_2的生成量与排出量,CO_2的生成量增加,如发热、甲状腺功能亢进症等,极少引起 $PaCO_2$升高,CO_2潴留主要因肺泡通气不足引起;因此,$PaCO_2$是反映肺泡通气量的最佳指标,其升高必有肺泡通气不足。

三、临床表现

急性呼吸衰竭的临床表现主要是低氧血症所致的呼吸困难和多脏器功能

障碍。

（一）呼吸困难

呼吸困难是呼吸衰竭最早出现的症状。多数患者有明显的呼吸困难，可表现为频率、节律和幅度的改变。较早表现为呼吸频率增快，病情加重时出现呼吸困难，辅助呼吸肌活动加强，如三凹征。中枢性疾病或中枢神经抑制性药物所致的呼吸衰竭，表现为呼吸节律改变，如潮式呼吸、比奥呼吸等。

（二）发绀

发绀是缺氧的典型表现，当动脉血氧饱和度低于 90% 时，可在口唇、指甲等处出现发绀。另应注意，因发绀的程度与还原型血红蛋白含量相关，所以红细胞增多者发绀更明显，贫血者则不明显或不出现发绀。因严重休克等引起末梢循环障碍的患者，即使动脉血氧分压尚正常，也可出现发绀，称作外周性发绀，而真正由于动脉血氧饱和度降低引起的发绀，称作中央性发绀。发绀还受皮肤色素及心功能的影响。

（三）精神神经症状

急性缺氧可出现精神错乱、躁狂、昏迷、抽搐等症状。如并发急性 CO_2 潴留，可出现嗜睡、淡漠、扑翼样震颤，甚至呼吸骤停。

（四）循环系统表现

多数患者有心动过速；严重低氧血症和酸中毒可导致心肌损害，亦可引起周围循环衰竭、血压下降、心律失常、心搏停止。

（五）消化和泌尿系统表现

严重呼吸衰竭对肝、肾功能都有影响，部分患者可出现丙氨酸氨基转移酶与血浆尿素氮升高，个别患者尿中可出现蛋白、红细胞和管型。因胃肠道黏膜屏障功能受损，导致胃肠道黏膜充血水肿、糜烂渗血或发生应激性溃疡，引起上消化道出血。

四、检查

化验室检查能客观反映呼衰的性质和程度，对指导氧疗，机械通气各种参数的调节，以及纠正酸碱平衡和电解质均有重要价值。

（一）酸碱度

pH 是一项酸碱度指标，正常为 7.35～7.45，平均值为 7.40，静脉血 pH 较动脉血低 0.03 左右。pH＞7.45 提示碱血症；pH＜7.35 提示酸血症；pH 正常提示正常的酸碱平衡，代偿性的酸（碱）中毒或复合型酸碱平衡失调。一般认为，pH＜6.8 或＞7.8 时难以存活。人类耐酸的能力较强，pH 上升到正常 3 倍仍可生存，而对碱的耐受力则较差，pH 下降至正常的一半时即危及生命。但若代谢性酸中毒和呼吸性碱中毒同时存在，pH 有时亦可正常，所以单凭一项 pH 仅能说明是否有酸、碱血症，还必须结合其他酸碱指标（如 $PaCO_2$、HCO_3^-、BE 等）、生化指标（如血钾、氯、钙）及病史才能正确判断是否酸（碱）中毒，或是复合型酸碱中毒。

（二）标准碳酸氢盐（SB）与实际碳酸氢盐（AB）

SB 是指隔绝空气的全血标本，在标准条件下（温度 38 ℃，$PaCO_2$ 5.33 kPa，血红蛋白完全氧合即血氧饱和度达 100%）测得的碳酸氢根离子（HCO_3^-）浓度。因影响 HCO_3^- 浓度的 $PaCO_2$ 及 SaO 已还原到正常条件，所以由呼吸性酸碱失衡带给 HCO_3^- 的影响已被消除，故 SB 的增减反映了体内 HCO_3^- 的储备量，反映了机体代谢性酸碱平衡的定量指标，正常值为 22～27 mmol/L。AB 是直接自血浆中测得的 HCO_3^-，即与空气隔绝的全血标本，未经任何处理测得的碳酸氢根离子值，它同时受代谢和呼吸两方面因素的影响。正常情况下 AB＝SB，AB 与 SB 的差值反映了呼吸因素对酸碱平衡影响的程度。AB＞SB 时，提示体内 CO_2 潴留，多见于通气功能不足导致的呼吸性酸中毒或代谢性碱中毒。

（三）碱剩余（BE）或碱缺失（－BE）

碱剩余或碱缺失是指在标准条件下（温度 38 ℃，$PaCO_2$ 为 5.33 kPa，血红蛋白为 150 g/L，血氧饱和度为 100%），将 1 L 血液滴定至 pH＝7.4 时所需的酸或碱的量，如 pH＞7.40，需用酸滴定，称为碱剩余（BE）；若 pH＜7.4，需用碱滴定，则称为碱缺失（BD 或－BE）。其正常范围：新生儿为－10～－2 mmol/L，婴儿为－7～－1 mmol/L，儿童为－4～＋2 mmol/L，成人为±3 mmol/L，因不受呼吸因素影响，通常只反映代谢的改变，其意义与 SB 相似。BE 又分为实际碱剩余（ABE）和标准碱剩余（SBE）两种，ABE 即实测之 BE，它反映全血的碱剩余，SBE 反映组织间液的碱剩余，因为组织间液是机体细胞所处的确实的外环境，所以，SBE 较 ABE 可以更理想地反映机体的碱剩余。

（四）二氧化碳结合力（CO_2CP）

CO_2CP 是指把静脉血浆标本，用正常人肺泡气（$PaCO_2$ 为 5.33 kPa）平衡后所得的血浆 CO_2 含量，亦即血浆中 HCO_3^- 所含的二氧化碳量，主要是指化合状态下的 CO_2 量，是 HCO_3^- 的近似值，正常值成人为 23～31 mmol/L（55～70 Vol%），小儿较低，为 20～29 mmol/L（45～65 Vol%）。CO_2CP 受代谢和呼吸两方面因素的影响，CO_2CP 减低，提示为代谢性酸中毒（HCO_3^- 减低）或呼吸性碱中毒（CO_2 排出过多),反之亦然。但在混合性酸碱紊乱时并无决定性的意义,例如,在呼吸性酸中毒时,pH 下降而 CO_2CP 却上升;反之,呼吸性碱中毒时 CO_2CP 却下降。因此,CO_2CP 在呼吸性酸碱平衡时并不能反映体内真正的酸碱平衡状态。

(五)二氧化碳总量(TCO_2)

二氧化碳总量是指血浆中以各种形式存在的二氧化碳的总和。包括物理溶解的二氧化碳,与血浆蛋白质氨基结合的 CO_2、HCO_3^-、CO_3^{2-} 和 H_2CO_3。正常值成人为 24~32 mmol/L,小儿为 23~27 mmol/L。

(六)动脉血氧分压(PaO_2)

动脉血氧分压是指血浆中物理溶解的 O_2 分子所产生的压力,动脉血氧分压能较好地反映肺的功能情况,主要用于呼吸性缺氧。PaO_2、SaO_2(氧饱和度)、O_2CT(氧含量是指每 100 mL 血液中所含氧的总量,包括血红蛋白携带的氧和溶解的氧)都可以反映机体缺氧的情况,但敏感程度不尽一致。SaO_2 和 O_2CT 受血红蛋白的影响,例如,贫血的患儿即使 SaO_2 正常,仍可能缺氧,而 PaO_2 不受其影响,因而 PaO_2 是判断有无缺氧的良好指标,但对其结果进行分析时,必须了解是否吸氧,因为吸氧与不吸氧的意义完全不同,因此最好在不吸氧情况下进行测定。PaO_2 正常值为 10.64~13.3 kPa(80~100 mmHg),新生儿为 8~11.0 kPa(60~80 mmHg),静脉血氧分压为 5.3 kPa(40 mmHg)。一般认为,PaO_2 在 7.98 kPa(60 mmHg)以上不致造成缺氧状态,此时 SaO_2 为 90%,正是氧离解曲线开始转折的部位,在此以下,随着氧分压的下降,SaO_2 即可降至 75%,临床上已有明显的发绀。

(七)二氧化碳分压($PaCO_2$)

二氧化碳分压是指溶解在动脉血中二氧化碳所产生的压力。由于 CO_2 的弥散能力较大,约为氧的 25 倍,故可认为,$PaCO_2$ 基本可以代表肺泡内二氧化碳分压。$PaCO_2$ 可以反映肺泡通气量大小,是反映肺泡通气功能的良好指标。因此,在肺泡间质水肿、淤血、渗出时,氧的交换已有明显减少,但二氧化碳交换仍可正常。如患者动脉血氧分压减低,二氧化碳分压正常,即提示换气功能障碍;但如果动脉血氧分压减低且伴二氧化碳分压增加,说明通气不足。$PaCO_2$ 正常值为 4.66~5.99 kPa(35~45 mmHg),小儿偏低,为 4.5~5.3 kPa(34~40 mmHg),可能与小儿新陈代谢较快,呼吸频率较快有关,静脉血 $PaCO_2$ 较动脉血的 $PaCO_2$ 高 0.8~0.93 kPa(6~7 mmHg)。

根据临床需要选择 X 线胸片、心电图、B 超、脑 CT 等检查。

五、诊断

(一)诊断

(1) 患者多数原无呼吸系统疾病,有脑外伤、溺水、电击等,很快出现呼吸减慢甚至停止。

(2) 动脉血气分析:$PaO_2 < 8.0$ kPa,$PaCO_2$可正常、降低或升高。

(3) 通常根据病史、体检、胸片等可诊断。

(二)鉴别诊断

1. 鉴别急性呼吸衰竭和慢性呼吸衰竭

(1) 急性呼吸衰竭是指呼吸功能原来正常,由于各种突发原因,引起通气或换气功能严重损害,突然发生呼衰的临床表现,如脑血管意外、药物中毒抑制呼吸中枢、呼吸肌麻痹、肺梗死、ARDS 等,因机体不能很快代偿,如不及时抢救,会危及患者生命。

(2) 慢性呼吸衰竭多见于慢性呼吸系疾病,如慢性阻塞性肺病、重度肺结核等。其呼吸功能损害逐渐加重,虽有缺 O_2 或伴 CO_2 潴留,但通过机体代偿适应,仍能从事个人生活活动,称为代偿性慢性呼衰。一旦并发呼吸道感染,或因其他原因增加呼吸生理负担所致代偿失调,出现严重缺 O_2、CO_2 潴留和酸中毒的临床表现,称为失代偿性慢性呼衰。

2. 临床还须鉴别各种病因引起的呼吸衰竭

首先须排除心内解剖分流和原发于心排出量降低等病因引起的 PaO_2 下降和 $PaCO_2$ 升高;其次须鉴别各种不同的引起急性呼吸衰竭的病因,可借助病史、临床表现和多种辅助检查手段确诊。注意两种不同类型的呼吸衰竭,呼吸道梗阻为主或肺部广泛病变为主所致的呼吸衰竭的鉴别。

六、治疗

(一)急救治疗

1. 通畅呼吸道

呼吸衰竭的猝死多因呼吸道多种原因引起的阻塞,保持呼吸道通畅是抢救和治疗呼衰成功与否的关键。如用多孔导管通过口腔、鼻腔、咽喉部,将分泌物和胃内反流物吸出。痰黏稠不易咳出,可用生理盐水 100 mL、氨茶碱 250 mg、α-糜蛋白酶 50 mg、庆大霉素 8 万 U 超声雾化吸收。应注意雾化器面罩与患者口不要过分压紧,以免雾化气刺激气道太强,而引起支气管痉挛,出现气短、气喘。用支气管解痉剂扩张支气管,常用 β_2 受体兴奋剂和茶碱类,必要时给肾上腺皮质激素以缓解支气管痉挛。如上述处理效果甚微,则应做口鼻气管插管或气管切开,建立人工气道。

2. 抗感染

就呼吸系感染而言,具有较好药物代谢动力学的抗菌药物为大环内酯类、氯霉素、甲硝唑、利福平、甲氧苯胺嘧啶等,其次为氨基糖甙类。大环内酯类及氯霉素在痰及支气管分泌物中的浓度约为血浓度的一半(40%~60%),氨基糖甙类的痰中浓度均为血浓度为 10%~40%,可抑制 50%~70%肠杆科细菌和绿脓杆菌,但脓痰中的钙离子、镁离子及脓腔中的酸性及厌氧环境常影响其抗菌活性,故单独应用奏效。β-内酰胺类(主要为青霉素类和头孢菌类)系通过弥散进入支气管-肺组织中,其在痰或支气管分泌物中的浓度远较血浓度为低,一般仅为后者的 1%~10%,但因可用较大剂量,且炎症时渗入的药物浓度明显升高,故仍为常用药。

3. 增加通气量改善二氧化碳潴留

现常采用呼吸兴奋剂和机械通气支持改善通气功能。机械通气已成为呼吸衰竭的主要治疗手段,呼吸兴奋剂可兴奋呼吸中枢刺激通气,不需要机械通气那样的设备和技术要求,易于推广普及。但在临床实践中,对呼吸兴奋剂疗效的评价不一致,甚至有持否定态度。我们认为,应结合具体患者的病理生理和临床情况严格掌握使用指征,如低通气,是以中枢呼吸抑制为主,呼吸兴奋剂的疗效较好。但以换气障碍为特点的呼吸衰竭,呼吸兴奋剂有弊无益,应列为禁忌。目前国内最常用的呼吸兴奋剂尼可刹米(nikethamide)能刺激呼吸中枢,增加通气量,并有一定的苏醒作用,常规用量为 0.375~0.75 g 静脉缓慢推注,随即以 3~3.75 g 加入 500 mL液中,按 25~30 滴/分钟静滴,密切观察患者神志,随访动脉血气,以便调节剂量,如出现副反应须减慢滴速。若经 4~12 h 未见效,或出现肌肉抽搐、严重副反应等应停用。多沙普仑是末梢化学感受器的刺激剂,对延髓呼吸中枢有直接作用,具改善肺泡通气作用,可防止慢阻肺呼衰氧疗不当所致的二氧化碳麻醉。一般每次0.5~2 mg/kg 静脉滴注,开始滴速为 1.5 mg/min,每天最高剂量为 2.4 g,长期使用可产生肝损害或消化道溃疡穿孔。多沙普仑口服大剂量可出现消化症状,如恶心、呕吐等,静脉注射可发生心动过缓,在严重肺动脉高压患者慎用。

4. 纠正酸碱平衡失调和电解质紊乱酸碱平衡

首先应分析是哪种类型。Ⅱ型呼吸衰竭、呼吸性酸中毒发生率最高,其次是代谢性酸中毒(低氧性乳酸征)和多数属于医源性低钾、低氯性代谢性碱中毒。因发生的原因不同,处理应给以针对性治疗。前两者是由缺氧和二氧化碳潴留引起的,关键是纠正缺氧和二氧化碳潴留。当 pH 低于 7.20 时,用碱性药物作应急性对症处理,常用药物为 4%(或 5%)碳酸氢钠和 11.2%乳酸钠溶液。可按以下公式计算:所需碱性液总量(mmol/L)=0.3×BE(负值)×体重,4%碳酸氢钠 2.1 mL=

1 mmol；11.2%乳酸钠 1 mL＝1 mmol。实际应用时先给半量或 2/3 量，以免 pH
上升过快，氧离曲线左移，血氧亲和力增加，氧不易释出，致组织的缺氧更加严重。
代谢性碱中毒时补氯化钾，可口服或静脉补充。静脉补充按每日每千克体重 1～
3 mmol 计算，浓度不超过 0.3%（相当 40 mmol/L），15%氯化钾 1 mL＝2 mmol。

5. 防治消化道出血

严重缺氧和二氧化碳潴留患者，应常规给甲氰咪胍和雷尼替丁口服预防；出血
时采用静脉注入。若大量呕血或排柏油样便，应输新鲜血。局部止血可用冰盐水
加去甲肾上腺素洗胃后给予黏膜保护剂。

6. 心力衰竭的治疗

急性呼吸衰竭患者，心肺功能不全时一般不需强心剂，应用利尿剂、双氢克尿
噻和氨苯喋啶并用或交替使用。无效时可肌注或静脉注射呋塞米或利尿酸钠。利
尿剂不宜过快，以免发生血液浓缩、痰液变稠和电解质紊乱等副作用。但在呼吸道
感染基本控制而心功能不全仍未改善，或以心功能不全为主要表现的患者，强心剂
可选用快速作用且蓄积小者，剂量一般为常用剂量的 1/3～1/2，常用毒毛旋花素 K
或西地兰注射，或地高辛口服。

（二）非药物疗法

1. 氧疗

急性呼吸衰竭多突然发生，往往需要现场复苏抢救，应即刻使用高浓度氧或纯
氧吸入。一般认为吸入氧浓度＞50%称为高浓度氧疗，但时间不宜过长（尤其是纯
氧吸入），以防止氧中毒。弥散呼吸在抢救急性呼吸衰竭具有理论和实践的重要意
义。所谓弥散呼吸是呼吸骤停后如能保持肺循环，借肺泡-静脉血氧和二氧化碳存
在分压差使静脉血继续动脉化的过程。估计弥散呼吸的通气量可为机体额外提供
1.5～2 min，使动脉氧分压保持在脑组织产生不能逆转损伤水平以上。但是如在
呼吸停顿前用纯氧充分冲洗肺泡，使肺泡和呼吸道保持最高氧分压 88 kPa，弥散呼
吸即可使动脉血氧在致命低水平以上维持 10 min。低浓度（＜35%）持续给氧主要
用于缺氧伴二氧化碳明显潴留的患者，因为患者呼吸中枢已适应高碳酸血症，所以
应依靠缺氧刺激来维持通气，故应以低流量给氧为原则，切记不可过分限制氧的输
入。鼻导管或鼻塞吸氧大致可按照吸入氧浓度（%）＝21＋4×吸入氧流量
（L/min），同样氧流量，吸入的氧浓度随每分钟通气量变化而改变。若低通气量吸
入氧浓度偏高，高通气量则相反，气管内给氧仅为鼻导管的 1/4～1/2 的氧流量。

2. 营养支持

呼吸衰竭患者机体处于负代谢，呼吸肌易疲劳乃至衰竭，会降低机体免疫功
能，所以抢救时常规给患者鼻饲高蛋白、高脂肪和低碳水化合物以及多种维生素和
微量元素的饮食，必要时给予脂肪乳剂静脉滴注。

七、并发症

急性呼吸衰竭,一般原无肺部疾病,发生急骤,预后主要与现场急救有关,可以痊愈,但是不及时抢救可危及生命,其并发症包括呼吸衰竭时,对机体各系统正常功能的影响,以及各种治疗措施(主要是呼吸机治疗)带来的危害,如呼吸道感染、肺不张与肺损伤、气管插管及气管切开的并发症、肺水肿与水潴留、循环系统并发症、肾脏和酸碱失衡等。

八、预防

(一)防治原发病

针对引起呼吸衰竭的原发疾病进行预防,或在发病后及时进行积极处理,包括:

(1)积极防治肺炎和各种感染性疾病。

(2)积极防止发生各种意外。

(3)防止药物中毒或其他中毒。

(二)防止与去除诱因的作用

对于可能引起呼吸衰竭的疾病,还必须同时防止诱因的作用。例如,对于创伤、休克患者,要避免吸入高浓度氧、输给血库久存的血液或输液过量等,以免诱发成人呼吸窘迫综合征;有呼吸系统疾病的患者必须做手术时,应先检查患者的肺功能储备力,对肺功能已有损害或慢性呼吸衰竭的患者更应积极防止及去除各种诱因的作用,以免诱发急性呼吸衰竭。

(三)畅通气道和改善通气

常用的方法有:清除气道内容物或分泌物;解除支气管痉挛;用抗感染治疗减轻气道的肿胀与分泌;必要时作气管插管或气管切开术;给以呼吸中枢兴奋剂;掌握适应证,正确使用机械辅助通气。

(四)改善缺氧

呼吸衰竭时必定有严重缺氧,因此纠正缺氧、提高 PaO_2 水平对每个患者都是必要的,其目的在于短期内争取使 PaO_2 升至 $6.67\sim8.0$ kPa($50\sim60$ mmHg),动脉血氧饱和度升至 85% 左右。

Ⅰ型呼吸衰竭有缺氧而无二氧化碳潴留,可吸入较高浓度的氧(一般不超过

50%）。慢性Ⅰ型呼吸衰竭时，由于呼吸中枢反应性的变化，一般认为给氧原则上以持续低浓度、低流量为宜，应使 PaO_2 达到安全水平，即 8.0～9.33 kPa（60～70 mmHg），以求能供给组织以必要的氧而不致引起二氧化碳麻醉，然后根据患者情况调整并逐渐提高吸入氧的浓度及流量。如在给氧时出现二氧化碳分压进行性上升，则须助以人工通气以促进二氧化碳的排出。

（五）其他

密切观察监护，综合治疗，注意纠正酸碱平衡紊乱与水电解质紊乱，维持心、脑、肾等重要器官的功能，防治常见的严重并发症。

第四节　急性肺损伤/急性呼吸窘迫综合征

一、概述

急性肺损伤（acute lung injury，ALI）/急性呼吸窘迫综合征（acute respiratory distress syndrome，ARDS）是指由心源性以外的各种肺内、外致病因素导致的急性、进行性呼吸衰竭。其主要病理特征是由于肺微血管通透性增高，肺泡渗出富含蛋白质的液体，进而导致肺水肿及透明膜形成，可伴有肺间质纤维化。病理生理改变以肺容积减少、肺顺应性降低和严重通气/血流比例失调为主。临床表现为呼吸窘迫和顽固性低氧血症，肺部影像学表现为非均一性的渗出性病变。

ALI 和 ARDS 为同一疾病过程的两个阶段，ALI 代表早期和病情相对较轻的阶段，而 ARDS 代表后期病情较严重的阶段，55%的 ALI 在 3 d 内会进展成为 ARDS。

ALI 概念的提出主要有三个意义：① 强调了 ARDS 的发病是一个动态过程。致病因子通过直接损伤，或通过机体炎症反应过程中细胞和相应介质间接损伤肺毛细血管内皮和肺泡上皮，形成 ALI，逐渐发展为典型的 ARDS。② 可在 ALI 阶段进行早期治疗，提高临床疗效。③ 按不同发展阶段对患者进行分类（严重性分级），有利于判断临床疗效。这种综合征称为成人呼吸窘迫综合征（adult respiratory distress syndrome，ARDS），以便与新生儿的呼吸窘迫综合征相区别。然而多年的临床实践表明，该综合征绝不仅限于成人，已有大量儿童和青少年患病的报道，故已将这种呼吸衰竭按其发病特点正式改称为急性呼吸窘迫综合征，其英文缩写"ARDS"中的"A"代表"急性的（acute）"。

二、病因和发病机制

（一）病因

引起 ALI/ARDS 的原因或高危因素很多,可以分为肺内因素(直接因素)和肺外因素(间接因素)。肺内因素是指对肺的直接损伤,包括:化学性因素,如吸入毒气、烟尘、胃内容物及氧中毒等;物理性因素,如肺挫伤、放射性损伤等;生物性因素,如重症肺炎。肺外因素包括严重休克、感染中毒症、严重非胸部创伤、大面积烧伤、大量输血、急性胰腺炎、药物或麻醉品中毒等。在导致直接肺损伤的原因中,国外报道胃内容物吸入占首位,而国内以重症肺炎为主要原因。若同时存在一种以上的危险因素,对 ALI/ARDS 的发生具有叠加作用。

（二）发病机制

肺损伤发病的机制较为复杂,一般认为通过直接与间接两条途径损伤肺组织。肺细胞的直接损伤作用,如肺挫伤、误吸、溺水、毒物吸入、弥漫性肺部感染等,细菌、病毒、毒素、低氧等因素可直接损伤肺毛细血管及肺组织,其机制可能与细胞内钙的增加和结合钙降低有关。正常情况下,细胞内 Ca^{2+} 浓度维持在一定范围,在内毒素和其他致伤因素作用下,细胞兴奋,Ca^{2+} 浓度升高,致细胞损伤或死亡,并为后续的间接损伤创造条件。急性全身炎症反应的间接结果,如脓毒血症、急性胰腺炎、肺部以外的严重损伤、休克等,机体内致炎与抗炎因素可能失去原有的平衡,当致炎作用大于抗炎作用时,会表现出炎性损害。近年来,强调炎症反应在 ALI/ARDS 中的重要作用,炎症反应涉及细胞和体液两大因素,前者主要包括多核白细胞(PMN)、单核巨噬细胞、血管内皮细胞等,后者主要包括细胞因子、脂类介质、氧自由基、蛋白酶、补体、凝血和纤溶系统。

1. 单核巨噬细胞(AM)诱导炎症反应

在毒素因子的作用下,AM 可分泌 100 余种细胞因子或炎症递质,其中 TNF-α、白介素-1(IL-1)、白介素-8(IL-8)等最为重要。此外 Am 还可激活血管内皮细胞(EC)产生 IL-1、IL-8 和 PAF,并可释放氧自由基、蛋白酶和各种细胞因子,上述因子均为粒细胞的趋化因子,直接或间接参与肺损伤。IL-8 通过对粒细胞强烈地趋化作用,使粒细胞脱颗粒,产生氧自由基、蛋白酶等递质;增加粒细胞对内皮细胞层的穿透力,通过直接或间接的途径促使粒细胞进入组织间隙和炎症区域。IL-1 能促进超氧阴离子的产生,而且可激活中性粒细胞,使其细胞表面表达蛋白分化抗原 CD11、CD12 水平增高,同时刺激肺毛细血管内皮细胞增加其表面细胞间黏附分子 1(TCAM1),导致白细胞、内皮细胞间相互作用,促进 PMN 的聚集、黏附,释放溶酶体酶、弹性蛋白酶和大量活性氧、超氧离子,从而对血管内皮细胞和肺泡上皮细胞产生损害作用。

2. 中性粒细胞激活

中性粒细胞(PMN)激活是引起肺部内皮细胞受损的主要原因。正常情况下肺间质内 PMN 数量相当少,在各种原因引起的 ALI 早期,肺细胞能产生多种直接趋化 PMN 的物质,如血小板活化因子(PAF)、肿瘤坏死因子-α(TNF-α)、补体 C5a 等,上述趋化物质可激活 PMN,使大量 PMN 迁移并"扣押"在肺循环中,黏附在肺毛细血管表面并释放一系列损伤内皮细胞的有害物质,如 PMN 弹性蛋白酶和胶原酶、毒性氧代谢产物(氧自由基)、PAF 等。PMN 除直接黏附、损伤内皮细胞外,尚可直接进入肺泡腔,引起上皮损伤和肺泡炎。内皮和上皮损伤后通透性增加,使富含蛋白的液体漏入间质和肺泡腔。除 PMN 外,单核细胞、巨噬细胞、淋巴细胞也起到一定的破坏作用。

3. TNF-α 在 ALI 发病中的作用

TNF-α 是引起 ALI 的启动因子,它可通过诱导 NO、内皮素、氧自由基、多肽递质、脂质递质和黏附分子等的产生而发挥作用。作为前炎症因子,可使中性粒细胞吸附并停留在肺组织的受损部位,并和 EC 结合,再转移至肺实质。研究表明 PMN 黏附于肺毛细血管 EC 是导致 ALI 的一条重要途径。此外,TNF-α 会通过以下途径引起肺损伤:TNF-x 与肺组织 TNP 受体结合,使溶酶体受损,酶外泄引起肺损伤;TNF-α 刺激粒细胞黏附、"呼吸爆发"和继发细胞脱颗粒,释放蛋白酶、PAF 和氧自由基;刺激单核巨噬细胞产生 IL-1,白介素-2(IL-2),白介素-6(IL-6)和 IL-8 引起组织损伤;TNF-α 直接作用于 EC,使其受损,导致毛细血管通透性增加和血栓形成。

4. 磷脂酶 A2 激活

磷脂酶 A2(phospholipase A2,PLA2)激活在 ALI 发病机制中起重要作用。由 PLA2 催化膜磷脂生成的溶血卵磷脂、花生四烯酸(AA)、PAF、白三烯及各种前列腺素(如血栓素等)为强效致炎因子。TNF-α 和 IL-1 可诱导多种细胞合成和向细胞外分泌 PLA2,PLA2 又可诱导 PMN 脱颗粒,产生和释放毒性自由基。上述致炎物质共同作用于肺内皮细胞,使微血管通透性增加。同时 PLA2 同时又是 AA、PAF 等形成的共同限速酶,提示该酶在炎性连锁反应过程中占重要位置,PLA2 抑制剂对某些原因引起的 ALI 有一定预防作用。

5. 微循环障碍

ARDS 的发生与凝血、纤溶、补体系统的触发激活密切相关。革兰氏阴性菌内毒素,细胞损伤等可直接激活凝血因子Ⅺ,引起凝血系统的内源性激活,导致高凝倾向和微血栓形成,是 ARDS 发生的重要原因。Ⅺ可使激肽释放酶原转化为激肽释放酶引起缓激肽的大量释放,诱导肺毛细血管扩张和通透性增高,是介导 ARDS 的重要介质。内毒素及免疫复合物等均可激活补体系统,终产物直接损伤细胞,同时中间产物 C3a、C5a,可诱导毛细血管痉挛,使其通透性增加,并对粒细胞、巨噬细胞具有趋化、激活作用,亦可能诱导肺损伤。

三、ALI/ARDS 的病理学和病理生理学

ALI/ARDS 的基本病理生理改变是肺泡上皮和肺毛细血管内皮通透性增加所致的非心源性肺水肿。由于肺泡水肿、肺泡塌陷导致严重通气/血流比例失调,特别是肺内分流明显增加,从而产生严重的低氧血症。肺血管痉挛和肺微小血栓形成引发肺动脉高压。

ARDS 早期的特征性表现为肺毛细血管内皮细胞与肺泡上皮细胞屏障的通透性增高,肺泡与肺间质内积聚大量的水肿液,其中富含蛋白及以中性粒细胞为主的多种炎症细胞。中性粒细胞黏附在受损的血管内皮细胞表面,进一步向间质和肺泡腔移行,释放大量促炎介质,如炎症性细胞因子、过氧化物、白三烯、蛋白酶、血小板活化因子等,参与中性粒细胞介导的肺损伤。除炎症细胞外,肺泡上皮细胞以及成纤维细胞也能产生多种细胞因子,从而加剧炎症反应过程。凝血和纤溶紊乱也参与 ARDS 的病程,ARDS 早期促凝机制增强,而纤溶过程受到抑制,引起广泛血栓形成和纤维蛋白的大量沉积,导致血管堵塞以及微循环结构受损。ARDS 早期在病理学上可见弥漫性肺损伤,透明膜形成及 Ⅰ 型肺泡上皮或内皮细胞坏死、水肿,Ⅰ 型肺泡上皮细胞增生和间质纤维化等表现。

少数 ALI/ARDS 患者在发病第 1 周内可缓解,但多数患者在发病的 5～7 d 后病情仍然进展,进入亚急性期。在 ALI/ARDS 的亚急性期,病理上可见肺间质和肺泡纤维化,Ⅱ 型肺泡上皮细胞增生,部分微血管破坏并出现大量新生血管。部分患者呼吸衰竭持续超过 14 d,病理上常表现为严重的肺纤维化,肺泡结构破坏和重建。

四、ALI/ARDS 的损伤标志物

(一) 细胞及基质损伤的标志物

肺为人体呼吸的重要器官,由肺内的各级支气管、肺泡、血管及淋巴管等组成。肺泡表面有一层完整的上皮,包括 Ⅰ 型肺泡上皮细胞(AEC Ⅰ)和 Ⅱ 型肺泡上皮细胞(AEC Ⅱ)两种。相邻肺泡之间的薄层结缔组织为肺泡间隔。细胞外基质(ECM)是肺泡间隔的主要结构成分。

1. AEC Ⅰ 受损

AEC Ⅰ 扁平而较薄,易受损伤,覆盖了肺泡 95% 的表面积,是进行气体交换的部位。无增殖能力,损伤后由 AEC Ⅱ 增殖分化补充。AEC Ⅰ 在肺损伤病理过程中的作用逐渐被认识,如参与肺水肿形成、肺泡及间质纤维蛋白沉积,并影响 ALI 和

ARDS的转归与愈后。晚期糖基化终末产物受体(RAGE)是一种多配体受体,属于细胞表面分子免疫球蛋白超家族成员。RAGE是一种AECⅠ相关性蛋白,并与AECⅡ转分化有关。其主要有两种形式:第一种为全长RAGE,又称膜RAGE,包括膜外域、跨膜域、膜内域;第二种是可溶性RAGE,缺乏跨膜域,分泌到胞外,充当诱饵受体。正常情况下,RAGE在肺部高表达,在其他部位低表达。RAGE位于AECⅠ基底侧细胞膜,ALI时AECⅠ发生凋亡或坏死,可在ALI患者的肺水肿液和血浆中发现RAGE高表达,且肺水肿液中的表达水平显著高于血浆。RAGE对于新生小鼠生后肺发育以及维持肺稳态方面具有重要作用,RAGE的过表达会增加肺泡细胞凋亡,抑制细胞增殖。在LPS诱导的急性肺损伤动物模型中,应用重组可溶性RAGE,可抑制肺内中性粒细胞聚集、肺毛细血管渗出和炎症因子TNF-α释放,对ALI发挥保护作用。也有研究显示,在败血症及肺炎链球菌性肺炎的动物模型中,RAGE单抗可改变与炎症相关的Socs3及与NF-κB通路相关的 *Tnfaip*3,*Malt*-1等基因的表达,从而发挥保护作用。

2. AECⅠ受损

AECⅠ可分泌表面活性物质以减少肺泡表面张力,增加肺顺应性。肺表面活性物质由90%脂质和10%蛋白组成。在ALI/ARDS急性期,肺泡上皮受损,肺表面活性物质的生成明显减少,肺泡渗出液中的蛋白质破坏表面活性物质,促进ALI病情进展。SP-A、SP-B、SP-C和SP-D是目前已发现的4种表面活性物质相关蛋白,对维持正常的肺生理功能和宿主防御具有重要的作用,其中SP-A和SP-D也具有先天的局部免疫功能。疏水性的SP-B、SP-C与磷脂密切相关,可促进上皮细胞分泌表面活性物质,加强降低张力的作用。与人工合成的仅含脂质的表面活性剂相比,从动物提取的含SP-B、SP-C的表面活性物质作用更强。早产儿由于肺表面活性物质分泌不足,生后不久出现进行性呼吸困难、发绀等急性呼吸窘迫症状,称为新生儿RDS。SP-A尤其是SP-A的两种基因变异体SP-A1、SP-A2和SP-D的基因多态性与RDS的发生密切相关,ARDS时血清及支气管肺泡灌洗液(BALF)中SP-A(SP-A1/SP-A2)和SP-D水平升高。血清SP-D水平可作为儿童患支气管肺炎后急性肺损伤的标志物。补充肺表面活性物质是治疗新生儿RDS的特异性方法,但目前临床使用的肺表面活性物质,如固尔苏、珂立苏等都不含亲水性的SP-A、SP-D,利用肺表面活性物质联合重组SP-D治疗新生儿RDS值得进一步研究。肺上皮细胞膜糖蛋白KL-6属于黏蛋白家族成员,其主要表达于AECⅠ表面。当AECⅡ受损或增生时,血清以及BALF中可检测到KL-6。ARDS患者血清和上皮衬液中KL-6的水平可反映AECⅠ损伤程度,而作为预后评估的指标,尤其是ARDS早期上皮衬液中高水平KL-6提示预后不良。与正常人相比,ALI/ARDS患者血清KL-6的基线水平较高,采用低潮气量通气的保护性通气疗法可使随着时间而增加的SP-D、KL-6水平降低。但间质性肺疾病的患者KL-6水平也会升高,说明这种细胞损伤的标志物不具有特异性。

3. 支气管上皮细胞受损

Clara 细胞是指主要衬覆于远端细支气管的非纤毛、非黏液分泌细胞,具有活跃的分泌、增殖分化等多种生物学特性,Clara 细胞分泌蛋白是由 Clara 细胞分泌的蛋白,包括 CC10、CC16 等,具有免疫抑制、抗炎症、抗纤维化、抗肿瘤等多种生物活性。CC16 是上皮细胞损伤的标志物,与心源性肺水肿患者相比,ALI/ARDS 患者血浆以及肺水肿液中的 CC16 水平均较低,所以其可用来区分肺水肿来源,但是 CC16 与病死率无关。动物 ALI 模型示气管内滴入重组人型 CC10 可减轻肺损伤,提高肺顺应性等。此外,呼吸机相关肺炎的患者血浆中高水平的 Clara 细胞分泌蛋白可确诊 ALI/ARDS。总的来说,Clara 细胞分泌蛋白在 ALI/ARDS 中作为生物标志物的作用还需要更大规模的研究。细胞色素 b5 是一种广泛分布于各种生物的微粒体及线粒体外膜中的氧化还原膜蛋白。利用大鼠吸入金黄色酿脓葡萄球菌肠毒素成功模拟人体 ALI 发病过程,并发现细胞色素 b5 表达于小支气管上皮,吸入金黄色酿脓葡萄球菌肠毒素造成 ALI 后 BALF 中细胞色素 b5 减少,所以细胞色素 b5 的降低也预示 ALI 的发病。

4. 血管内皮细胞受损

肺内皮细胞层构成了肺泡-毛细血管屏障的主要部分,可产生一系列调节血管及止血的因子。在 ALI 进程中,一些内皮衍生止血因子水平升高。血管假性血友病因子(vWF)主要由内皮细胞合成,是血管内皮细胞受损相对敏感的指标。许多研究发现,ALI 患者血浆高水平的 vWF 与高病死率相关。少数研究称血浆 vWF 水平不能预测 ALI 的发病,但是更多的研究表示 ALI 早期肺水肿液和血浆中 vWF 的水平与临床预后相关。

5. 肺基质受损

肺细胞外基质的作用是支撑上皮和血管内皮细胞的结构,ECM 合成与降解失衡可促进肺泡结构重建,其相互作用直接影响肺损伤和纤维修复的过程。ECM 包括胶原、糖蛋白和蛋白聚糖。层黏连蛋白是一种细胞外蛋白质,分布于细胞膜上,对细胞黏着、生长、分化、上皮细胞的再生和修复具有重要作用。Katayama 等的研究显示,ALI/ARDS 患者血清和肺水肿液中的层黏连蛋白 γz 片段水平升高。层黏连蛋白 α₂ 的缺失可导致肺部胶原蛋白 I 的增加,从而对机械性通气所致的肺损伤具有保护作用。弹性蛋白是细胞外基质另一重要的蛋白,它赋予肺组织以弹性。当肺基质受损时,弹性蛋白释放含锁链素的小片段,可在血清、BALF 和尿液中被检测到。尿液中高水平锁链素与 ALI 患者病死率相关。

(二) 炎症反应标志物

促炎和抗炎的细胞因子在败血症、肺炎、休克、胰腺炎等导致的 ALI 中均发挥重要作用,表明细胞因子可促进肺或全身炎症反应。ALI 既是全身炎性反应在肺部的表现,也是机体正常炎性反应过度的结果。通过比较血清和 BALF 中的细胞因子,可发现 BALF 中的某些细胞因子作用更加明显,说明炎症介质具有肺源性。在炎症反应中,促炎性介质(白介素 IL-1β、肿瘤坏死因子 TNF-α、IL-6、IL-8)和抗炎性介质(IL-1Ra、IL-10、IL-13)处在平衡、失衡相互对立统一的变化之中,提示两者的变化有助于更清楚地认识 ALI/ARDS 的发病机制。

1. 促炎性介质

TNF-α 是 ALI 发展中重要的细胞因子。TNF-α 可激活内皮细胞活化,导致肺水肿,在 ARDS 患者血清和 BALF 中可检测到 TNF-α 水平升高。有多中心研究却发现,两者之间缺乏紧密的关联性,这可能与检测物的来源和选取的时间点有关,同时也可能与可溶性 TNF-α 受体Ⅰ有关,可与 TNF-α 结合,降低其生物活性。虽然 ALI 患者 BALF 中 TNF-α 水平升高,但可溶性 TNF 受体升高更为明显,提示预后不良。目前认为,TNF-α 与可溶性 TNF-α 受体比值和肺损伤程度直接相关,但对病死率预测价值不大。IL-1β 是由活化的巨噬细胞分泌的细胞因子。在 ALI 早期,IL-1β 在血浆、BALF 和水肿液中水平均升高。一些小型研究表明血浆及 BALF 中 IL-1β 水平的持续升高与预后不良相关。虽然 ALI 患者 BALF 中 IL-1β 水平明显升高,但同样存在高水平的天然拮抗剂 IL-1Ra,表明两者在肺部炎症方面存在相互对立统一的作用。IL-1β/IL-1Ra 可决定 IL-1β 的效用。ALI 患者的 BALF 中 IL-1β 也可通过前列腺素 E2/环氧合酶 2 依赖性机制,刺激成纤维细胞分泌肝细胞生长因子(HGF),从而促进上皮细胞修复,但此作用是否有利,还有待于进一步研究。ALI/ARDS 患者的血浆和 BALF 中 IL-6、IL-8 的高水平提示预后不良,且病死率较高。ARDS 死亡者 IL-6、IL-8 水平较高。BALF 中 IL-8 水平与肺顺应性呈负相关,与 SOFA 评分呈正相关。虽然 IL-6 可激活促炎症反应和抗炎症反应两个过程,但主要是促炎作用。IL-6/可溶性 IL-6 受体(sIL-6R)越高,死亡风险越大。肺保护性通气策略多中心临床研究表明,低潮气量机械通气可保证足够的气体交换,降低 BALF 中细胞因子及中性粒细胞数,改善预后。

2. 抗炎性介质

IL-10 可通过抑制 Th1 分化和中性粒细胞活性,下调趋化因子,抑制 NF-κB 活性等发挥抗炎症作用。多中心试验表明血浆中 IL-10 水平升高与预后呈正相关。IL-13 可由 Th1、Th2 细胞分泌,抑制抗炎症因子的表达和 NF-κB 的活性,还可上调另一抗炎物质 IL-1Ra。除了这些抗炎细胞因子,还存在一些内源性抗炎可溶性受体及其他一些可结合促炎细胞因子从而降低其生物活性,调节促炎及抗炎两者平衡的物质。

(三)增生纤维化标志物

ALI/ARDS 恢复期需修复损伤的肺泡及血管结构。肺损伤的增生阶段形成了一个蛋白质丰富的环境,作为细胞再生的临时基质。Ⅱ型细胞沿着肺泡隔膜再生,标志着增生阶段的开始。

1. 上皮细胞增生

角质细胞生长因子(KGF)、肝细胞生长因子(HGF)是 AECⅠ 有效的分裂素。KGF 对新生肺发育具有重要作用。它是成纤维细胞生长因子家族的一员,由间质细胞分泌。然而,KGF 的受体仅存在于上皮细胞,所以其为上皮细胞的标志。KGF 可特异性地作用于上皮细胞,有益于上皮细胞增生,包括提高细胞活性,修复损伤,增加蛋白,减少凋亡以及释放自分泌因。中性粒细胞抑制因子和 KGF 的突变融合蛋白 NKM 可减轻博来霉素所致的肺损伤及其他间质肺纤维化。多种细胞均可分泌 HGF,如中性粒细胞、巨噬细胞、内皮细胞和成纤维细胞,因此 HGF 是一种无特异性的分裂素。HGF 可保护细胞免受 DNA 损害以及促进细胞运动。两者水平的升高均提示预后较差。

2. 内皮细胞增生

血管内皮生长因子(VEGF)在肺部不仅仅促进细胞分裂,而且对血管通透性也起重要作用。肺部的许多细胞,如 AECⅠ、肺泡巨噬细胞和中性粒细胞,均可释放 VEGF。实验动物模型中急性过量表达 VEGF 会导致肺水肿。VEGF 可促进新生大鼠肺发育以及损伤修复,高氧暴露可减少新生大鼠肺内 VEGF 的蛋白及 mRNA 表达。阻断 VEGF 信号通路可影响新生大鼠生后肺发育,采用 VEGF 基因疗法可保护大鼠肺发育免受高氧刺激。有研究发现 VEGF 及其受体(VEGFR)、血管生成素在血管生成和维持血管通透性上发挥重要作用。可溶性 VEGFR2 和血管生成素 2 可作为危重患者 ALI 的标志物,并与 ALI/ARDS 患者的预后相关。

3. 成纤维细胞增生

组织修复关键的步骤之一就是损伤部位胶原纤维的沉积。Ⅰ型前胶原肽(PCP-Ⅰ)是胶原蛋白合成的标志物,ALI 时肺部成纤维细胞释放 PCP 至细胞外基质,形成一个尽可能保持肺结构完整的环境。诊断为 ALI 的患者体内 PCP 水平在 48 h 内升高,这表明 ALI 早期即有胶原蛋白沉积。使用类固醇治疗后,血浆及 BALF 中 PCP-Ⅰ降低,提示 PCP-Ⅰ可反映体内疾病的活动状态。

(四) 凝血级联反应标志物

ALI 可发生明显的肺动脉内纤维蛋白沉积,ALI 肺泡腔中纤维蛋白形成和降解均增加,同时伴有纤维蛋白原衍生纤维蛋白肽 A 和 D-二聚体升高。在凝血级联反应过程中,肺泡主要通过组织因子经替代途径活化,虽然 ALI 患者组织因子水平升高,但并不能评估预后。蛋白 C 是一种主要在肝脏合成的维生素 K 依赖的抗凝物质。纤溶酶原活化抑制物 1(PAI-1)可由内皮细胞、上皮细胞、巨噬细胞及成纤维细胞分泌。ALI 患者血浆和 BALF 中蛋白 C 较低,PAI-1 水平升高,两者与病死率升高有关。此外,儿童 ALI 患者体内 PAI-1 水平升高不仅与高病死率相关而且提示预后较差,血浆中高水平的 PAI-1 可反映纤溶系统受损。所以 PAI-1 可作为提示 ALI 患者预后的指标。

　　生物系统是一个功能多样、多元素选择性作用的系统。目前还有利用干细胞、呼出气体冷凝液、基因多态性、基因表达研究蛋白质组学和代谢组学等多种方法，可以帮助人们更好地了解 ALI/ARDS 的发病机制及预测损伤严重程度和相关预后。由于每一种标志物本身都存在一定的局限性，联合临床指标和生物标志物要比某一单独的标志物更有利于诊断 ALI 并预测病死率，为使这些标志物对临床诊断有价值，有必要开展进一步的深入研究。

五、实验室及其他检查

（一）X 线胸片

　　早期可无异常，或呈轻度间质改变，表现为边缘模糊的肺纹理增多。继之出现斑片状以至融合成大片状的浸润阴影，大片阴影中可见支气管充气征。其演变过程符合肺水肿的特点，快速多变，后期可出现肺间质纤维化的改变。

（二）动脉血气分析

　　典型的改变为 PaO_2 降低，$PaCO_2$ 降低，pH 升高。根据动脉血气分析和吸入氧浓度可计算肺氧合功能指标，如肺泡-动脉氧分压差$[P(A-a)O_2]$、肺内分流（QS/QT）、呼吸指数$[P(A-a)O_2/PaO_2]$、PaO_2/FiO_2 等指标，对建立诊断、严重性分级和疗效评价等均有重要意义。目前在临床不以 PaO_2/FiO_2 最为常用。其具体计算方法为 PaO_2（mmHg）的值除以吸入氧比例（FiO_2，吸入氧的分数值），如某位患者在吸入40％氧（吸入氧比例为 0.4）的条件下，PaO_2 为 80 mmHg，则 PaO_2/FiO_2 为 80/0.4＝200。PaO_2/FiO_2 降低是诊断 ARDS 的必要条件。正常值为 400～500，在 ALI 时≤300，ARDS 时≤200。在早期，由于过度通气而出现呼碱，pH 可高于正常，$PaCO_2$ 低于正常。在后期，如果出现呼吸肌疲劳或并发代酸，则 pH 可低于正常，甚至出现 $PaCO_2$ 高于正常。

（三）床边肺功能监测

　　ARDS 时肺顺应性降低，无效腔通气量比例（VD/VT）增加，但无呼气流速受限。顺应性的改变，对严重性评价和疗效判断有一定的意义。

（四）心脏超声和 Swan-Ganz 导管检查

　　有助于明确心脏情况和指导治疗。通过置入 Swan-Ganz 导管可测定肺动脉楔压（PAWP），这是反映左心房压较可靠的指标。PAWP 一般小于 12 mmHg，若大于 18 mmHg 则支持左心衰竭的诊断。

六、诊断及鉴别诊断

(一) 诊断

(1) 有 ALI/ARDS 的高危因素。

(2) 急性起病、呼吸频数和(或)呼吸窘迫。

(3) 低氧血症：ALI 时动脉血氧分压(PaO_2 ↓)/吸入氧分数值(FiO_2)≤300；ARDS 时 PaO_2/FiO_2≤200。

(4) 胸部 X 线检查显示两肺浸润阴影。

(5) PAWP≤18 mmHg 或临床上能除外心源性肺水肿。

同时符合以上 5 项条件者,可以诊断 ALI 或 ARDS。

(二) 鉴别诊断

1. 与肺水肿的鉴别诊断

ALI 是具有肺泡毛细血管膜损伤、血管通透性增加所致非心源性肺水肿,因而必须与由于静水压增加等因素所引起的心源性肺水肿鉴别。心源性肺水肿常见于高血压性心脏病、冠状动脉硬化性心脏病、心肌病等引起的急性左心室衰竭以及二尖瓣狭窄所致的左房衰竭。尿毒症、肝硬化、胸腔抽气抽液过多等所导致的非心源性肺水肿。它们都有心脏病或明显其他脏器疾病史和相应的临床表现,如结合胸部 X 线表现(胸部浸润影在中央以及血管根部增宽)、心电图检查以及相应脏器功能损害化验检查等,诊断一般不难。心导管肺毛细血管楔压(Paw)在左心衰竭时上升(Paw＞2.4 kPa),对诊断更有意义。但当 ARDS 并发液体负荷过多或伴有充血性心衰,很难与心源性肺水肿相鉴别。而同时在诸如感染性休克过程中亦会出现心肌活动受抑制,因而混淆了两者的鉴别。

2. 与其他常见疾病的鉴别诊断

(1) 急性肺栓塞：多见于手术后或长期卧床者,血栓来自下肢深部静脉或盆腔静脉。本病起病突然,有呼吸困难、胸痛、咯血、发绀、PaO_2 下降等表现,与 ARDS 不易鉴别。但长期卧床、手术、肿瘤病史以及深静脉血栓病史等有提示作用,血乳酸脱氢酶上升,心电图异常(典型者 $S_I Q_{III} T_{III}$ 改变),放射性核素肺通气、灌注扫描等改变对诊断肺栓塞有较大意义。肺动脉造影对肺栓塞诊断意义更大。

(2) 重症肺炎：肺部严重感染包括细菌性肺炎、病毒性肺炎、粟粒性肺结核等可引起 ARDS。然而也有一些重度肺炎患者(特别如军团菌肺炎)具有呼吸困难、低氧血症等类似 ARDS 的临床表现,但并未发生 ARDS。这类疾病大多肺实质有大片浸润性炎症阴影,感染症状(发热、白细胞增高、核左移)明显,应用敏感抗菌药物可治愈。

（3）特发性肺间质纤维化：有 II 型呼吸衰竭表现，尤其在并发肺部感染加重时，可能与 ARDS 相混淆。本病胸部听诊有 Velcro 啰音，胸部 X 线检查呈网状、结节状阴影或伴有蜂窝状改变，病程发展较 ARDS 相对缓慢，肺功能为限制性通气障碍等可作鉴别。

七、治疗

治疗原则与一般急性呼吸衰竭相同。主要治疗措施包括：积极治疗原发病，氧疗，机械通气以及调节液体平衡等。

（一）原发病的治疗

是治疗 ALI/ARDS 首要原则和基础，应积极寻找原发病灶并予以彻底治疗。感染是导致 ALI/ARDS 的常见原因，也是 ALI/ARDS 的首位高危因素，而 ALI/ARDS 又易并发感染，所以对于所有患者都应怀疑感染的可能，除非有明确的其他导致 ALI/ARDS 的原因存在。治疗上宜选择广谱抗生素。

（二）呼吸支持治疗

1. 氧疗

ALI/ARDS 及时进行氧疗，改善气体交换功能，保证氧输送，防止细胞缺氧。患者治疗的基本目的是改善低氧血症，使动脉氧分压（PaO_2）达到 $60\sim80$ mmHg，但吸入氧浓度尽可能小于 60%，如吸入更高浓度氧尽可能小于 24 h，一旦氧合改善就应尽快调整吸入氧浓度。根据低氧血症改善的程度和治疗反应调整氧疗方式，首先使用鼻导管，当需要较高的吸氧浓度时，可采用可调节吸氧浓度的文丘里面罩或带储氧袋的非重吸式氧气面罩。ARDS 患者往往低氧血症严重，大多数患者一旦诊断明确，常规的氧疗常常难以奏效，机械通气仍然是最主要的呼吸支持手段。

2. 无创机械通气

无创机械通气（NIV）可以避免气管插管和气管切开引起的并发症，近年来得到了广泛的推广应用。但 NIV 在 ARDS 急性低氧性呼吸衰竭中的应用却存在很多争议。迄今为止，尚无足够的资料显示 NIV 可以作为 ALI/ARDS 导致的急性低氧性呼吸衰竭的常规治疗方法。

不同研究中 NIV 对急性低氧性呼吸衰竭的治疗效果差异较大，可能与导致低氧性呼吸衰竭的入选患者病因不同有关。在不包括慢性阻塞性肺疾病和心源性肺水肿的急性低氧性呼吸衰竭患者中，与标准氧疗相比，NIV 可明显降低气管插管率，并有降低 ICU 住院时间及住院病死率的趋势。但分层分析显示 NIV 对 ALI/ARDS 的疗效并不明确。

当 ARDS 患者神志清楚,血流动力学稳定,并能够得到严密监测和随时可行气管插管的条件时,可以尝试 NIV 治疗。如 NIV 治疗 1～2 h 后,低氧血症和全身情况得到改善,可继续应用 NIV。若低氧血症不能改善或全身情况恶化,提示 NIV 治疗失败,应及时改为有创通气。Evransky 等建议,在治疗全身性感染引起的 ALI/ARDS 时,如果预计患者的病情能够在 48～72 h 内缓解,可以考虑应用 NIV。

应用 NIV 可使部分并发免疫抑制的 ALI/ARDS 患者避免有创机械通气,从而避免呼吸机相关肺炎(VAP)的发生,并可能改善预后。免疫功能低下的患者发生 ALI/ARDS,早期可首先试用 NIV。

ALI/ARDS 患者在以下情况时不适宜应用 NIV:神志不清,血流动力学不稳定,气道分泌物明显增加而且气道自洁能力不足,因为脸部畸形、创伤或手术等不能佩戴鼻面罩;上消化道出血、剧烈呕吐、肠梗阻和近期食管及上腹部手术;危及生命的低氧血症。应用 NIV 治疗 ALI/ARDS 时应严密监测患者的生命体征及治疗反应。

3. 有创机械通气

(1) 机械通气的时机。

选择 ARDS 患者经高浓度吸氧仍不能改善低氧血症时,应气管插管进行有创机械通气。ARDS 患者呼吸功明显增加,表现为严重的呼吸困难,早期气管插管机械通气可降低呼吸功,改善呼吸困难。虽然目前缺乏 RCT 研究评估早期气管插管对 ARDS 的治疗意义,但一般认为,气管插管和有创机械通气能更有效地改善低氧血症,降低呼吸功,缓解呼吸窘迫,并能够更有效地改善全身缺氧,防止肺外器官功能损害。

(2) 肺保护性通气。

由于 ARDS 发生后大量肺泡塌陷,肺容积明显减少,常规或大潮气量通气易导致肺泡过度膨胀和气道平台压过高,加重肺及肺外器官的损伤。小潮气量通气是通气要求是 ARDS 病理生理结果的要求。目前有数项多中心 RCT 研究比较了常规潮气量与小潮气量通气对 ARDS 病死率的影响。与常规潮气量通气组比较,小潮气量通气组 ARDS 患者病死率显著降低。应尽早将潮气量设置为 6 mL/kg 通气。通气模式选择有研究提示压力控制通气模式比容量控制模式更少产生气压伤,更易达到人机同步,可选择的模式有压力控制反比通气、压力释放通气、双相气道正压通气。气道平台压能够客观反映肺泡内压,其过度升高可导致呼吸机相关肺损伤。一般急性二氧化碳升高导致酸血症可产生一系列病理生理学改变,包括脑及外周血管扩张、心率加快、血压升高和心排出量增加等。但研究证实,实施肺保护性通气策略时一定程度的高碳酸血症是安全的。当然,颅内压增高是允许性高碳酸血症应用的禁忌证。此外并发代酸患者其酸中毒严重影响血液 pH,警惕其对心血管的严重抑制作用。酸血症往往限制了允许性高碳酸血症的应用,目前尚无明确的二氧化碳分压上限值，一般主张保持 pH>7.20 且接近 7.30，否则可考虑静脉输注碳酸氢钠。

（3）肺复张。

充分复张 ARDS 塌陷肺泡是纠正低氧血症和保证呼气末正压（PEEP）效应的重要手段。为限制气道平台压而被迫采取的小潮气量通气往往不利于 ARDS 塌陷肺泡的膨胀，而 PEEP 维持复张的效应依赖于吸气期肺泡的膨胀程度。而且肺复张有利于减少肺泡反复开放与萎陷所致的前切损害。目前临床常用的肺复张手法包括控制性肺膨胀、PEEP 递增法及压力控制法（PCV 法）。其中实施控制性肺膨胀采用恒压通气方式，推荐吸气压为 30～45 mmHg，持续时间 30～40 s。肺复张手法的效应受多种因素影响。实施肺复张手法的压力和时间设定对肺复张的效应有明显影响，不同肺复张手法效应也不尽相同。另外，ARDS 病因也影响肺复张手法的效果，一般认为，肺外源性的 ARDS 对肺复张手法的反应优于肺内源性的ARDS；ARDS 病程也影响肺复张手法的效应，早期 ARDS 肺复张效果较好。值得注意的是，肺复张手法可能会减少心排出量，影响患者的循环状态，还可引起气胸，实施过程中应密切监测。

（4）PEEP 的选择。

ARDS 广泛肺泡塌陷不但可导致顽固的低氧血症，而且部分可复张的肺泡周期性塌陷开放而产生剪切力，会导致或加重呼吸机相关肺损伤。充分复张塌陷肺泡后应用适当水平 PEEP 防止呼气末肺泡塌陷，改善低氧血症，并避免剪切力，防治呼吸机相关肺损伤。因此应采用能防止肺泡塌陷的最低 PEEP。ARDS 最佳PEEP 的选择目前仍存在争议。一般使用 PEEP 在 5～15 cmH$_2$O 范围，合理选择的目标是在尽可能避免肺泡萎陷的趋势下将 PEEP 对机体不利影响降到最低。具体可以在维持吸入压不变的情况下，逐渐增加 PEEP，观察潮气量以及循环的变化。通过分析比较不同 PEEP 对 ARDS 患者生存率的影响，结果表明 PEEP>12 cmH$_2$O、尤其是大于 16 cmH$_2$O 时明显改善生存率。其建议可参照肺静态压力-容积（P-V）曲线低位转折点压力来选择 PEEP。在小潮气量通气的同时，以静态P-V 曲线低位转折点压力＋2 cmH$_2$O 作为 PEEP，结果与常规通气相比 ARDS 患者的病死率明显降低。若有条件，应根据静态 P-V 曲线低位转折点压力＋2 cmH$_2$O 来确定 PEEP。

（5）自主呼吸。

自主呼吸过程中膈肌主动收缩可增加 ARDS 患者肺重力依赖区的通气，改善通气血流比例失调，改善氧合。尽可能保有自主呼吸是有创呼吸中比较重要的趋势。一项前瞻对照研究显示，与控制通气相比，保留自主呼吸的患者镇静剂使用量、机械通气时间和 ICU 住院时间均明显减少。因此，在循环功能稳定、人机协调性较好的情况下，ARDS 患者机械通气时有必要保留自主呼吸，有助于降低气道峰压，促使肺泡复张，尽可能减少通气支持手段对循环和消化道的影响。

（6）半卧位。

ARDS 患者并发 VAP 往往使肺损伤进一步恶化，预防 VAP 具有重要的临床意义。可能由于气管插管或气管切开导致声门的关闭功能丧失，且患者胃肠内容物易反流误吸进入下呼吸道，导致 VAP。低于 30°角的平卧位和半卧位（头部抬高 45°以上）VAP 的患病率分别为 34% 和 8%（$p=0.018$）。可见，半卧位可显著降低机械通气患者 VAP 的发生。因此，除非有脊髓损伤等体位改变的禁忌证，机械通气患者均应保持半卧位，预防 VAP 的发生。

（7）俯卧位。

俯卧位通气通过降低胸腔内压力梯度、促进分泌物引流和促进肺内液体移动，明显改善氧合。如无明显禁忌，可考虑采用俯卧位通气。采用 7 h/d 俯卧位通气，连续 7 d，结果表明俯卧位通气明显改善 ARDS 患者氧合，但对病死率无明显影响。然而，若依据 PaO_2/FiO_2 对患者进行分层分析结果显示，$PaO_2/FiO_2 < 88$ mmHg 的患者俯卧位通气后病死率明显降低。此外，依据简化急性生理评分（SAPS）Ⅱ进行分层分析显示，SAPSⅡ高于 49 分的患者采用俯卧位通气后病死率显著降低，其明显优于仰卧位。最近，另外一项 20 h/d 俯卧位通气的 RCT 研究显示，俯卧位通气有降低严重低氧血症患者病死率的趋势，防止低位肺水肿、肺不张、肺部感染。可见，对于常规机械通气治疗无效的重度 ARDS 患者，可考虑采用俯卧位通气。具体实施可采用翻身床或人工垫枕于额、双肩、下腹和膝部。严重的低血压休克、室性心律失常、颜面部创伤及未处理的不稳定性骨折为俯卧位通气的相对禁忌证。当然，体位改变过程中可能发生如气管插管及中心静脉导管以外脱落等并发症，需要予以预防，但严重并发症并不常见。

（8）镇静镇痛与肌松机械通气。

患者应考虑使用镇静镇痛剂，以缓解焦虑、疼痛，减少过度的氧耗。合适的镇静状态、适当的镇痛可保证患者安全和舒适，改善人机同步性。机械通气时应用镇静剂应先制定镇静方案，包括镇静目标和评估镇静效果的标准。以 Ramsay 评分 3～4 分作为镇静目标，并实施每日唤醒，使患者舒适并酌情合用镇痛剂。危重患者应用肌松药后，可能延长机械通气时间，导致肺泡塌陷和增加 VAP 发生率，并可能延长住院时间。机械通气的 ARDS 患者应尽量避免使用肌松药物。仅在通气最困难患者中使用肌松药物，使用过程中应监测肌松水平以指导用药剂量，以预防膈肌功能不全和 VAP 的发生。

4. 液体通气

部分液体通气是在常规机械通气的基础上经气管插管向肺内注入相当于功能残气量的全氟碳化合物，以降低肺泡表面张力，促进肺重力依赖区塌陷肺泡复张。目前认为可能是一种必要的补充策略。部分液体通气 72 h 后，ARDS 患者肺顺应性可以得到改善，并且改善气体交换，对循环无明显影响。但患者预后均无明显改善，病死率仍高达 50% 左右。部分液体通气能促进下垂部位或背部的肺泡复张，改善患者气体交换,增加肺顺应性,可作为严重 ARDS 患者常规机械通气无效时的一种选择。

5. 体外膜氧合技术(ECMO)

建立体外循环后在肺外进行气体交换可减轻肺的负担、有利于肺功能恢复。非对照临床研究提示,严重的 ARDS 患者应用 ECMO 后存活率为 46%～66%。但 RCT 研究显示,ECMO 并不改善 ARDS 患者预后。随着 ECMO 技术的改进,需要进一步的大规模研究结果来证实 ECMO 在 ARDS 治疗中的地位。

(三) ALI/ARDS 药物治疗

1. 液体管理

高通透性肺水肿是 ALI/ARDS 的病理生理特征,肺水肿的程度与 ALI/ARDS 的预后呈正相关,由于肺毛细血管通透性增加和肺毛细血管静水压增加加重肺水肿形成。适当利尿和限制液体输入,尤其应限制晶体入量,保持较低前负荷,PAWP<1.6 kPa,降低肺毛细血管静水压以减轻肺间质水肿。因此,通过积极的液体管理,改善 ALI/ARDS 患者的肺水肿具有重要的临床意义。研究显示液体负平衡与感染性休克患者病死率的降低显著相关,且对于创伤导致的 ALI/ARDS 患者,液体正平衡使患者病死率明显增加。但是利尿减轻肺水肿的过程可能会导致心排出量下降,器官灌注不足。因此,ALI/ARDS 患者的液体管理必须考虑到二者的平衡,必须在保证脏器灌注的前提下进行。

2. 糖皮质激素

全身和局部的炎症反应是 ALI/ARDS 发生和发展的重要机制,研究显示血浆和肺泡灌洗液中的炎症因子浓度升高与 ARDS 病死率呈正相关。糖皮质激素对机体炎症反应有强烈的抑制作用,有减轻肺泡上皮细胞和毛细血管内皮细胞损伤,降低血管通透性,减少渗出的作用。长期以来,大量的研究试图应用糖皮质激素控制炎症反应,预防和治疗 ARDS,但争议极大。早期的 3 项多中心 RCT 研究观察了大剂量糖皮质激素对 ARDS 的预防和早期治疗作用,结果发现糖皮质激素既不能预防 ARDS 的发生,对早期 ARDS 也没有治疗作用。但对于过敏原因导致的 ARDS 患者,早期应用糖皮质激素经验性治疗可能有效。此外感染性休克并发 ARDS 的患者,如并发肾上腺皮质功能不全,可考虑应用替代剂量的糖皮质激素。持续的过度炎症反应和肺纤维化是导致 ARDS 晚期病情恶化和治疗困难的重要原因。糖皮质激素能抑制 ARDS 晚期持续存在的炎症反应,并能防止过度的胶原沉积,阻止肺纤维化的进展,从而有可能对"晚期"ARDS 有保护作用。然而,研究观察了糖皮质激素对晚期 ARDS(患病 7～24 d)的治疗效应,结果显示使用糖皮质激素治疗[甲基泼尼松龙 2 mg/(kg·d),分 4 次静脉点滴,14 d 后减量]并不能降低病死率,但可明显改善低氧血症和肺顺应性,缩短患者的休克持续时间和机械通气时间。对于"晚期"ARDS 患者常规应用糖皮质激素治疗也有一定争议。

3. 一氧化氮(NO)吸入

NO 吸入可选择性扩张肺血管,而且 NO 分布于肺内通气良好的区域,可扩张该区域的肺血管,显著降低肺动脉压,减少肺内分流,改善通气血流比例失调,并且可减少肺水肿形成。临床研究显示,NO 吸入可使约 60% 的 ARDS 患者氧合改善,同时肺动脉压、肺内分流明显下降,但对平均动脉压和心排出量无明显影响。遗憾的是氧合改善效果也仅限于开始 NO 吸入治疗的 24～48 h,作用短暂。两项 RCT 研究证实 NO 吸入并不能改善 ARDS 的病死率。因此吸入 NO 不宜作为 ARDS 的常规治疗手段,仅在一般治疗无效的严重低氧血症时作为过渡措施考虑应用。

4. 肺泡表面活性物质

ARDS 患者存在肺泡表面活性物质减少或功能丧失,易引起肺泡塌陷。肺泡表面活性物质能降低肺泡表面张力,减轻肺炎症反应,阻止氧自由基对细胞膜的氧化损伤。因此,补充肺泡表面活性物质可能成为 ARDS 的治疗手段。但是,早期的 RCT 研究显示,应用表面活性物质后,ARDS 患者的血流动力学指标、动脉氧合、机械通气时间、ICU 住院时间和 30 d 生存率并无明显改善。最近一项针对心脏手术后发生 ARDS 补充肺泡表面活性物质的临床研究显示,与既往患者比较,治疗组氧合明显改善,而且病死率下降。目前肺泡表面活性物质的应用仍存在许多尚未解决的问题,如最佳用药剂量、具体给药时间、给药间隔和药物来源等。因此,尽管早期补充肺表面活性物质,有助于改善氧合,还不能将其作为 ARDS 的常规治疗手段。有必要进一步研究,明确其对 ARDS 预后的影响。

5. 前列腺素 E1

前列腺素 E1(PGE1)不仅是血管活性药物,还具有免疫调节作用,可抑制巨噬细胞和中性粒细胞的活性,发挥抗炎作用,抑制血小板聚集,降低肺和体循环阻力,提高心排量。但是 PGE1 没有组织特异性,静脉注射 PGE1 会引起全身血管舒张,导致低血压。静脉注射 PGE1 用于治疗 ALI/ARDS,有研究报道吸入型 PGE1 可以改善氧合,但这需要进一步 RCT 研究证实。因此,只有在 ALI/ARDS 患者低氧血症难以纠正时,可以考虑吸入 PGEI 治疗。

6. N-乙酰半胱氨酸和丙半胱氨酸

抗氧化剂 N-乙酰半胱氨酸(NAC)和丙半胱氨酸通过提供合成谷胱甘肽(GSH)的前体物质半胱氨酸,提高细胞内 GSH 水平,依靠 GSH 氧化还原反应来清除体内氧自由基,从而减轻肺损伤。静脉注射 NAC 可能改善全身氧合和缩短机械通气时间,尚不支持 NAC 等抗氧化剂用于治疗 ARDS。

7. 环氧化酶抑制剂

布洛芬等环氧化酶抑制剂,可抑制 ALI/ARDS 患者血栓素 A2 的合成,对炎症反应有强烈抑制作用。小规模临床研究发现布洛芬可改善全身性感染患者的氧合与呼吸力学。对严重感染的临床研究也发现布洛芬可以降低体温、减慢心率,但是亚组分析显示,布洛芬既不能降低危重患者 ARDS 的患病率,也不能改善 ARDS 患者 30 d 生存率。因此,布洛芬等环氧化酶抑制剂尚不能用于 ALI/ARDS 常规治疗。

8. 细胞因子单克隆抗体或拮抗剂

炎症性细胞因子在 ALI/ARDS 发病中具有重要作用。动物实验应用单克隆抗体或拮抗剂中和肿瘤坏死因子(TNF)、IL-1 和 IL-8 等细胞因子可明显减轻肺损伤,但多数临床试验获得阴性结果。细胞因子单克隆抗体或拮抗剂是否能够用于 ALI/ARDS 的治疗,目前尚缺乏临床证据。因此,不推荐细胞因子单克隆抗体或拮抗剂用于 ARDS 治疗。

9. 己酮可可碱及其衍化物利索茶碱

己酮可可碱及其衍化物利索茶碱是一种磷酸二酯酶抑制剂,可抑制中性粒细胞的趋化和激活,减少促炎因子 TNF-α、IL-1 和 IL-6 等释放,利索茶碱还可抑制氧自由基释放。但目前尚无 RCT 试验证实己酮可可碱对 ALI/ARDS 的疗效。己酮可可碱或利索茶碱不推荐用于 ARDS 治疗。

10. 重组人活化蛋白 C

重组人活化蛋白 C(rhAPC 或称 drotrecogin alfa)具有抗血栓、抗炎和纤溶特性,已被试用于治疗严重感染。Ⅲ期临床试验证实,持续静脉注射 rhAPC 24μg/(kg・h)× 96 h 可以显著改善重度严重感染患者(APACHEⅡ)的预后。基于 ARDS 的本质是全身性炎症反应,且凝血功能障碍在 ARDS 发生中具有重要地位,rhAPC 有可能成为 ARDS 的治疗手段。但 rhAPC 治疗 ARDS 的Ⅰ期临床试验正在进行。因此,尚无证据表明 rhAPC 可用于 ARDS 治疗,当然,在严重感染导致的重度 ARDS 患者,如果没有禁忌证,可考虑应用 rhAPC。rhAPC 高昂的治疗费用也限制了它的临床应用。

11. 酮康唑

酮康唑是一种抗真菌药,但可强烈抑制白三烯和血栓素 A2 合成,同时还可抑制肺泡巨噬细胞释放促炎因子,有可能用于 ARDS 治疗。尽管有研究发现在高危患者中预防性应用酮康唑可能有效,但这仍需要进一步临床试验证实。因此,目前仍没有证据支持酮康唑可用于 ARDS 常规治疗,同时为避免耐药,对于酮康唑的预防性应用也应慎重。

第五节　高血压危象

一、概述

高血压危象包括高血压急症及亚急症。高血压急症是指原发性或继发性高血压患者疾病发展过程中,在一些诱因的作用下血压突然和显著升高,病情急剧恶化,同时伴有进行性心、脑、肾、视网膜等重要的靶器官功能不全的表现。收缩压或舒张压急剧升高,无靶器官急性损伤者定义为高血压亚急症。需要强调的是,靶器官损害而非血压水平是区别高血压急症与高血压亚急症的关键。患者血压的高低并不完全代表患者的危重程度,是否出现靶器官损害及哪个靶器官受累不仅是高血压急症诊断的重点,也直接决定治疗方案的选择,并决定患者的预后。此外,若舒张压高于 18.3～19.6 kPa(140～150 mmHg)和(或)收缩压高于 28.8 kPa(220 mmHg),无论有无症状亦应视为高血压危象。

二、病因

(一)病因

1. 精神紧张

老年人如果长期受到外界比较强烈的不良刺激,则容易患高血压病。也就是说,老年人精神紧张、情绪激动、悲伤、忧愁等不良因素长期刺激而得不到解脱时,就会使大脑皮质的抑制和兴奋过程发生紊乱,皮质功能失调,从而失去对皮质下血管舒缩中枢功能调节,引起全身小动脉痉挛和周围血管阻力增加,致血压升高。

2. 内分泌失调

老年人器官调节功能障碍,使肾上腺髓质分泌的肾上腺素和去甲肾上腺素增多,这两种物质能使身体中的周围小动脉收缩,管腔变窄,血流阻力增加,从而使血压升高,肾上腺皮质分泌的去氧皮质酮、醛固酮、皮质醇等激素,通过使钠和水潴留影响血管舒缩功能而引起血压升高。

3. 肾素分泌增多

肾素是肾脏内分泌素,当肾血管功能性或器质性改变引起肾缺血后,肾素则分泌增多。肾素进入血液循环后,通过肝和肺一系列生化物质的作用,先后形成血管紧张素Ⅰ与血管紧张素Ⅱ及Ⅲ,后两者可使周围小动脉痉挛,血压增高。血管紧张素Ⅱ、Ⅲ作用于肾上腺皮质球状带,促使醛固酮分泌增加,引起水钠潴留和血容量增加,血管壁水肿,外周阻力增加,也促使血压升高。老年高血压患者低肾素的多,可能是血压增高的生理反应。老年人肾动脉硬化损害了排钠能力,引起钠潴留和血容量增加,加上 β 受体数量减少对循环的儿茶酚胺敏感性降低,通过动脉压反馈性抑制肾素的释放所致。

4. 遗传因素

高血压病与遗传有一定的关系。父母中有一人患高血压病,则子女中有 28% 患有此病;双亲均有高血压病,他们子女中 40%～45%,可能患原发性高血压。

5. 食盐过多

每日摄入的食盐量过多容易患高血压病。其原因是食盐中的钠离子可以渗入小动脉,引起小动脉管腔缩小,血流阻力增大,因而造成小动脉的痉挛,血压升高。

(二) 病理机制

本危象可发生于缓进型或急进型高血压病、各种肾性高血压(包括肾动脉病变、急或慢性肾小球肾炎、慢性肾盂肾炎、肾脏结缔组织病变等所致的高血压),嗜铬细胞瘤、妊娠高血压综合征、卟啉病(紫质病),也可见于急性主动脉夹层动脉瘤和脑出血。在精神创伤、情绪激动、过度疲劳、寒冷刺激、气候变化或内分泌失调等诱因作用下,原有高血压的患者周围小动脉突然发生强烈痉挛,使周围阻力骤然增高,血压急剧地进一步升高,但一般持续时间多较短暂。在用单胺氧化酶抑制剂治疗期间的高血压患者,如进食富含酪胺的食物(如干酪、扁豆、腌鱼、红葡萄酒、啤酒等)或应用拟交感神经药物后,可促使积聚于节后交感神经末梢的儿茶酚胺释放,导致全身小动脉痉挛而血压急剧升高。近年来由于有效降压药物的普遍应用,缓进型高血压患者的血压多能控制在正常或接近正常水平,因而发生高血压危象者已少见。急进型高血压病、嗜铬细胞瘤和急性主动脉夹层动脉瘤等患者,血压常很高,因而易发生危象。急性肾小球肾炎和妊娠高血压综合征患者,即使原来血压增高并不很显著,却仍会发生高血压危象。

三、临床表现

本危象起病迅速,患者感剧烈头痛、耳鸣、眩晕或头晕、恶心、呕吐、腹痛、尿频、视力模糊或暂时失明。常有自主神经功能失调的症状,如异常兴奋、发热、出汗、呕吐、皮肤潮红(或面色苍白)、手足颤抖等。体检可发现血压显著增高,常以收缩压增高为主,但舒张压也可增高到 18.62 kPa 以上,心率增快。

重症者可发生:高血压脑病有抽搐、神志模糊、昏迷等症状和暂时性局部神经体征,如眼球震颤、局部性肢体无力或癫痫样抽搐等;心绞痛和急性心力衰竭,主要为左心衰竭,有呼吸困难、端坐呼吸、咳嗽、吐泡沫样痰等和肺部啰音、心脏奔马律等,如发生右心衰竭,尚有颈静脉怒张、肝脏肿大、周围水肿等表现;急性肾衰竭。

四、检查

（一）血常规

红细胞和血红蛋白一般无异常，但急进型高血压时可有 Coombs 试验阴性的微血管病性溶血性贫血，伴畸形红细胞、血红蛋白高者血液黏度增加，易有血栓形成并发症（包括脑梗死）和左心室肥大。

（二）尿常规

肾浓缩功能受损时尿比重逐渐下降，可有少量尿蛋白、红细胞，偶见管型。

（三）肾功能

多采用血尿素氮和肌酐来估计肾功能。肾实质受损到一定程度可开始升高。成人肌酐＞114.3 $\mu mol/L$，老年人和妊娠者＞91.5 $\mu mol/L$ 时提示有肾损害。酚红排泄试验、尿素廓清率、内生肌酐廓清率等可低于正常。

（四）胸部 X 线检查

可见主动脉，尤其是升、弓部迂曲延长，升、弓或降部可扩张。出现高血压性心脏病时有左室增大，有左心衰竭时左室增大更明显，全心衰竭时则可左右心室都增大，并有肺淤血征象。肺水肿时则见肺间明显充血，呈蝴蝶形模糊阴影。应常规摄片检查，以便前后检查时比较。

（五）心电图

左心室肥厚时心电图可显示左心室肥大或兼有劳损。可有心律失常如室性早搏、心房颤动等。

（六）超声心动图

和胸部 X 线检查、心电图比较，超声心动图是诊断左心室肥厚最敏感、可靠的手段。在出现左心衰竭后，超声心动图检查可发现左室、左房心腔扩大，左室壁收缩活动减弱。

（七）眼底检查

测量视网膜中心动脉压可见增高，在病情发展的不同阶段可见眼底变化。

五、诊断

(一) 诊断标准

(1) 缓进型高血压因过度疲劳、紧张、药物等促使血压急剧升高,出现一系列临床表现。

(2) 高血压脑病时可有头痛,伴恶心、呕吐、失眠、精神错乱、木僵,以至昏迷、视力丧失、抽搐,以及局灶性体征。

(3) 可发生心绞痛、肺水肿。

(二) 诊断依据

本危象发生在原有高血压的患者,具有特征性的临床表现,诊断一般并不困难。实验室检查:血中可查见游离肾上腺素或甲肾上腺素增加,肌酐和尿素氮增加,血糖也可增高;尿中有蛋白和红细胞;酚红排泄试验、尿素或内生肌酐清除率低于正常;眼底检查可见视网膜出血,有渗出物和视神经盘水肿等有助于诊断。详细了解患者近来服药情况对诊断也有帮助。

(三) 鉴别诊断

高血压危象并发高血压脑病者需与脑出血、脑血栓形成和脑肿瘤等疾病相鉴别。

六、治疗

(一) 急救措施

高血压病患者由于劳累、情绪波动、精神创伤等诱因,在或长或短的时间内使血压急剧升高,病情急剧恶化称为高血压危象。患者先出现剧烈头痛、眩晕、视力模糊,如不及时处理,病情将进一步恶化,进而发生神志改变、恶心、呕吐、腹痛、呕吐、腹痛、呼吸困难、心悸等。重症者又出现抽搐、昏迷、心绞痛、心衰、肾衰、脑出血等严重后果。当高血压病患者出现上述症状后要立即绝对卧床休息,并服用心痛定、降压乐、利血平等快速降压药,及安定 10 mg,严禁服用氨茶碱、麻黄素等兴奋剂或血管扩张剂。同时呼叫救护车,尽快送往就近医院系统治疗。

(二) 治疗原则

(1) 应在加强监护条件下立即接受静脉药物降压治疗。

（2）尽快将血压降低至安全范围（舒张压 90～100 mmHg），同时切忌降压过度，导致重要器官灌流不足。

（3）重点保护心、脑、肾等重要器官损害的发生或加重。

（4）病情稳定后应逐步过渡至常规抗高血压治疗方案和原发病的治疗。

（三）用药原则

（1）本症为心血管急、危症之一，应力争尽快将血压控制在安全范围，优先考虑静脉给药能快速发挥作用的药物。

（2）应重点保护心、脑、肾重要器官，根据个体化特点考虑用药。

（3）血压及症状控制后应将治疗逐渐过渡到常规抗高血压治疗，防止反复。

（四）治疗用药

1. 高血压脑病治疗

要争分夺秒降压，制止抽搐和防止严重并发症，但紧急降压到什么程度应视患者原有的基础血压情况而定，一般情况下先将血压降低 25% 左右为好，若下降达基线水平的 40%，则可出现脑血流低灌注的症状，因此将血压先保持在 160/100 mmHg 左右为宜。目前迅速降压首选硝普钠，本药属动静脉扩张剂，通过降低外周血管阻力而降压，降压作用发生和消失均迅速，应在严密血流动力学监测下，避光静脉滴注。一般剂量为 50～100 mg 加入 5% 葡萄糖液 500 mL 中静滴，开始剂量为 20 μg/min，视血压和病情可逐渐加量，剂量范围在 0.25～10 μg(kg·min)；一般宜将血压降至上述安全范围或稍低即可，但降压不要过低尤其是老年患者合并脑动脉粥样硬化者，以免造成脑供血不足和肾血流量下降致肾功能不全。持续静滴一般不宜超过 72 h，以避免发生硫氰酸盐中毒，其他副反应尚有恶心、呕吐、出汗、肌肉抽搐等。本品应临时配制成新鲜药液，药液滴注超过 4 h，应重新配制。硝酸甘油在某些方面较硝普钠有一定的优点，用静滴硝酸甘油以代替硝普钠，大剂量静滴硝酸甘油可明显扩张小动脉，而不仅仅扩张静脉，因而可增加心、脑等部位的血供，一般剂量为硝酸甘油 25 mg 加于 500 mL 5% 葡萄糖液中静滴，作用迅速，且血流动力学监护较硝普钠简单，副反应较少，对合并冠心病、心肌供血不足和心功能不全者尤为适宜。还可选用乌拉地尔，其为肾上腺素能受体阻滞剂，具有中枢和外周性扩血管作用，用法为首次注射 25 mg，后以 6 μg/(kg·min)静滴，可根据血压调整。其次可选用二氮嗪(diazoxide)快速静注，可与呋塞米(呋喃苯胺酸，速尿)联用，以防止水钠潴留，后者剂量为 40～120 mg 静注，可乐定 0.15～0.3 mg 加入 50% 葡萄糖液 20～40 mL 中缓慢静注。也可应用兼有 α 和 β 受体阻滞作用的拉贝洛尔(柳胺苄心定)50 mg 加入 5% 葡萄糖液 40 mL 中，以 5 mg/min 推注，注射完后 15 min 无效者，可重复注射 2～3 次，若 3 次无效则停用。还可用25% 硫酸镁 10 mL 深部肌注，或以 5% 葡萄糖液 20 mL 稀释后缓慢静注。在某些情况下，可选用硝苯地平 10～30 mg 口服。

2. 高血压并急性脑血管病

应小心降压,不宜急剧降压,对于颅内出血的治疗有一定的争议。急性脑出血的抗高血压治疗可减少再出血和降低水肿形成,但可因降低脑血流量而增加脑缺血,尤其在慢性高血压和颅内压增高的患者;对于血压轻、中度增高的患者可不必治疗,尤其是对于长期慢性高血压的患者;而对于急性、严重的血压增高,也应在几个小时内使血压逐渐降低,但是采用何种治疗方案依然在争议中;并发蛛网膜下腔出血者可首选如尼莫地平,使收缩压降至 140～160 mmHg 即可,忌用能通过血脑脊液屏障的药物;脑出血者仅当收缩压超过 200～210 mmHg,舒张压＞110 mmHg 时应降压治疗,亦应降至上述范围为宜;缺血性脑血管意外(如脑梗死)一般不宜降压治疗,除非血压非常高,如舒张压＞130 mmHg,且以把舒张压降至 100～110 mmHg 为度;对于急慢性脑血管痉挛,一般可用钙拮抗剂治疗,如尼卡地平或尼莫地平等在降压的同时可以增加脑动脉血流,制止抽搐可用地西泮(安定)10～20 mg 肌注或静注。此外,也可用苯巴比妥 0.1～0.2 g 肌注,可用呋塞米(呋喃苯胺酸)40～80 mg 静注,也可用 20％甘露醇 250 mL 快速静滴,必要时 4～6 h 后重复 1 次,以脱水、排钠、降低颅内压和减轻脑水肿。此外,对症处理、吸氧、镇静、卧床休息、支持疗法等一般治疗措施也不应忽视,待病情控制后可改用口服降压药,并针对高血压的原因进行纠治,在缺血性脑卒中患者住院早期应用阿司匹林,可以减少病死率及缺血性脑卒中的再发率。

3. 高血压并左心衰竭

治疗原则以降低心脏前、后负荷,尤以后者为主,辅以强心、镇静、给氧等治疗,鉴于高血压所致心衰往往以舒张功能衰竭为主,高血压并急性左心衰的治疗关键是尽快降低心脏前、后负荷,降低血压。首选硝普钠 50 mg 加入 5％葡萄糖液500 mL 中,或硝酸甘油 10～20 mg,加于 5％葡萄糖液 250 mL 中静滴,辅以髓袢利尿药,如呋塞米(速尿)20～40 mg 加入 50％葡萄糖液 20 mL 中缓慢静注。应避免使用几种同类的交感神经阻滞剂,尽管从理论上讲 β 受体阻滞药和钙拮抗药对舒张功能衰竭为主的心衰有效,但应注意该类制剂有一定的负性肌力作用,老年高血压者降压不宜过快,在应用血管扩张剂时若血压偏低,则应减少剂量。此外,应注意水、电解质平衡,尤其是使用强利尿药后注意钾、镁的丢失,要及时补充钾盐或与保钾利尿剂,如螺内酯(安体舒通)、氨苯蝶啶联用。待心功能改善后,降压药可改为口服制剂,可选用 ACEI,如卡托普利、依那普利和上述提及的其他的 ACEI 类药物,也可与噻嗪类利尿药、α₁ 受体阻滞药联用,此时也可选用 β 受体阻滞药、钙拮抗药等降压药,以期达到降压和减轻心脏前后负荷之目的。除伴有快速心律失常,如房速、房颤外,一般高血压伴有左心衰竭时,洋地黄不是主要的治疗措施,而且在病情稳定以后,即可停药,但有快速心律失常者例外。

4. 高血压并急性心肌梗死或不稳定型心绞痛

急性心肌梗死患者的血压超过 140/90 mmHg 时,就影响心肌梗死并发症发生和发展,直接影响到抢救成败,对远期心功能和患者生活质量产生不利影响,所以对于急性心肌梗死患者的血压应认真控制。急性心肌梗死或不稳定型心绞痛时,由于复杂的内分泌神经调节机制可引起血压急骤升高,反过来,后者也可加重冠状动脉供血不足,同时,心脏后负荷增加,所以病情不断恶化,都会使梗死面积迅速扩大,出现严重并发症,应将血压降低到安全水平,最好静脉点滴硝酸甘油,同时口服 β 受体阻滞剂、钙拮抗剂联合应用。

(五)康复治疗

1. 巩固治疗

患者紧急降压后,血压达到安全水平,应口服降压药物,绝对不能停用降压药。选用口服降压药应有针对性和合理性,选择对心、肾等脏器具有保护作用的药物,如 β 受体阻滞药、血管紧张素转化酶抑制药及血管紧张素 II 受体阻断药,如氯沙坦(科索亚)、缬沙坦(代文)。

2. 消除病因

老年高血压患者有一部分继发于肾脏动脉硬化、慢性肾功能不全等,在紧急处理后的巩固治疗阶段,应积极寻找病因,去除原发病,使高血压得到根治。

3. 康复治疗

在处理完急性症状后,应注意对心、脑、肢体等脏器进行康复治疗,提高患者的生活质量。

七、预防

高血压危象是一种有高度危险性的心血管急危重症,须立即得到及时有效的治疗,凡高血压患者一旦出现血压急骤升高且伴有心、脑、肾等重要器官功能障碍者应即刻到医院就诊,接受专科治疗,防止严重并发症的发生。系统降压治疗,避免过度劳累及精神刺激等预防措施有助于大大减少高血压危象的发生,病情稳定后应逐步过渡至常规抗高血压治疗并长期坚持。

天气寒冷时,高血压患者应注意自我保健,重视保暖,生活有节,戒烟,少酒,要提醒的是不可擅自停服降压药,以免引起血压反跳,高血压病是必须终身治疗的,即使血压确实已稳定了很长一段时间,也应在医生的指导下,服用适当的维持量。

参 考 文 献

[1] 中华医学会呼吸病学分会哮喘学组. 支气管哮喘防治指南(支气管哮喘的定义、诊断、治疗和管理方案)[J]. 柳州医学,2012,31(3):177-185.

[2] 中华医学会神经病学分会帕金森病及运动障碍学组. 中国帕金森病的诊断标准(2016 版)[J]. 中华神经科杂志,2016,49(4):268-271.

[3] 中华中医药学会脾胃病分会. 胃脘痛中医诊疗专家共识意见(2017)[J]. 中医杂志,2017,58(13):1166-1170.

[4] 周康,苏复,陈建新,等. 神经衰弱中西医结合分型论治的对照研究[J]. 中华神经科杂志,1986,19(5):306-308.

[5] 周小宁. 神经衰弱中医治疗近况[J]. 中国民康医学,1998(2):104-105.

[6] 周绚,杨文贤. 糖皮质激素治疗急性肺损伤/急性呼吸窘迫综合征的抗炎机制研究进展[J]. 中国药房,2015(23):3306-3308.

[7] 周艳霞,韩漫夫,白润涛,等. 运动神经元病 33 例临床分析[J]. 疑难病杂志,2015,14(3):296-298.

[8] 朱丽莹,岳巧艳,张彦亮. 感染性动脉瘤的诊治进展[J]. 中华传染病杂志,2017,35(4):247-250.

[9] 李美. 临床内科常见病诊疗新进展[M]. 西安:西安交通大学出版社,2015.

[10] 刘晓明. 实用临床内科诊疗学[M]. 西安:西安交通大学出版社,2015.

[11] 吴丛山. 呼吸系统疾病的检验诊断与临床[M]. 上海:上海交通大学出版社,2015.

[12] 胡大一. 心血管内科[M]. 北京:北京科学技术出版社,2010.

[13] 颜耀乐. 心血管内科用药[M]. 北京:中国医药科技出版社,2010.

[14] 董吁钢,王深明. 心血管内科疾病临床诊断与治疗方案[M]. 北京:科学技术文献出版社,2010.

[15] 邓长金. 临床心血管内科常见疾病与治疗[M]. 长沙:湖北科学技术出版社,2011.

[16] 王维治. 神经病学[M]. 北京:人民卫生出版社,2010.

[17] 崔丽英. 神经内科疾病临床诊疗思维[M]. 北京:人民卫生出版社,2011.

[18] 吕传真. 神经病学[M]. 上海:上海科学技术出版社,2008.

[19] 王新德. 现代神经病学[M]. 北京:人民军医出版社,2009.

[20] 吴叔明. 消化内科[M]. 上海:上海科学普及出版社,2005.

[21] 北京协和医院. 北京协和医院医疗诊疗常规:消化内科诊疗常规[M]. 2 版. 北京:人民卫生出版社,2012.